U0196492

黄耀华　编著

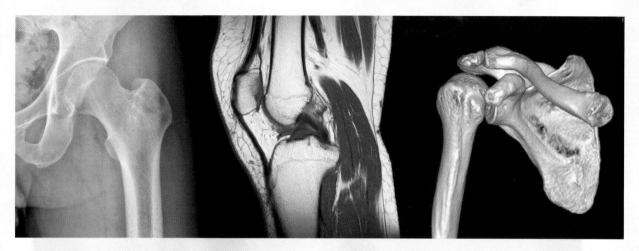

肌骨系统影像诊断
实战经验集要

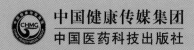

中国健康传媒集团

中国医药科技出版社

内 容 提 要

本书系作者从事肌骨系统影像诊断工作 30 余年的经验总结性专著。通过对工作以来收集到的数千例肌骨疾病影像资料的回顾，总结分析其诊断得失，结合多年积累的诊断心得，整理出肌骨系统影像诊断经验集要 500 多条。这些经验以高度浓缩、短小精悍的语录形式呈现，辅以相关的影像图片和文字说明，期望能够对影像科、骨科医生和相应专业医学生提供有益帮助。

全书共分 13 章，影像图片 1800 余幅，具有以下特点：①实用性，书中所选病例均为日常工作容易误诊与漏诊的常见病例或疑难病例，通过阅读本书可迅速获取诊断经验，对肌骨系统影像诊断水平的提高有所助益。②可读性，本书图文并茂，文字简明扼要，图片质素清晰，图示条理清楚，便于读者阅读和理解。③全面性，本书内容丰富全面，所选病例涵盖 X 线、CT 和 MRI 检查技术，包括临床常见骨与关节创伤、骨关节先天及发育畸形性疾病、骨肿瘤、骨关节感染性疾病、营养代谢性及内分泌性骨病等在内的肌骨系统疾病也都在书中有所介绍。

图书在版编目（CIP）数据

肌骨系统影像诊断实战经验集要 / 黄耀华编著. —北京：中国医药科技出版社，2019.11
ISBN 978-7-5214-1210-9

Ⅰ. ①肌⋯ Ⅱ. ①黄⋯ Ⅲ. ①肌肉骨骼系统-影像诊断-图谱 Ⅳ. ①R680.4-64

中国版本图书馆 CIP 数据核字（2019）第 259976 号

美术编辑 陈君杞
版式设计 易维鑫

出版　**中国健康传媒集团** | 中国医药科技出版社
地址　北京市海淀区文慧园北路甲 22 号
邮编　100082
电话　发行：010-62227427　邮购：010-62236938
网址　www.cmstp.com
规格　889×1194mm　1/16
印张　22½
字数　612 千字
版次　2019 年 11 月第 1 版
印次　2019 年 11 月第 1 次印刷
印刷　三河市万龙印装有限公司
经销　全国各地新华书店
书号　ISBN 978-7-5214-1210-9
定价　128.00 元

获取新书信息、投稿、为图书纠错，请扫码联系我们。

前　言

从事肌骨系统影像诊断工作 30 余年，我不仅享受到每次成功诊断疑难病例带来的快乐，而且积累了许多弥足珍贵的诊断经验。如何将这些经验整理成书，与初涉此专业的同道分享，使他们在工作中少走弯路，从而更好地帮助患者解除病痛，是我编写这本《肌骨系统影像诊断实战经验集要》的初衷和愿望。

为了实现这一愿望，我花费近 4 年时间，对自工作以来收集到的数千例肌骨疾病影像资料进行回顾，总结分析其诊断得失，并在本人已出版的多部专著基础上，结合多年积累的诊断心得，整理出肌骨系统影像诊断经验集要 500 多条。这些经验以高度浓缩、短小精悍的语录形式呈现，辅以相应的影像图片和文字说明，期望能够对影像科、骨科医生和相应专业医学生提供有益帮助。

全书共分 13 章，第一章主要分享肌骨系统影像诊断的学习方法以及在实践工作中如何综合应用的心得体会。第二至十三章重点介绍肌骨系统各种疾病影像诊断的实战经验，每一条经验都配备相应病例与图片，每一例图片都配有条理清楚的文字注解和图示，力求使读者对肌骨系统影像诊断过程中所涉及诸如影像征象的观察、诊断分析思路以及鉴别诊断的抽丝剥茧等问题有更深层次认识，从而提高自身的肌骨系统疾病临床实战诊断能力和水平。书中内容丰富翔实，图文并茂，在注重实用的基础上，充分体现肌骨系统影像诊断的新技术与新成果，是一本较有价值的骨科及医学影像科参考书，可供医学院校相关专业学生、各医院影像科及临床骨科等工作人员参考使用。

在本书编写过程中，得到本院科室同事和院外同道的大力支持和帮助，青岛海慈医院曹庆选主任提供部分珍贵病例，同时少部分图片引自丁香园网站，在此均表示衷心的感谢。

通过经验语录集要形式写这本专业参考书是我的初步尝试，虽竭尽全力，书中仍难免存在不妥之处，祈望诸位同道不吝指正，以便不断力臻完善。

昝瑞华

2019 年春于广州中医药大学第一附属医院

目 录

第一章　肌骨系统影像诊断实践体会

1. 肌骨系统病种繁多，影像表现多样复杂，知识更新迭代较快，要系统全面掌握肌骨系统疾病的影像诊断，不是短时间内突击学习便可以做到的，这是没有捷径可走而需要花费苦功夫的活儿，非长期耐得住寂寞、静下心来学习不可。

2. 准备一个小本子，随时记下工作中遇到的疑难或少见病例，通过随访将有病理检查或实验室检测结果的病例收集起来，日积月累一定时间后，你会惊奇地发现，随着收集病例的增多，自己的诊断水平也得到相应提高。

3. 熟悉正常影像解剖是做好肌骨系统影像诊断的重要前提，只有将各个部位的正常 X 线、CT 和 MRI 影像及解剖变异等相关细节熟记于心，诊断时方不容易出错。

4. 任何一名医生都是在误诊过程中逐渐成长起来的，除非神医，否则从未经历过误诊的医生基本不存在。因此，对于初涉肌骨系统影像诊断的年轻医生来说，不要惧怕诊断上的失败，重要的是不要因为失败而气馁，而是要及时从中汲取教训、勇往前行。

5. 要提高肌骨系统影像诊断能力和水平，除了不断加强专业学习外，经常性地对疑难病例进行临床和病理追踪也不失为一种有效方法，这个方法若能够持之以恒地坚持十年以上，相信你的影像诊断水平一定会有"质"的飞跃。

6. "同影异病"经常出现在肌骨系统影像诊断中，单纯依靠影像学征象有时很难作出正确的诊断，这个时候，患者提供的病历资料以及你拥有的临床知识往往对诊断起到至关重要的作用。因此，要想提高肌骨系统疾病影像诊断水平，除了注重影像专业学习外，还要尽可能多涉猎相关的临床知识。你的临床知识越丰富，对肌骨系统疾病的诊断越有助益。

7. 肌骨系统领域广博而浩繁，内容包罗万象。在日常诊断工作中，仅有教科书里的知识远远不够。因此，为充实自己的知识储备，精读一本系统全面的经典肌骨系统影像专著很有必要，只有这样，面对纷繁复杂的肌骨系统疾病才能应对从容、考虑周全、诊断准确。

8. 对于肌骨系统疾病的影像诊断好比刑侦人员破案，观察能力和判断能力是影像诊断必备的两把利器，只有通过自己长年累月不断刻苦的训练，才能练就一双火眼金睛，才能培养严谨的临床思维，从而对各种各样的肌骨系统疾病作出准确诊断。

9. 无论多么复杂的肌骨系统疾病，都是由一个或几个基本影像学征象构成，因此基本影像学征象是各种肌骨系统疾病诊断的基础。在实际工作中，只有透彻理解和准确把握每个病例的基本影像学征象，才能对其作出正确的诊断。

10. 面对需要会诊的外来照片时，你应有自己独立的思考和判断，对于外院专家（即便是权威专家）签发的影像诊断报告，你都要持质疑态度，千万不要因为是权威专家而盲目相信。

11. 尽管 CT 和 MRI 在各系统疾病诊断中发挥着日益重要的作用，但就肌骨系统影像诊断而言，目前其他检查方法尚不能完全取代 X 线平片。X 线平片的作用仍不可小觑，若不参考平片，单独依靠 CT 或 MRI 对肌骨系统疾病进行诊断极易出错。

12. 要对每一例肌骨系统疾病作出准确的诊断，除了细致观察影像学征象外，还要紧密结合临床。光对影像学征象进行观察而不结合临床分析，随时都有可能出错甚至误诊。在临床实践中，有时遇到一个影像学疑难病例而百思不得其解的时候，仅一个简单询问病史的行动，往往问题便迎刃而解。

13. X 线平片、CT 和 MRI "三结合"，影像、临床和病理 "三结合"，这两个 "三结合" 做得越到位，你的诊断准确性便越高。

14. 对于肌骨系统疾病来说，病理检查往往对诊断有决定作用，但由于取材的局限性和医生诊断水

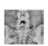

平的差异，病理结果有时也会出现较大偏差。当病理结果与影像学征象及临床表现存在较大出入时，诊断一定要遵循影像、临床和病理"三结合"的原则。

15. 俗话说："三天不练手生，三天不唱口生"，和练拳、唱歌同理，肌骨系统影像诊断的训练也应常态化，只有这样，思维才能始终处于活跃状态，到了实战诊断的时候才能发挥其最佳水平。

16. 许多时候我们的误诊，问题不是出在诊断水平上，而是出在工作粗心上，因此任何时候我们的阅片务必细致认真，从而不遗漏每一个影像学征象的蛛丝马迹。

17. 在实际诊断工作中，由于对机器或人为因素造成的伪影或假象认识不足而致误判的例子不胜枚举。因此，作为影像诊断医生，对机器或人为因素造成的伪影或假象要懂得识别。

18. 与其他系统的疾病一样，每一种肌骨系统疾病都有其好发年龄和好发部位，阅片时养成首先留意患者年龄和发病部位的习惯，有助于缩小诊断范围。

19. 我们在作出每个诊断结论的时候，一定要有充分的诊断依据。在患者或临床医生随时可能咨询你的时候，你都能作出合理的解释，千万不能凭空作出没有任何依据的诊断。

20. 特异征象对肌骨系统疾病的诊断在大部分情况下有一槌定音的作用，但这不是绝对的，因此发现特异征象之后切勿过快作出诊断，为稳妥起见，一定要参考其他影像学征象进行综合分析后方可下结论。

21. 影像科对肌骨系统疾病作出诊断的时候，切勿受到临床科室初步诊断的左右和影响，一定要根据所呈现的影像学征象结合临床资料作出合乎客观事实的分析和判断。

22. 若一种影像检查方法能明确肌骨系统疾病的诊断并满足临床治疗的需要，便不要再进一步检查。由于 X 射线对人体健康的有害性，切忌做不必要或重复过度的 X 线平片和 CT 检查。

23. 要想全面提高肌骨系统疾病的影像诊断能力和水平，懂得肌骨系统基本的 X 线平片投照技术和 CT、MRI 扫描方法是必备的技能，否则阅片的时候便无法判定图像是否规范、是否合乎诊断要求，当然准确诊断将无从谈起。

24. 无论一位医生的资历和阅历如何，其知识面和诊断思维总存在一定的局限性，因此经常性参与同行之间的病例讨论和学术交流很有必要，这对丰富自己的专业知识以及拓宽个人的诊断思路大有裨益。

25. 肌骨系统影像诊断要学习的东西实在太多，时刻保持一颗谦逊之心很重要，只有这样，你才能永远感到自身不足而加倍努力。

第二章　容易误诊的正常影像及解剖变异

1. 肩关节向前合拢投照锁骨正位时，锁骨弯曲部呈现重叠，酷似骨折表现（图2-1、图2-2），阅片时注意不要误诊。

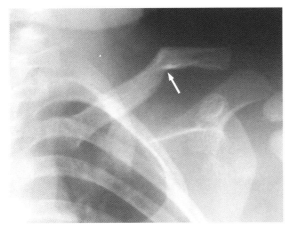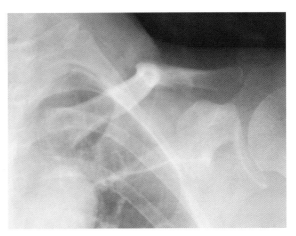

图2-1　锁骨正常弯曲（白箭头）　　　　　　　　　　图2-2　锁骨正常弯曲

2. 锁骨胸骨端下缘有时可见到一菱形的骨质凹陷，称锁骨菱形窝（图2-3），可单侧或双侧出现，有时边缘毛糙，类似侵蚀破坏，切勿误诊为肿瘤或肿瘤样病变。

3. 锁骨肩峰端骨骺可以有多个化骨核，形态也可以不规则，不要误诊为撕脱骨折（图2-4）。

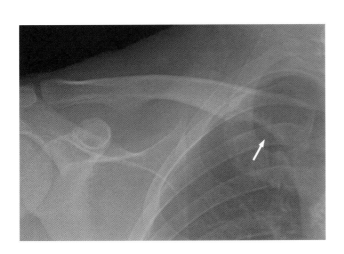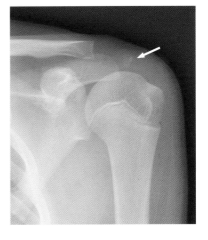

图2-3　右锁骨菱形窝（白箭头）　　　　图2-4　酷似撕脱骨折的锁骨肩峰端
　　　　　　　　　　　　　　　　　　　　　　　　化骨核（白箭头）

4. 当肩关节处于内旋位时，肱骨头与肩峰距离增大，肩关节似呈半脱位（图2-5），诊断时应注意此位置特点。

5. 儿童期肱骨近端骨骺板于外旋位呈"人"字形（图2-6），极易诊断为外科颈骨折，阅片时应注意此骨骺板形态特点。

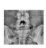

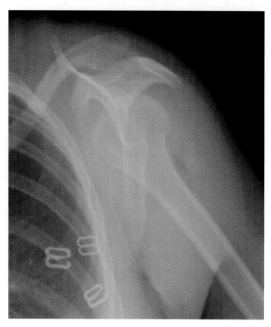

图 2-5　左肩关节正常内旋位

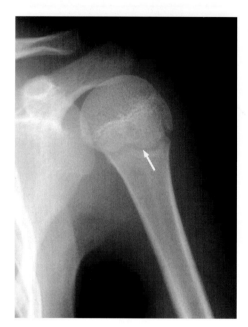

图 2-6　肱骨近端正常骺板（白箭头）

6. 肱骨髁上突为起于肱骨骨干下 2/3 前内侧的钩状突起（图 2-7），切勿误诊为骨软骨瘤。

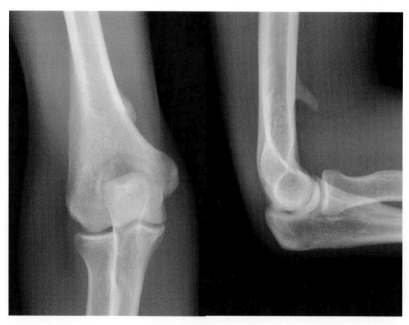

图 2-7　肱骨髁上突

7. 肱骨滑车、外上髁和尺骨鹰嘴的化骨核可为多个且不规则，若对其认识不足，易误诊为骨骺骨折（图 2-8）。

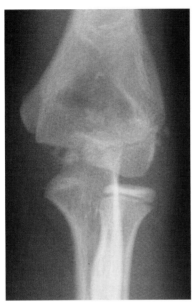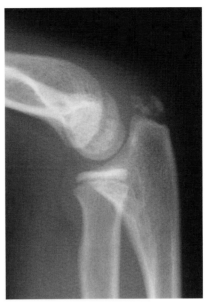

图2-8 肘关节正常变异的化骨核

8. 桡骨结节的皮质较薄，海绵骨较多，在轻度旋前位时结节和骨干重叠，显示为椭圆形透亮区，切勿误诊为囊状破坏（图2-9）。

9. 桡骨上段滋养血管沟（图2-10）与线状骨折甚为相似，两者需注意鉴别。前者走向较固定，呈内下至外上，边缘也较光滑，结合有无外伤史，可与骨折区分。

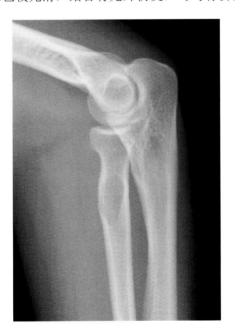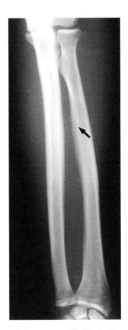

图2-9 桡骨结节透亮区　　　图2-10 桡骨上段
　　　　　　　　　　　　　　滋养血管沟（黑箭头）

10. 尺骨茎突未愈合骨骺（图2-11）呈游离状，切勿误诊为骨折，注意前者边缘光滑，后者边缘锐利。

11. 月骨后上方可见小骨性密度影，边缘光滑，为月骨上小骨（图2-12），属正常解剖变异，切勿误诊为三角骨背侧缘骨折。

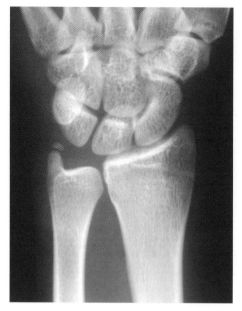

图 2-11　尺骨茎突未愈合骨骺

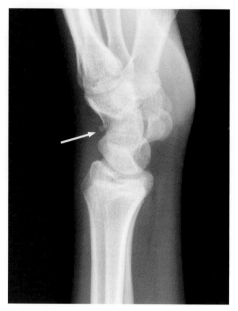

图 2-12　月骨上小骨（白箭头）

12. 掌骨部分髓腔可变窄（图 2-13），无临床意义，注意切勿误诊为某些体质性骨病。

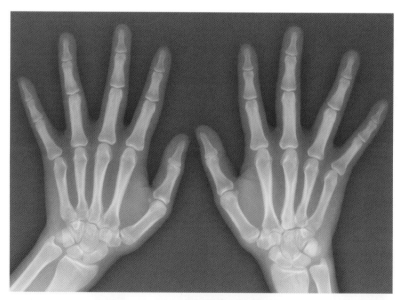

图 2-13　掌骨无临床意义的髓腔狭窄

13. 髋臼顶囊性变异系髋臼顶软骨下承重区单侧或双侧小类圆形囊状影，MRI 呈长 T_1、长 T_2 信号（图 2-14），不与关节腔相通，属正常解剖变异，切勿误诊为髋关节侵蚀性病变。

14. 在 X 线正位片上，24～28 岁时髋臼外上缘可能出现多余的化骨核，呈三角形或卵圆形，有时可分裂成 3～4 个小块，称髋臼缘骨（图 2-15），切勿误诊为撕裂骨折。

15. 在 X 线平片上，股骨颈压力骨小梁与两组张力骨小梁所形成的三角形区域称为 Ward 三角（图 2-16），在老年骨质疏松患者，Ward 三角颇似骨质破坏，阅片时注意切勿误诊。

16. 髋关节 X 线正位片若摆位不正，可造成股骨颈 Ward 三角类似破坏征象（图 2-17）。

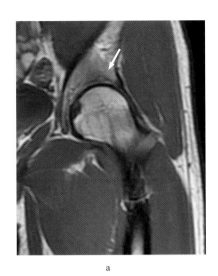 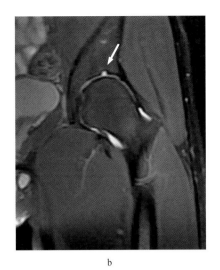

a   b

图 2-14　髋臼顶囊性变异

a. 左髋 MRI 冠状位 T_1WI；b. 冠状位 T_2WI 抑脂像，示左侧髋臼顶小囊性异常信号影（白箭头），
呈长 T_1、长 T_2 信号，边缘清楚，未与关节腔相通

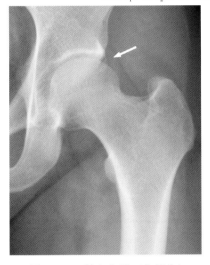 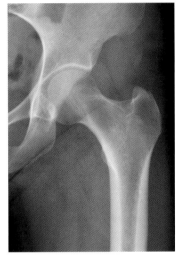

图 2-15　髋臼缘骨（白箭头）　　　　图 2-16　股骨颈 Ward 三角

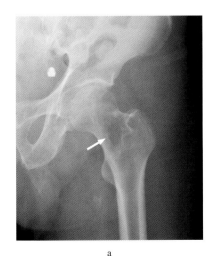 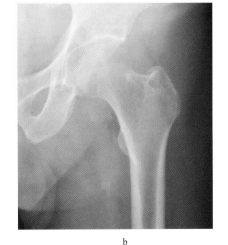

a   b

图 2-17　酷似破坏的股骨颈 Ward 三角

a. 左髋轻度外旋正位片，示左股骨颈类似囊状破坏（白箭头）；b. 左髋标准正位片，示图 a 中类似囊状破坏消失

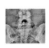

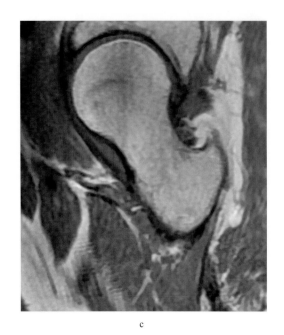

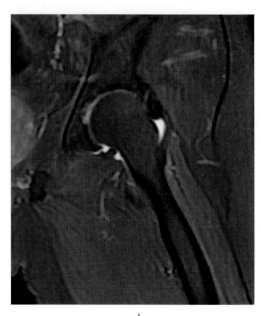

c   d

图 2-17　酷似破坏的股骨颈 Ward 三角（续）

c. 左髋 MRI 矢状位 T₁WI，d. 左髋冠状位 T₂WI 抑脂像，示左股骨颈未见破坏异常信号

17. 在非标准的股骨近段 X 线侧位片上，小转子和股骨干重叠形成三角形密度减低区，颇似骨质破坏（图 2-18），阅片时注意不要误诊。

18. 在股骨 X 线侧位片上，股骨上段后面臀肌粗隆呈现粗糙且凹凸不整或较光滑的线影，称为臀肌粗隆线（图 2-19），为臀大肌的附着点所致，属正常解剖变异，不要误诊为骨膜增生。

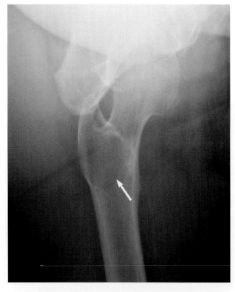

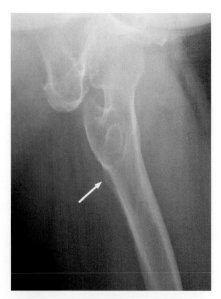

图 2-18　小转子与股骨干重叠，
类似骨质破坏区（白箭头）

图 2-19　臀肌粗隆线（白箭头）

19. 发育期儿童髋臼顶高低不平，呈锯齿状（图 2-20），切勿误诊为骨质破坏。

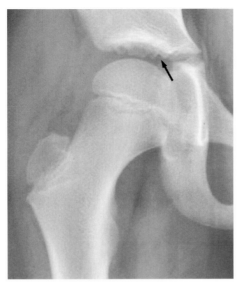

图 2 - 20　发育期髋臼顶呈锯齿状（黑箭头）

20. 股骨中下段髓腔内有时可见片状致密影（图 2 - 21），属正常解剖变异，切勿误诊为骨质增生性病变。

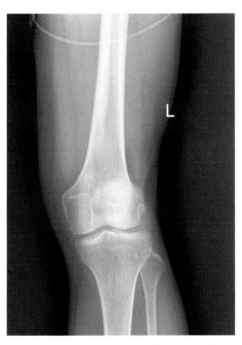 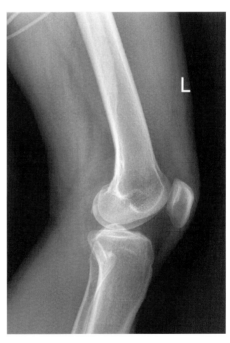

图 2 - 21　股骨中下段髓腔内致密影

21. X 线平片正位像股骨远端偏内侧偶见一边缘硬化之类圆形透亮影（图 2 - 22a），侧位像显示为背侧突出的如同骨膜反应的不规则影（图 2 - 22b），此为腓肠肌内侧头附着处牵拉所致，切勿误诊为纤维性骨皮质缺损。

22. 在 2～6 岁之间，股骨远端化骨核生长极快，内、外髁边缘常显示不规则；胫骨近端化骨核也有同样的情况（图 2 - 23）。此皆为正常解剖变异，切勿误诊为异常。

23. 髌骨外侧上方背侧关节面下可见边界清楚的类圆形骨质缺损透亮区（图 2 - 24），可能为髌骨骨化异常所致，属正常解剖变异，切勿误诊为退变性囊肿或肿瘤病变。

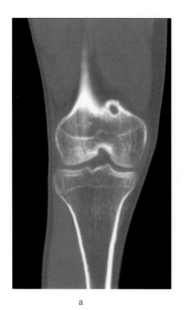
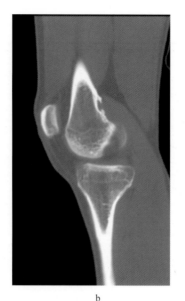

a   b

图 2-22   股骨远端不规则骨皮质

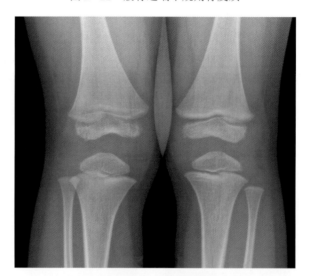

图 2-23   股骨远端不规则化骨核

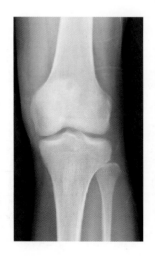
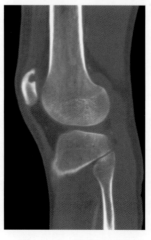
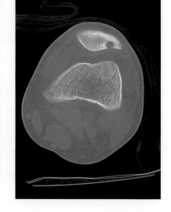

图 2-24   髌骨背侧缺损

肌骨系统影像诊断实战经验集要

24. 二分髌骨（图 2-25）为少年阶段的髌骨骨化异常，多位于髌骨外上极，副髌骨与主髌骨之间可见线状透亮间隙影，与骨折颇相似，阅片时注意切勿误诊。

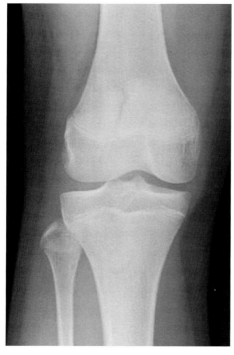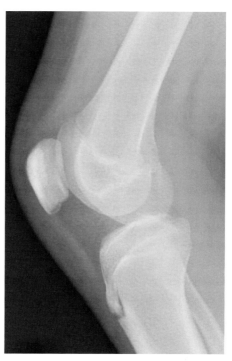

图 2-25 二分髌骨

25. 发育期髌骨下极可见副骨化中心（图 2-26），与撕裂骨折颇为相似，诊断时需注意鉴别。

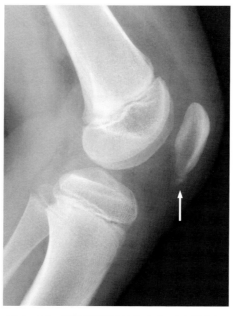

图 2-26 髌骨下极副骨化中心（白箭头）

26. 腓骨近端干骺端比目鱼肌附着点造成的"牵曳"改变（图 2-27），切勿误诊为骨软骨瘤。

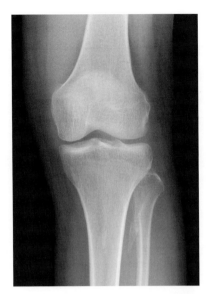
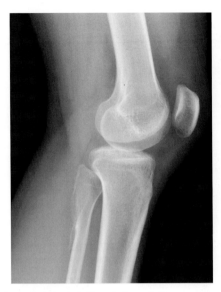

图2-27 腓骨近端干骺端比目鱼肌附着点造成的"牵曳"改变

27. 胫骨近端内侧有时可看到鹅足骨刺（图2-28），切勿误诊为骨软骨瘤。

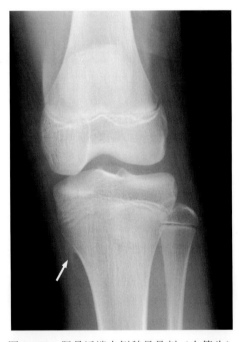

图2-28 胫骨近端内侧鹅足骨刺（白箭头）

28. 胫骨结节于22～25岁之间骨化，其正常变异很多，化骨核的结构形态多样，有时是胫骨近端化骨核的一部分，有时是单独存在或呈分节状（图2-29），注意切勿误诊为骨折。

29. 半月板有时边缘形态呈荷叶边状（图2-30），切勿误诊为半月板撕裂。

30. 外侧半月板前角常可见斑点状高信号，为前交叉韧带末端纤维插入其内所致（图2-31），切勿误诊为半月板撕裂。

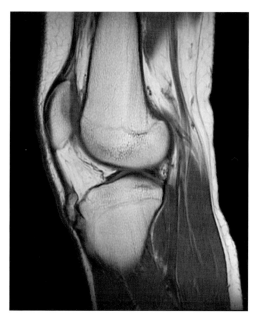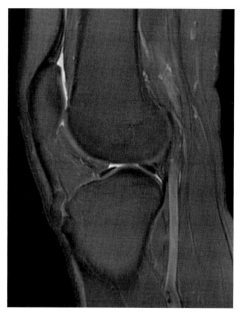

图 2 - 29　正常变异的胫骨结节

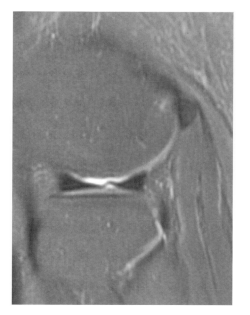

图 2 - 30　边缘形态呈荷叶边状的半月板

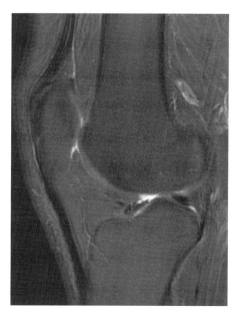

图 2 - 31　外侧半月板前角
正常斑点状高信号

31. 胫骨远端前缘有时可出现一化骨核，称为胫距骨（图 2 - 32），此为正常发育变异，注意切勿误诊为胫骨撕脱骨折。

32. 距骨前缘可见一鸟嘴样骨性突起，称为距骨嘴（图 2 - 33），不要误诊为骨软骨瘤。

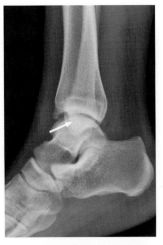

图 2－32　胫距骨（白箭头）

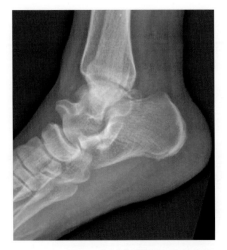

图 2－33　距骨嘴

33. 跟骨体前下部有时可出现囊状透亮区，称为跟骨窦（图 2－34），注意切勿误诊为骨囊肿。

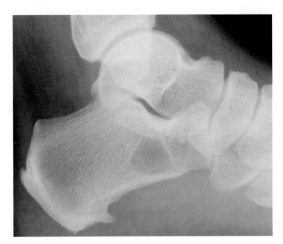

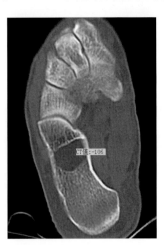

图 2－34　跟骨窦

34. 胫外骨位于舟骨的近距骨侧，多数呈双侧性，少数呈单侧性（图 2－35）。

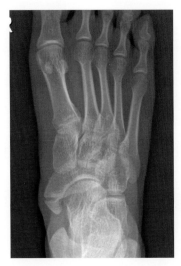

图 2－35　胫外骨

35. 儿童第 5 跖骨基底部骨骺呈纵行，骺板较宽（图 2-36），阅片时注意切勿误诊为撕裂骨折。

36. 跟骨骨骺可呈一致性密度增高（图 2-37），为正常表现，切勿误诊为缺血性坏死。

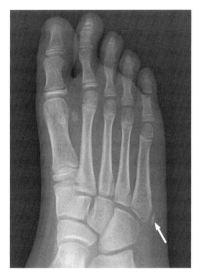
图 2-36　第 5 跖骨基底部
正常骨骺（白箭头）

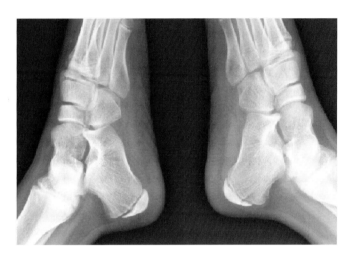
图 2-37　跟骨致密的骨骺

37. 成年以前，颈椎椎体前部可呈轻度楔形（图 2-38），不要误诊为椎体压缩骨折。

38. 在 X 线侧位片上，胸 12 和腰 1 可能有轻度的椎体楔状变形（图 2-39），不要误诊为椎体压缩骨折。

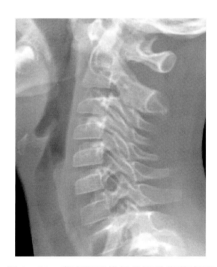
图 2-38　发育期颈椎椎体正常楔状变形

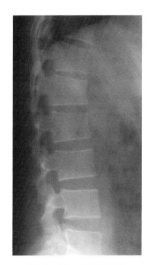
图 2-39　正常椎体
生理性楔状变形

39. 腰椎椎间隙从上而下逐渐增宽，但腰 5～骶 1 椎间隙例外，其椎间隙较其他腰椎间隙狭窄（图 2-40），阅片时切勿误诊为异常。

40. 尾椎向前弯曲，有时与骶骨的角度近于 90°，为钩状尾椎（图 2-41），不要误诊为骨折或脱位。

41. 枕外粗隆表现为枕骨向外隆突的骨性凸起（图 2-42），注意切勿误诊为骨瘤。

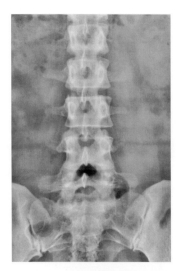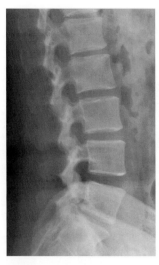

图 2-40　正常腰 5~骶 1 椎间隙

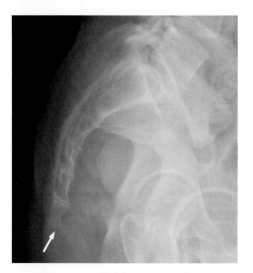

图 2-41　钩状尾椎（白箭头）

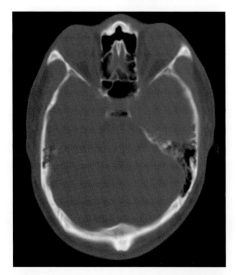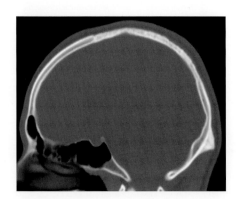

图 2-42　枕外粗隆

42. 蛛网膜粒压迹为蛛网膜颗粒在颅骨内板上引起的压迹（图 2－43），属正常解剖变异，切勿误诊为骨质破坏。

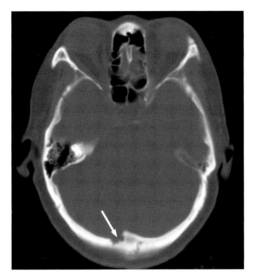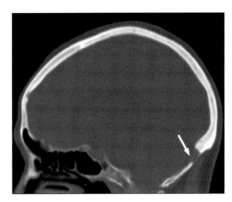

图 2－43　右枕骨蛛网膜粒压迹（白箭头）

第三章　骨关节先天及发育畸形性疾病

1. 腰椎骶化（图 3-1）、骶椎腰化和胸椎腰化有时定位难，以下两个标志可帮忙：①腰大肌附着于 T_{12} 椎体下缘；②侧位髂嵴最高点通过第 4 腰椎棘突。

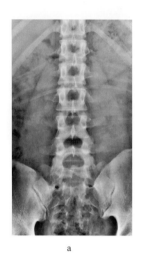 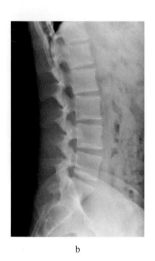

a　　　　　　　　　　　　b

图 3-1　腰椎骶化

a. 腰椎正位片，示腰大肌清晰可见，其上缘附着椎体为第 12 胸椎，由于第 12 胸椎位置确定，那么其余各腰椎位置便可确定；

b. 腰椎侧位片，示髂嵴最高点通过腰椎棘突者为第 4 腰椎，其下位椎体为第 5 腰椎，由于第 5 腰椎与第 1 骶椎融合，故考虑第 5 腰椎骶化

2. 阻滞椎即为椎体的先天性融合，可表现为椎体与椎弓的完全融合（图 3-2），或椎体与椎弓的不完全融合（图 3-3）。

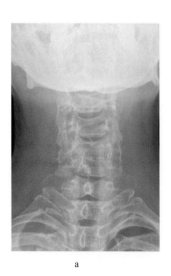 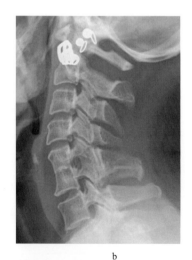

a　　　　　　　　　　　　b

图 3-2　阻滞椎

a. 颈椎正位片；b. 颈椎侧位片，示颈 5～6 椎体与椎弓完全融合，椎体融合处缩细可见"蜂腰状"改变

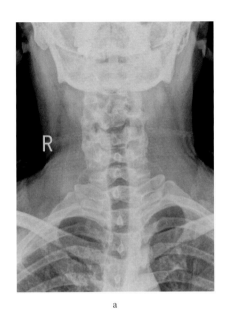
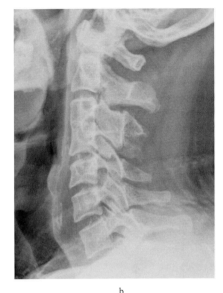

a　　　　　　　　　　　　　　　b

图 3-3　阻滞椎

a. 颈椎正位片；b. 颈椎侧位片，示颈 3～4 椎体融合而椎弓未融合

3. 阻滞椎系先天性椎体融合畸形，与后天性感染、强直性脊柱炎等因素造成的椎体融合明显不同，前者椎体融合处可见"蜂腰状"改变（图 3-4），而后者（图 3-5）没有。

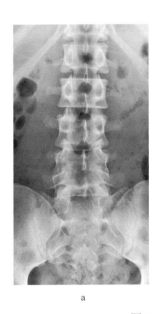
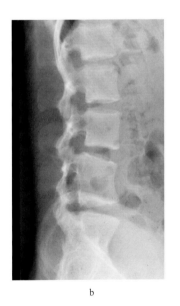

a　　　　　　　　　　　　　　　b

图 3-4　阻滞椎

a. 腰椎正位片；b. 腰椎侧位片，示腰 4～5 椎体融合，在融合处两个椎体间相当于椎间隙部变细，呈"蜂腰状"改变

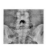

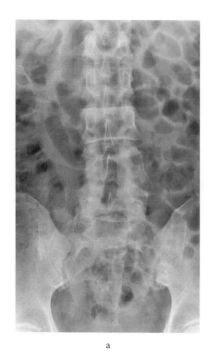
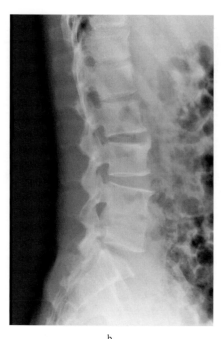

a b

图 3-5 强直性脊柱炎

男，40 岁，有强直性脊柱炎病史多年。a. 腰椎正位片；b. 腰椎侧位片，示腰 4～5 椎体融合，融合处前缘欠光滑，相当于椎间隙部未见"蜂腰状"改变

4. 特发性脊柱侧弯（图 3-6）需与半椎体、蝴蝶椎等脊椎发育畸形（图 3-7、图 3-8）导致的脊柱侧弯鉴别。

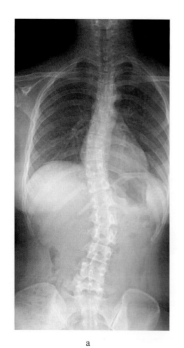
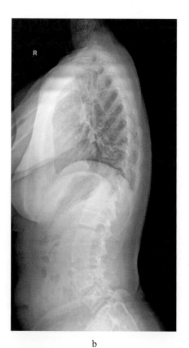

a b

图 3-6 特发性脊柱侧弯

女，17 岁，发现脊柱侧弯半年。全脊柱正位（a）和侧位（b）片，示胸腰段脊柱呈"S"形弯曲畸形，各椎体未见异常形态改变

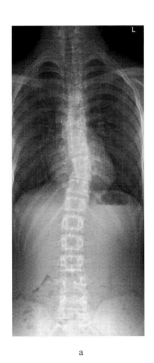
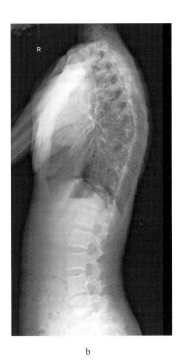

a　　　　　　　　　b

图3-7　椎体畸形伴脊柱侧弯

男，13岁，脊柱侧弯6年余。全脊柱正位（a）和侧位（b）片，示胸腰
段脊柱轻度弯曲畸形，同时第6胸椎可见蝴蝶椎畸形，第9、10胸椎
可见阻滞椎改变

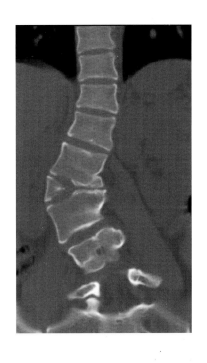

图3-8　半椎体合并脊柱侧弯

女，25岁，发现脊柱侧弯就诊。腰椎CT
平扫冠状位重建，示第3腰椎呈半椎体
畸形改变，同时可见腰椎侧弯

5. 椎弓峡部裂（图3-9）绝大多数属先天性，当脊椎外伤照片发现椎弓峡部骨质中断时，切勿贸然
作出椎弓峡部骨折的诊断。

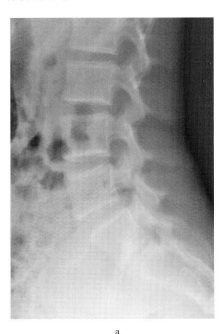
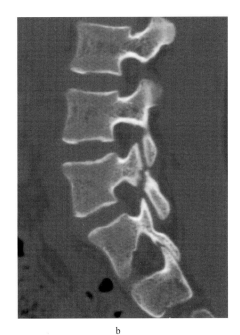

a　　　　　　　　　　　　b

图3-9　椎弓峡部裂

a. 腰椎侧位片；b. 腰椎CT矢状位重建，示第4腰椎椎弓峡部骨质中断、边缘清楚，为先天性椎弓峡部裂表现，切勿诊断为骨折

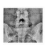

6. 蝴蝶椎除了椎体形态呈"蝴蝶状"改变外,相邻上、下椎体都伴有代偿增大并向"蝴蝶"中央部突入表现(图3-10)。

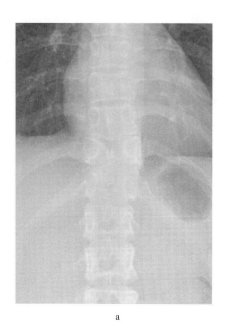
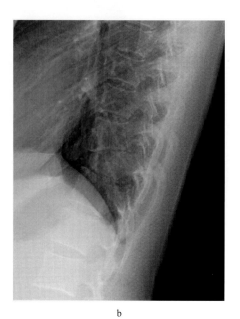

a   b

图3-10　蝴蝶椎

女,31岁。胸椎正位片(a)和侧位片(b),示第11胸椎呈"蝴蝶状"表现,同时相邻上、下椎体伴有代偿增大并向"蝴蝶"中央部突入

7. 蝴蝶椎可呈多发性(图3-11),或与半椎体、阻滞椎等脊椎先天畸形同时伴发(图3-12)。因此如发现一种脊椎先天畸形,要全脊椎检查排除其他畸形。

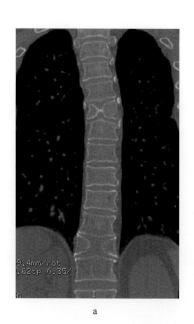
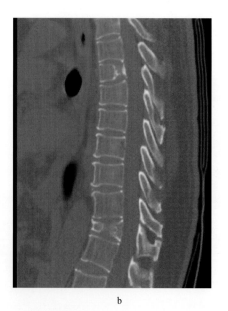

a   b

图3-11　胸椎多发蝴蝶椎

胸椎CT冠状位(a)及矢状位(b)重建,示第6、12胸椎呈"蝴蝶状"改变,同时相邻上、下椎体伴有代偿增大并向"蝴蝶"中央部突入

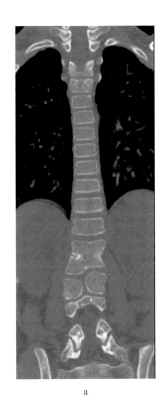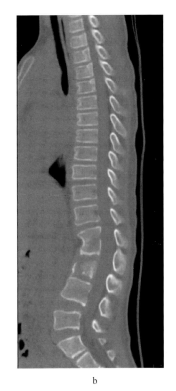

　　　　　　　　　　a　　　　　　　　　　　　　　　　b

图 3-12　蝴蝶椎伴半椎体及融合椎畸形

胸腰椎 CT 冠状位（a）及矢状位（b）重建，示第 3 腰椎呈"蝴蝶状"改变，同时第 2 腰椎呈半椎体畸形并与第 1 腰椎融合

8. 判断肩胛骨是否为先天性高位，可观察肩胛骨内上角是否超过第 7 颈椎横突水平（图 3-13）。

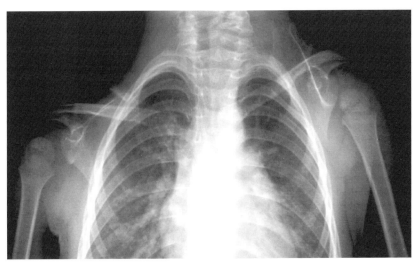

图 3-13　先天性肩胛骨高位症

男，4 岁，发现左肩胛骨上移 3 年。双肩关节正位片，示左侧肩胛骨位置较右侧高，其内上角超过第 7 颈椎横突水平

9. 先天性肩胛骨高位症不仅表现为位置高，而且常伴有肩胛骨内缘向中线移位、肩胛盂浅而小等改变（图 3-14）。

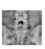

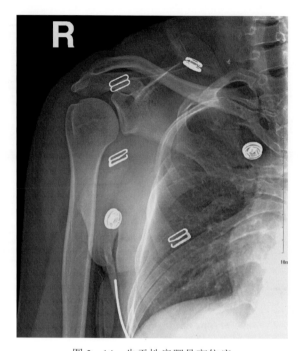

图 3-14　先天性肩胛骨高位症

右肩正位片，示右侧肩胛骨位置上升，内上角超过第 7 颈椎横突水平，同时肩胛骨内缘向中线移位、肩胛盂浅而小

　　10. 先天性肩胛骨高位症常同时伴发颈椎半椎体、椎体缺如、胸廓变小和不对称等畸形，因此如发现先天性肩胛骨高位症要常规加照胸椎及胸部，以发现伴发的其他先天畸形（图 3-15）。

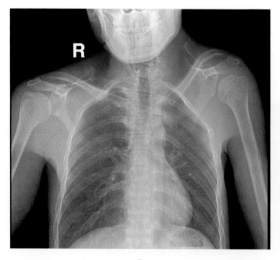
a

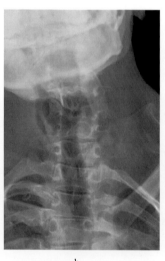
b

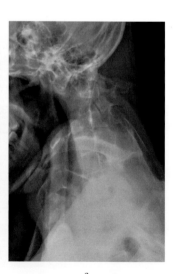
c

图 3-15　先天性肩胛骨高位症

a. 胸部正位片，示左侧肩胛骨位置上升，内上角超过第 7 颈椎横突以上，肩胛盂浅而平，肩锁关节位置亦高。b. 颈椎正位片；
c. 颈椎侧位片。（b.～c.）示部分颈椎融合，椎间隙变窄至融合

　　11. 先天性桡骨头脱位多呈双侧性，且桡骨头多向前、外侧脱位（图 3-16）。

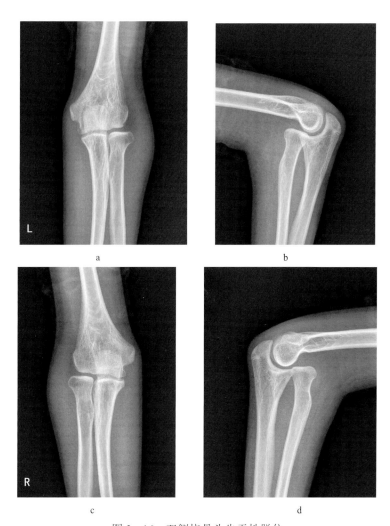

图 3-16　双侧桡骨头先天性脱位

男，15 岁，双侧肘关节活动后疼痛多年，无外伤史。左肘正位片（a）及侧位片（b），右肘正位片（c）及侧位片（d）；示双侧
桡骨头向前、外侧移位，与肱骨头位置关系失常

12. 马德隆畸形多数为双侧发病，一侧诊断为马德隆畸形，要留意另一侧也可能患该病（图 3-17）。

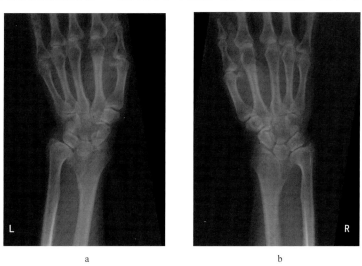

图 3-17　双侧马德隆畸形

左腕正位片（a），示左腕马德隆畸形；加照右腕正位片（b），示右腕亦有马德隆畸形表现

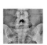

13. 马德隆畸形主要改变在腕部，但多数情况下由于桡骨弯曲缩短，桡骨头常伴有脱位改变。因此怀疑本病时，要拍摄包括腕、肘关节在内的前臂照片（图 3－18）。

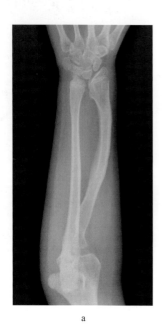
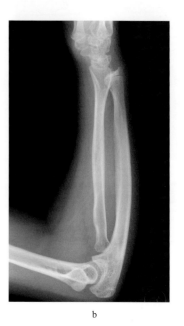

a   b

图 3－18　马德隆畸形

右前臂正位片（a）及侧位片（b），示右腕骨角变小，桡骨远端关节面向内侧倾斜，同时桡骨弯曲缩短，桡骨头伴有脱位改变

14. 先天性髋内翻除了颈干角变小外，还可观察到患髋骨骺角增大，骨骺板内侧有三角形游离骨块（图 3－19），借此可与引起髋内翻的其他疾病如干骺端发育不良（图 3－20）等鉴别。

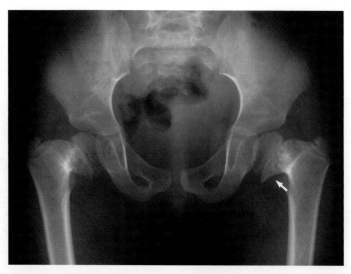

图 3－19　先天性髋内翻

双髋正位片，示双侧股骨颈干角变小，股骨头内下方近颈部可见一三角形骨块（白箭头），呈"倒 V 形"透光区，股骨颈周围骨质密度不均匀增高，股骨头位置相对下移，大转子位置相对上升，股骨头的骨骺大小形态无改变

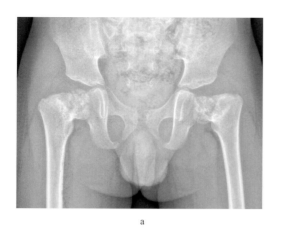
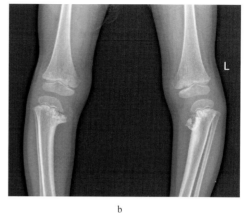

a   b

图 3 – 20 干骺端发育不良

   a. 双髋关节正位片，示双侧股骨近侧干骺端不规则增宽，颈干角变小呈髋内翻表现；b. 双膝关节正位片，示双侧胫骨近侧干骺端不规则增宽，骨骺板同时向内侧倾斜，双侧膝关节呈内翻表现

   15. 双侧髌骨先天性脱位很可能是指甲 – 髌骨综合征（图 3 – 21）的一部分，因此发现双侧髌骨脱位要同时检查有无合并双侧髂骨角和指甲发育不良改变。

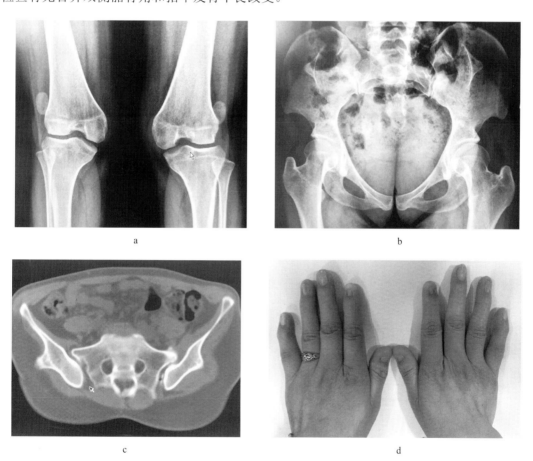

图 3 – 21 指甲 – 髌骨综合征

   女，38 岁，左膝关节疼痛就诊。a. 双膝关节正位片，示双侧髌骨向外脱位。b. 骨盆正位片；c. 骨盆 CT 横轴位平扫，示双侧髂骨均见向外突出髂骨角。d. 双手外观图，示双手拇指及示指指甲发育不良（引自丁香园网站，特此致谢）

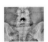

16. 先天性膝内翻（图3-22）需注意与膝关节骨性关节炎晚期并发的膝内翻（图3-23）鉴别，前者无骨质密度改变，后者有明显骨性关节炎表现。

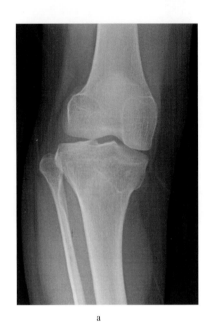
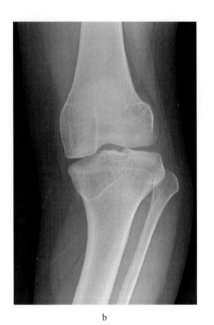

a   b

图3-22　先天性膝内翻

女，24岁，双膝内翻畸形多年。a. 右膝正位片；b. 左膝正位片，示双侧胫骨平台关节面向内倾斜，胫骨角增大，膝关节向内成角畸形

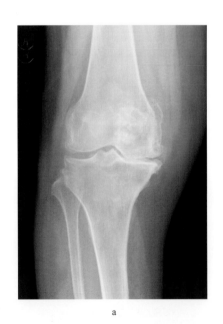
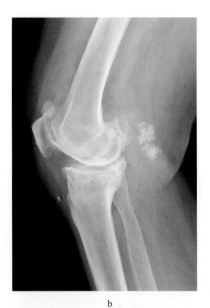

a   b

图3-23　右膝关节骨性关节炎晚期合并膝内翻

a. 右膝正位片；b. 右膝侧位片，示右膝关节边缘骨赘形成，关节后方可见钙化结节，关节间隙不均匀变窄，胫骨平台关节面向内倾斜，胫骨角增大，膝关节向内成角畸形

17. 先天性胫骨假关节（图3-24）在X线平片表现为胫骨下段骨质不连，断端萎缩变细或相互嵌插，此种情形不要误诊为外伤性骨折不愈合。

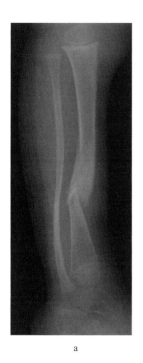
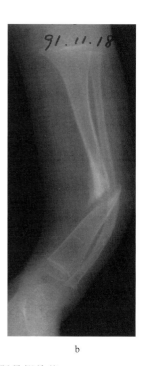

a   b

图 3-24 先天性胫骨假关节

    a. 右小腿正位片；b. 右小腿侧位片，示右胫骨中、下段骨质中断，近端增宽，髓腔变细硬化，远端变尖与近端形成假关节，断端主要向外成角，无骨痂形成，腓骨下段弯曲变细

18. 先天性胫骨假关节（图 3-25b）大部分一出生就可见到，少数可从先天性胫骨弯曲（图 3-25a）发展而来。

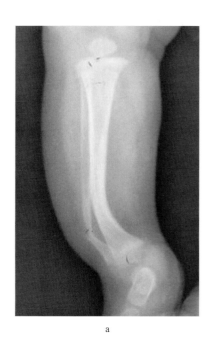
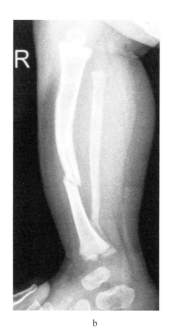

a   b

图 3-25 先天性胫骨弯曲演变为胫骨假关节

    a. 右小腿侧位片，示右胫、腓骨下段向前弯曲；b. 与 a. 为同一患者，经过一段时间后，右胫骨下段发生病理性骨折并形成假关节

19. 先天性胫骨假关节部分可合并神经纤维瘤（图 3-26），表现为胫骨或腓骨压迹样骨质缺损，通常这类患者因术后容易复发，导致预后较差。

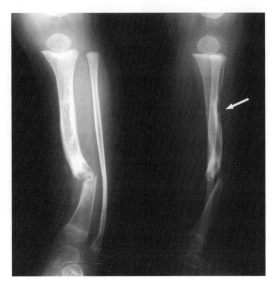

图 3-26　先天性胫骨假关节合并神经纤维瘤

左小腿正、侧位片，示左胫骨下段假关节形成，腓骨下段弯曲变细，同时胫骨上段前缘可见压迹样骨质缺损（白箭头），为伴发的神经纤维瘤改变

20. 踝关节正位片上距骨和跟骨内侧见到一相连的骨性突起，要想到跟骨距骨桥（图 3-27）。

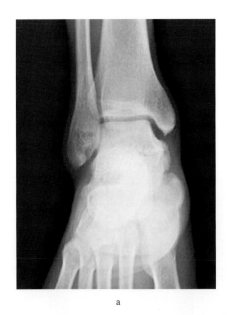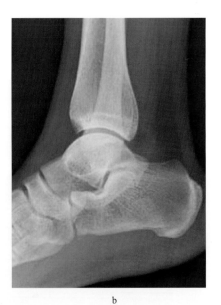

a　　　　　　　　　　　　b

图 3-27　跟骨距骨桥（完全型）

a. 右踝正位片，示右跟骨与距骨内侧可见相互融合的骨性突出；b. 右踝侧位片，示右跟骨载距突向后上方增大，与距骨内结节向下增大的骨块融合

21. 跟骨距骨桥分为完全型（图 3-27）和不完全型（图 3-28），当 X 线平片难以区分时，应行 CT 扫描并借助三维重建观察。

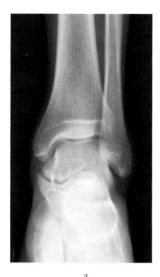
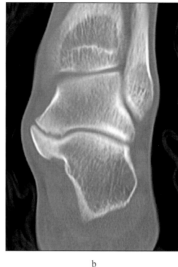
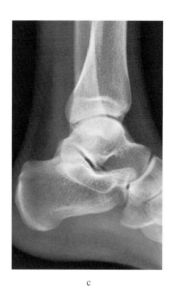

a　　　　　　　　　　b　　　　　　　　　　c

图 3-28　跟骨距骨桥（不完全型）

a. 左踝正位片；b. 左踝关节 CT 冠状位重建，示距骨、跟骨内侧面向内突出，两者之间可见透亮间隙；c. 左踝侧位片，示跟骨
载距突向后上方增大，与距骨内结节向下增大的骨块相连形成关节

第四章 骨发育障碍性疾病

1. 儿童多次轻微外伤便出现骨折，这或许是成骨不全（图4-1）一个重要的信号，此时除重点观察有无骨质疏松、皮质变薄等骨质改变外，还要检查患者有无听力障碍和蓝色巩膜。

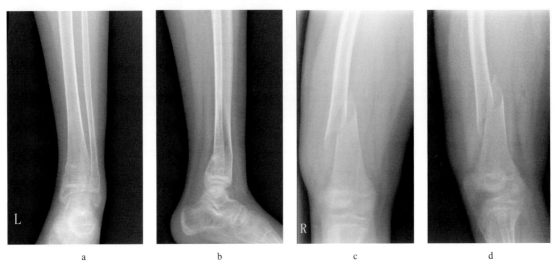

图4-1 成骨不全

a. 左小腿正位片；b. 左小腿侧位片。（a~b）示左胫腓骨骨质疏松，胫骨远端青枝骨折。c. 右股骨正位片；d. 右股骨侧位片。（c~d）示右股骨骨质疏松，皮质变薄，股骨下段螺旋形骨折，折端错位并成角，结合患者有听力减退及蓝色巩膜表现，最后诊断为成骨不全

2. 软骨发育不全最具特征性表现是腰椎椎弓距自 L_1 至 L_5 逐渐变小（图4-2a）、髂骨变方以及坐骨大切迹变小（图4-2b）。

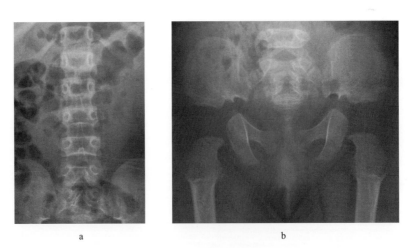

图4-2 软骨发育不全

a. 腰椎正位片，示椎弓根距自 L1 至 L5 逐渐变小，椎弓根变短；b. 骨盆正位片，示骨盆狭窄，髂翼变方，髋臼顶呈水平位，坐骨大切迹狭小，小骨盆腔横径变长

3. 颅锁骨发育不全又称颅锁骨发育异常，其中锁骨缺如多因摄胸片而被发现，当发现一侧或双侧锁骨缺如时，要想到此病并应加照头颅平片（图4-3）。

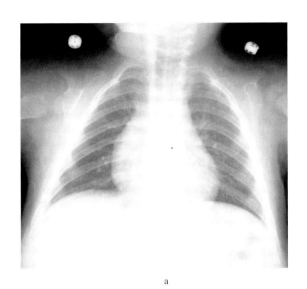 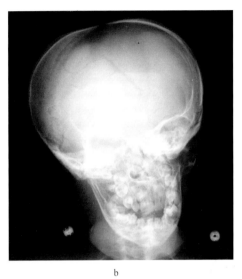

| a | b |

图4-3　颅锁骨发育不全

胸部正位片（a）发现两侧锁骨完全缺如，怀疑颅锁骨发育不全而加照头颅平片（b），示颅骨较颜面骨大，颅板变薄，颅骨横径增大，颅缝增宽，并见多个缝间骨

4. 发现骨骺呈散在点状钙化，要想到先天性钙化性软骨营养不良（图4-4）可能，进一步检查需加照其他关节平片观察。

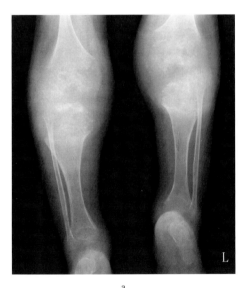 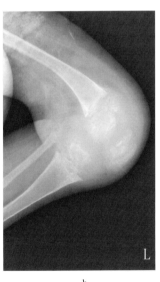 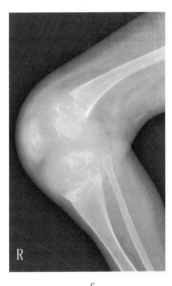

| a | b | c |

图4-4　先天性钙化性软骨营养不良

a. 双侧胫腓骨正位片；b. 左膝侧位片；c. 右膝侧位片。（a～c）示双下肢股骨远端、胫骨近端、胫骨远端骨骺呈多发点状钙化，边缘锐利，干骺端增宽，胫骨粗短畸形

5. 发现骨骺一侧尤其是内侧偏侧性不规则增大伴斑块状钙化，要考虑半肢骨骺发育异常（图4-5）。

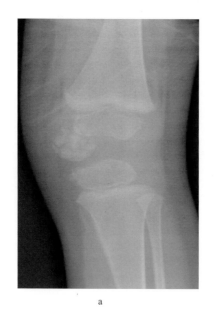
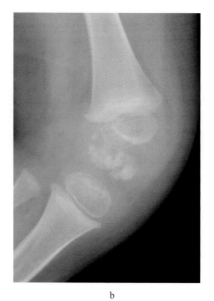

a   b

图 4-5 半肢骨骺发育异常

a. 左膝关节正位片；b. 左膝关节侧位片。（a~b）示左股骨远端骨骺内侧呈偏心性不规则增大，其内可见斑块状钙化，膝关节呈外翻畸形

6. 半肢骨骺发育不良可单发或多发（图 4-6），故当发现一处骨骺患该病时，要检查其他部位有无相同性质病灶。

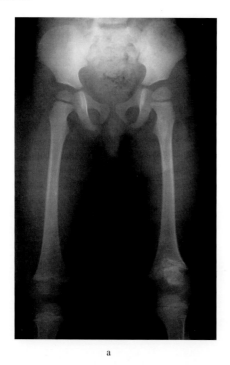
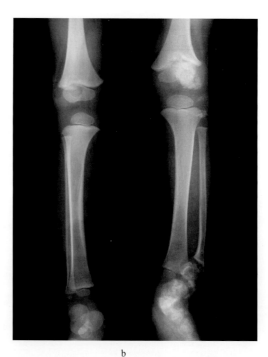

a   b

图 4-6 半肢骨骺发育不良

a. 双股骨正位片，示左股骨远端半肢骨骺发育不良；b. 双小腿正位片，示左腓骨远端骨骺内侧亦见偏侧性钙化结节

7. 半肢骨骺发育不良当病灶呈碎裂状时（图 4-7），切勿误诊为滑膜骨软骨瘤病。

8. 条纹状骨病属常染色体显性遗传骨病，有家族发病倾向，典型表现为长管状骨从骨骺、干骺端伸向骨干的条纹状致密影，呈双侧对称性（图 4-8）。

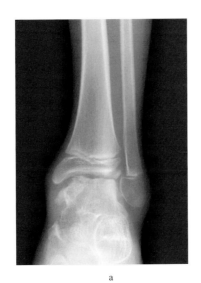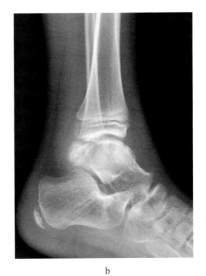

a

b

图 4-7　半肢骨骺发育不良

a. 左踝正位片；b. 左踝侧位片。（a～b）示左距骨偏内侧不规则钙化结节，因部分呈碎裂状，术前影像误诊为滑膜骨软骨瘤病，术后病理诊断为半肢骨骺发育不良

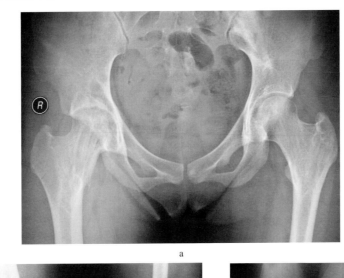

a

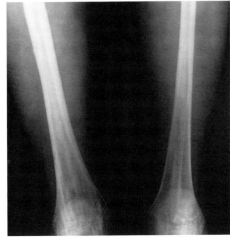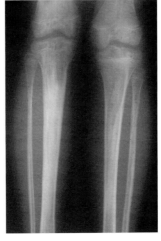

b

c

图 4-8　条纹状骨病

a. 骨盆正位片，示双侧股骨近端病变累及头颈部，其条纹状致密影与股骨颈张力骨小梁走行一致，而髂骨隐约可见条纹状致密影向髂翼辐射。b. 双侧股骨正位片；c. 双侧小腿正位片。（b～c）示股骨下段、胫骨上段均可见纵向致密条纹，由骨骺、干骺端向骨干延伸

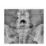

9. 蜡泪样骨病多发者大多数为一侧肢体发病（图4-9），双侧肢体发病者极其罕见。

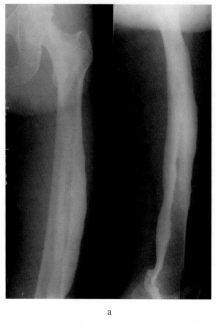
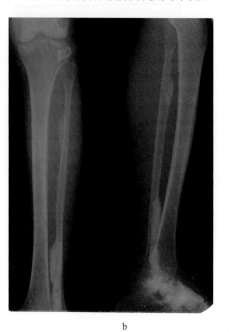

a   b

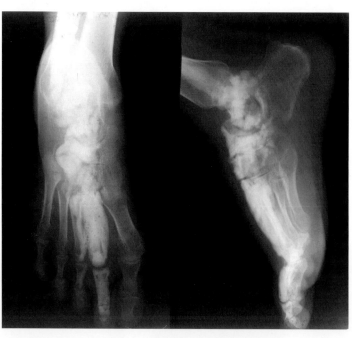

c

图4-9　蜡泪样骨病

a. 左股骨正侧位片，示左股骨广泛骨皮质增厚、硬化，密度显著增高，呈"象牙样"改变；b. 左小腿正侧位片，示左腓骨中上段及下段皮质表面可见斑块状高密度影；c. 左足正侧位片，示左距骨及楔骨可见斑点状致密骨影，第2、4跖骨表面可见不规则骨质增生硬化，病变与正常骨分界清楚

10. 在弥漫性骨质密度增高的骨病中，石骨症骨质密度最高，该病最具特征性改变是髂骨"年轮样""夹心椎"（图4-10）和"骨中骨"（图4-11）改变，具备其中一个征象确诊没问题。

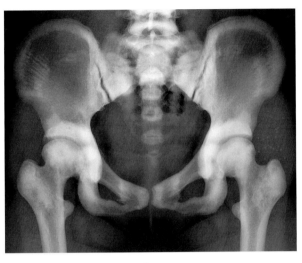
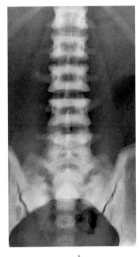
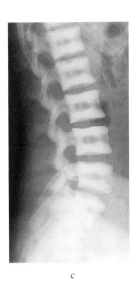

图 4-10　石骨症

a. 骨盆正位片，示骨盆诸骨密度增高，髂骨翼可见致密硬化与稀疏透明相间的弧形带影，呈"年轮样"表现。b. 腰椎正位片；

c. 腰椎侧位片。（b～c）示脊椎椎体上、下终板显著硬化，而中央区密度较低，呈"夹心椎"表现

11. 出现"夹心椎"最常见于石骨症（图 4-12）和肾性骨病（图 4-13），前者密度较高而均匀，因而夹心椎显示清晰，后者密度低而不均匀，因而夹心椎显示欠清晰。

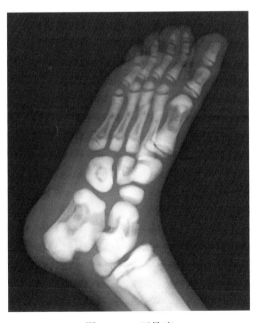

图 4-11　石骨症

患者因第 2、3 跖骨骨折复查而照左足斜位片，示左足诸骨密度显著增高，各个跗骨、跖骨、趾骨以及跟骨可见"骨中骨"表现

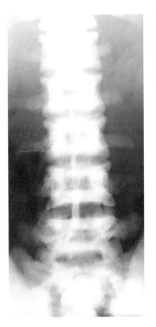
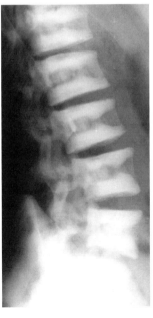

图 4-12　石骨症

a. 腰椎正位片；b. 腰椎侧位片。（a～b）示脊椎椎体上、下终板显著硬化，而中央区密度较低，呈清晰"夹心椎"表现

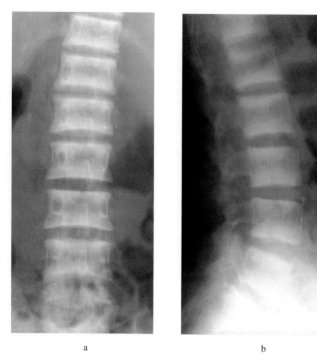

a   b

图 4-13 肾性骨病

　a. 腰椎正位片；b. 腰椎侧位片。（a～b）示腰椎骨质不均匀密度减低，椎体上、下终板硬化，而中央区相对密度较低，呈欠清晰
"夹心椎"表现

　　12. 石骨症（图 4-14）在婴幼儿期的特征性椎体"夹心面包样"和髂骨"年轮样"改变常不明显，随着年龄增长，上述特征性改变才逐渐显露出来。

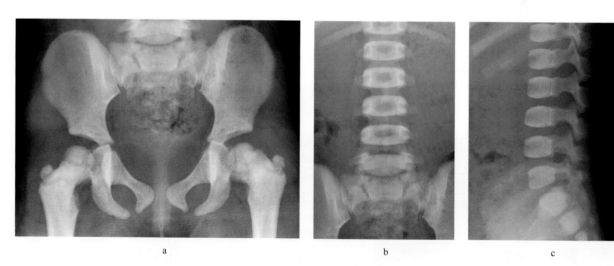

a   b   c

图 4-14 石骨症

　a. 骨盆正位片，示骨盆诸骨及双侧股骨近端骨质密度增高，但髂骨未见"年轮样"改变。b. 腰椎正位片；c. 腰椎侧位片。（b～c）示腰椎
普遍密度增高，但椎体未见"夹心面包样"改变

　　13. 石骨症（图 4-15）可有长骨干骺端塑形不良改变，如出现全身性骨质密度显著增高伴长骨干骺端塑形不良，要想到可能为石骨症所致。

　　14. 发现颅底骨质硬化至少要想到石骨症（图 4-16）、进行性骨干发育异常（图 4-17）和泛发性皮质增厚症（图 4-18），此类疾病患者听力常有不同程度下降。

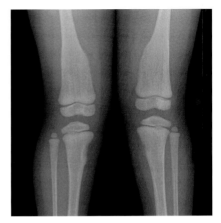

图 4-15　石骨症

双侧膝关节正位片，示双侧股骨远侧及胫骨近
侧密度增高且膨大塑形不良改变

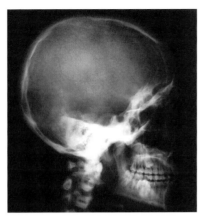

图 4-16　石骨症

头颅侧位片，示颅底明显增厚硬化，颅盖骨未见异常

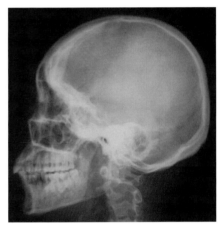

图 4-17　进行性骨干发育异常

头颅侧位片，示颅底明显增厚硬化，额骨内板同时增厚

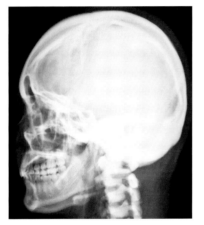

图 4-18　泛发性骨皮质增厚症

头颅侧位片，示颅骨内外板增厚，密度增高，颅底增
厚硬化，下颌骨及颈椎体和附件密度增高

15. 泛发性骨皮质增厚症（图 4-19）最具特征性表现是椎体后部及附件骨密度增高，借助此表现可与其他引起广泛性骨密度增高的疾病鉴别。

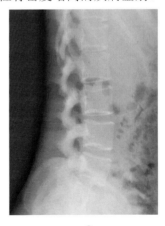

a

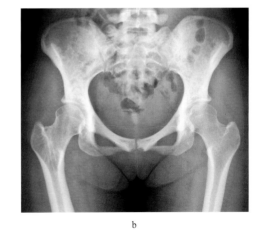

b

图 4-19　泛发性骨皮质增厚症

a. 腰椎侧位片，示腰椎后部及附件骨质增生硬化；b. 骨盆正位片，示骨盆诸骨可见斑片状骨质硬化，两侧股骨上段皮质增厚，
髓腔变窄，而股骨头未见异常

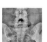

16. 致密性骨发育不全（图4-20）有两个特征性改变：一是下颌骨发育不良，下颌角消失；二是手指末节指骨短小，具备以上两个特征改变诊断此病十拿九稳。

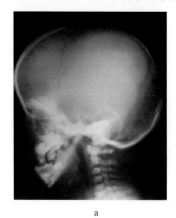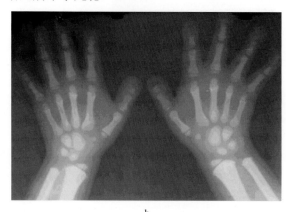

a   b

图4-20 致密性骨发育不全

a. 头颅侧位片，示下颌骨发育不良，下颌角消失；b. 双手正位片，示手指末节指骨短小

17. 男性骨骺出现延迟闭合，要想到可能是Klinefeter病（图4-21）。

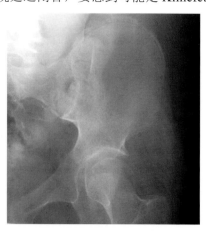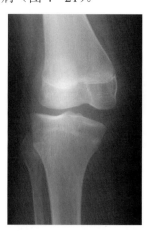

a   b

图4-21 Klinefeter病

a. 左骨盆正位片；b. 右膝正位片。（a～b）示左髂嵴骨骺、股骨远端及胫骨近端骨骺均未闭合

18. 女性骨骺出现延迟闭合，要想到可能是Turner病（图4-22）。

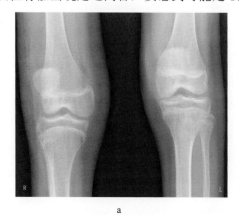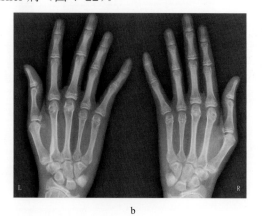

a   b

图4-22 Turner病

a. 双膝关节正位片；b. 双手正位片。（a～b）示双膝、双手普遍密度减低，骨骺闭合延迟，右股骨内侧髁增大，掌骨征阳性

19. 双手及双足自幼出现杵状指，第一时间要想到皮肤骨膜肥厚症（图 4-23），怀疑此病要检查皮肤有无粗糙及额纹有无"脑回样"增粗改变。

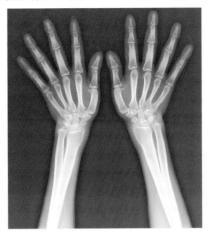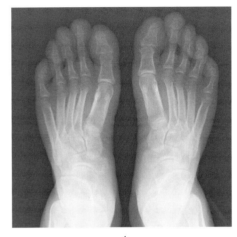

a　　　　　　　　　　　　　　　　b

图 4-23　皮肤骨膜肥厚症

　　a. 双手正位片；b. 双足正位片。（a～b）示双手指及双足趾末节呈杵状，指骨和趾骨末端吸收变尖，同时检查患者其皮肤较粗糙
　　且额纹呈"脑回样"增粗改变

20. 多发性骨骺发育不良在发育期与克汀病影像表现相类似，诊断有困难时结合临床和化验检查有助于两者的鉴别，前者（图 4-24）无智力障碍，甲状腺功能化验检查正常，后者（图 4-25）多有智力障碍，甲状腺功能化验检查尤其是促甲状腺激素多有异常。

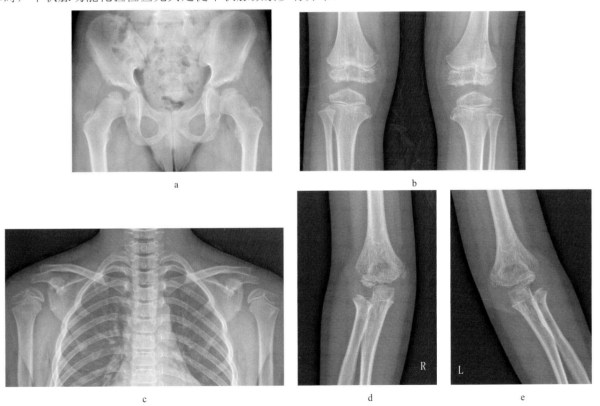

图 4-24　多发性骨骺发育不良

　　a. 骨盆正位片；b. 双膝关节正位片；c. 双肩关节正位片；d. 右肘关节正位片；e. 左肘关节正位片。（a～e）示双髋关节、膝关
　　节、肩关节及肘关节所见骨骺形态变小，部分边缘欠光整

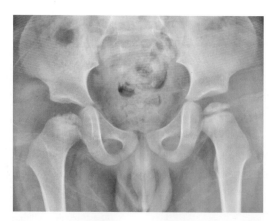

a

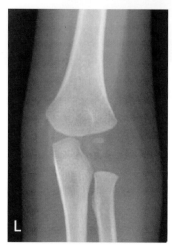

b

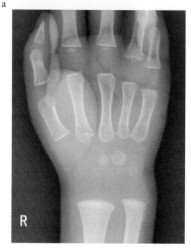

c

图 4-25　克汀病

a. 骨盆正位片；b. 左肘正位片；c. 右腕正位片。（a～c）示双侧股骨头骨骺、肘关节各骨骺及右腕骨骨化均较同龄人延迟，患者轻度智力障碍，实验室血清促甲状腺激素升高

21. 单就脊柱改变而言，黏多糖贮积症 I 型和 IV 型主要区别是前者椎体呈椭圆形，前下缘变尖，呈喙状突出，胸腰椎交界处常短小后移，脊椎后凸畸形（图 4-26），而后者脊椎侧弯，椎体变扁，中部呈喙状突出（图 4-27）。

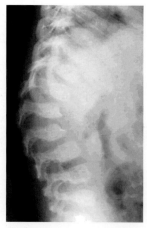

图 4-26　黏多糖贮积症 I 型

胸腰侧位片，示脊椎后凸畸形，椎体呈椭圆形，前下缘变尖，呈喙状突出，胸腰椎交界处常短小后移

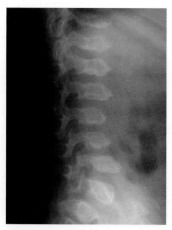

图 4-27　黏多糖贮积症 IV 型

胸腰侧位片，示椎体变扁，中部呈喙状突出

22. 婴儿皮质增生症所见骨膜下新生骨可呈线状、带状、丘状和花边状等多种形态，且呈多骨非对称分布（图4-28），这种表现在其他疾病甚为少见。

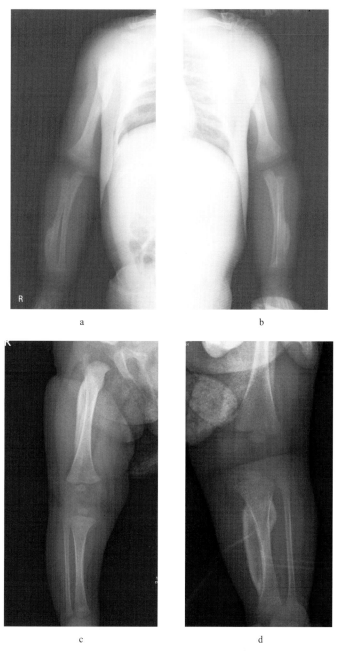

a   b

c   d

图4-28　婴儿皮质增生症

a. 右上肢正位片；b. 左上肢正位片。（a～b）示双侧肱骨及桡骨干带状骨膜增生；c. 右下肢正位片；d. 左下肢正位片。（c～d）示双侧股骨干及左胫骨干可见带状骨膜增生

23. 进行性骨干发育异常的四肢长骨基本都是对称性发病，但个别长骨发病也可呈非对称性（图4-29）。

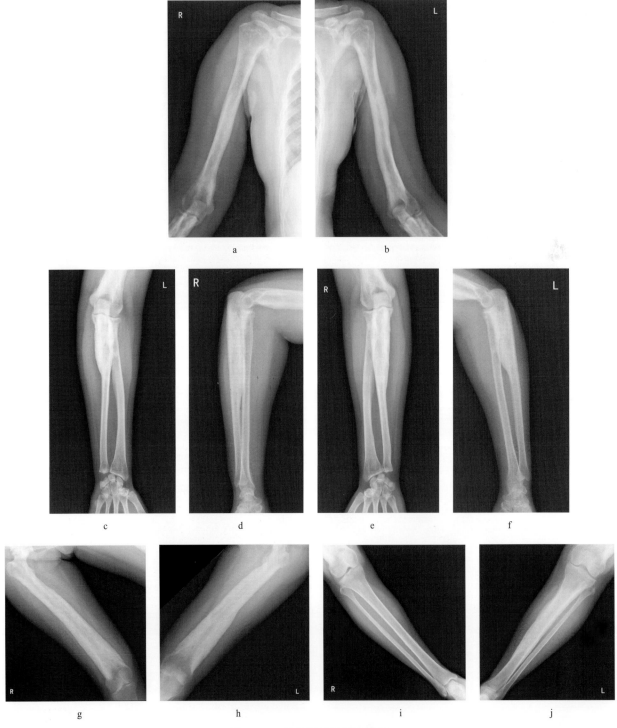

图 4-29 进行性骨干发育异常

a. 右肱骨正位片；b. 左肱骨正位片；c. 左前臂正位片；d. 右前臂侧位片；e. 右前臂正位片；f. 左前臂侧位片；g. 右股骨正位
片；h. 左股骨正位片；i. 右胫腓骨正位片；j. 左胫腓骨正位片。（a~j）示双侧肱骨、股骨、尺骨对称性骨干增粗，皮质增厚，
而双侧胫骨中仅左胫骨有类似改变，右胫骨未见异常

　　24. 进行性骨干发育异常的管状骨改变与皮肤骨膜肥厚症颇为相似，因此两者需注意鉴别，前者骨
干呈梭形增粗，骨皮质增厚，内外缘不规则，以骨干中段为主，骨骺或骨端不受侵，髓腔变窄（图 4-30）。
而后者皮质增厚除累及骨干外也累及骨端或骨骺，骨髓腔也不变窄（图 4-31）。

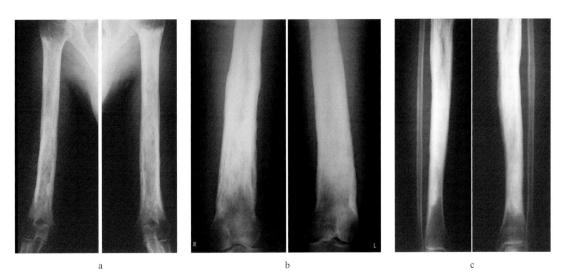

图 4-30 进行性骨干发育不良

a. 双侧肱骨正位片；b. 双侧股骨正位片；c. 双侧小腿正位片。（a～c）示双侧肱骨、股骨及胫骨骨干呈增粗，骨皮质增厚，内外缘不规则，以骨干中段为主，骨端未受侵，髓腔变窄

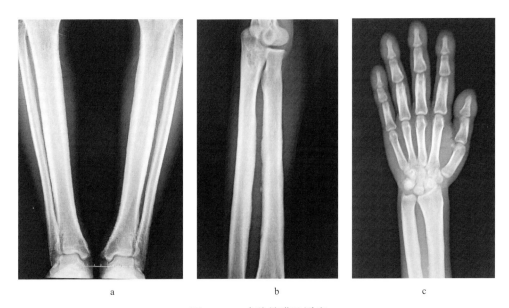

图 4-31 皮肤骨膜肥厚症

a. 双侧胫腓骨正位片；b. 左前臂侧位片；c. 左手腕正位片。（a～c）示双侧胫腓骨、左桡尺骨及掌指骨皮质增厚，除累及骨干外也累及骨端，骨髓腔也不变窄，同时左手末端增粗呈杵状

25. 多发性骨干硬化症（图 4-32）就单一部位表现而言有时与慢性骨髓炎很相似，若对其认识不足便很容易被误诊。

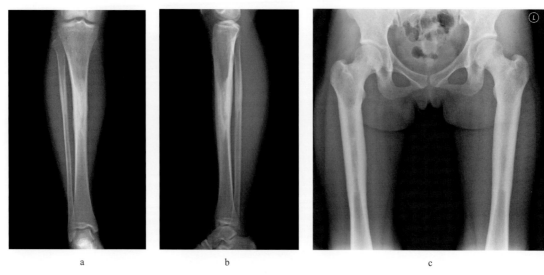

a　　　　　　　　　b　　　　　　　　　c

图 4-32　多发性骨干硬化症

女，22 岁，右下肢疼痛反复发作 4 个月。a. 右小腿正位片；b. 右小腿侧位片。(a～b)示右胫腓骨中上段密度增高，局部皮质增厚，髓腔变窄，外院诊断为慢性骨髓炎。后到我院就诊，发现胫腓骨所见与慢性骨髓炎不太符合，理由是发病部位少见，胫腓两骨同时发病更少见，另病灶未见死骨及脓腔，因怀疑诊断的正确性而加摄四肢其他部位照片，结果发现双侧股骨中上段(c)亦有类似表现，故最后修正诊断为多发性骨干硬化症

26. 迟发型脊柱骨骺发育不良 X 性连型一定是男性发病，典型椎体前缘变扁，中后部上下缘隆凸呈驼峰状，椎体外形呈横置古花瓶状（图 4-33）。

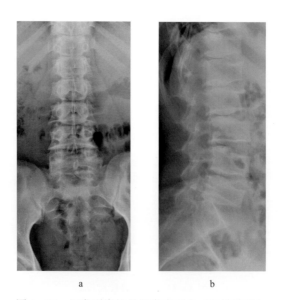

a　　　　　　　　　b

图 4-33　迟发型脊柱骨骺发育不良（X 性连型）

男，16 岁，腰部疼痛伴活动受限多年。a. 腰椎正位片；b. 腰椎侧位片。(a～b)示腰椎椎体普遍变扁，横径增宽，椎体前部上下角凹陷，而中后部凸隆呈驼峰状，椎体外形呈横置古花瓶状

27. 骨斑点症虽为全身广泛分布的骨发育障碍性疾病，但多数为某个部位因外伤或其他原因摄片而发现，因此若发现某个部位可疑骨斑点症，应加摄其他四肢关节部位的照片，以观察其他部位病灶情况（图 4－34）。

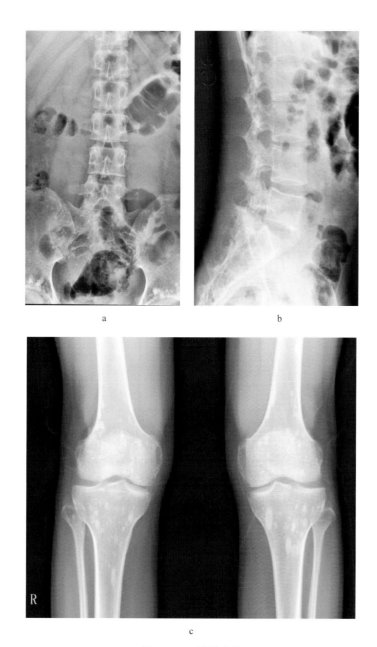

图 4－34 骨斑点症

男，18 岁，外伤致腰痛 1 月而摄腰椎正侧位（a～b）片，发现骶骨翼及双侧髂骨体见多发大小不等类圆形斑点状致密影，考虑
骨斑点症而加摄双膝正位片（c），结果双侧股骨远端及胫骨近端也可见类似斑点状致密影

28. 骨斑点症典型表现为四肢骨端骨松质内多发类圆形或卵圆形斑点状致密影，长轴与骨长轴一致，边缘光滑清楚（图 4－35）。

29. 结节性硬化（图 4－36）累及椎体、骨盆骨骼时有时与成骨型骨转移瘤（图 4－37）容易混淆，故两者需注意鉴别，鉴别时联系临床非常重要，通常前者有典型面部皮脂腺瘤、癫痫发作和智力低下表现，而后者多有原发恶性肿瘤病史，除成骨病灶外，尚有骨质破坏改变。

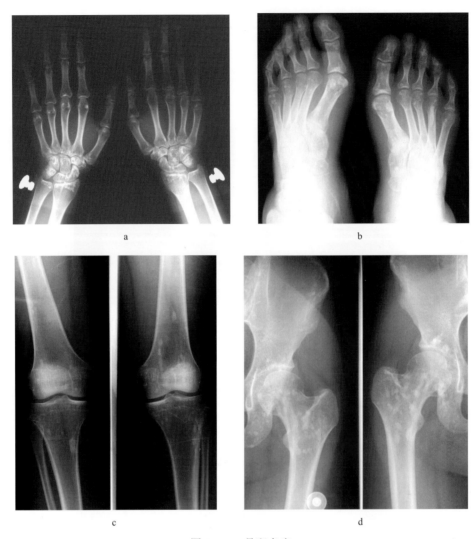

图 4-35　骨斑点症

a. 双手腕正位片；b. 双足正位片；c. 双膝正位片；d. 双髋正位片。（a～d）示双侧桡骨远端、诸腕骨、双足跖趾骨、双侧股骨近端、双侧股骨远端、胫骨近端及骨盆诸骨可见多发大小不等类圆形硬化斑点影，边界清晰，股骨颈部分病灶呈与股骨颈长轴相一致的长条状致密影

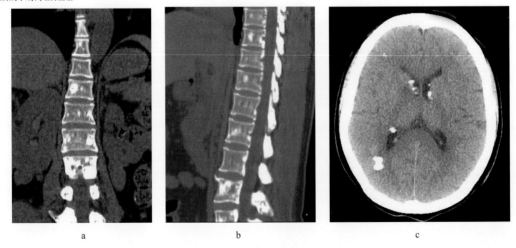

图 4-36　结节性硬化

a. 腰椎 CT 平扫冠状位重建；b. 腰椎 CT 平扫矢状位重建。（a～b）示下胸椎及腰椎椎体内分布大小不等高密度结节，边缘清楚。

c. 颅脑 CT 平扫横轴位，示双侧侧脑室室管膜下、右额叶及右枕叶多发大小不一钙化结节

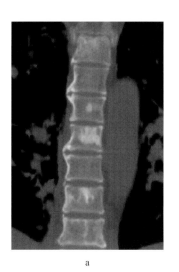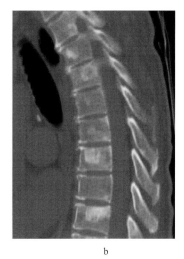

a   b

图 4-37 多发成骨型骨转移瘤

a. 胸椎 CT 平扫冠状位重建；b. 胸椎 CT 平扫矢状位重建。（a～b）示胸椎多个椎体分布大小不等高密度结节，边缘清楚

30. 发现单一关节骨端扩展呈喇叭口状，要想到对称性长骨扩展症，同时要加照其他四肢部位照片（图 4-38）。

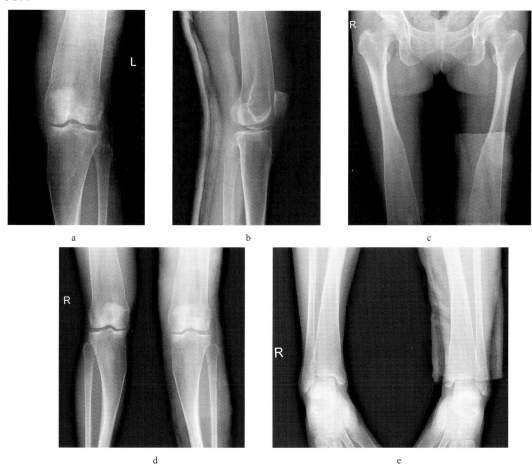

a   b   c

d   e

图 4-38 对称性长骨扩展症

患者因左膝外伤摄左膝关节正位（a）和侧位片（b），发现左侧股骨远端和胫骨近端扩展呈喇叭口状，怀疑对称性骨干扩展症而加摄双大腿正位（c）、双膝正位（d）和双踝正位片（e），示双侧股骨下段、胫骨上段、胫骨下段干骺端亦对称性扩展呈喇叭口状改变，并渐次移行至骨干，根据典型 X 线表现，最后确诊为对称性长骨扩展症

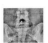

31. 发现四肢长骨过长过细者，要高度怀疑马方综合征（图 4-39），进一步确诊需测量掌骨指数，同时要检查有无房间隔缺损、主动脉瓣关闭不全等先天性心脏病。

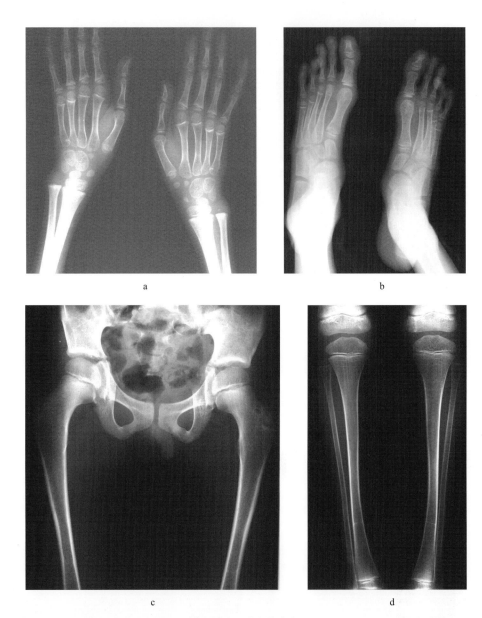

图 4-39 马方综合征

患者因双手腕活动不灵便摄双手腕正位片（a），发现双手指特别修长，怀疑马方综合征"蜘蛛指"表现而加摄双足正位片（b）、双股骨正位片（c）和双小腿正位片（d），示双侧距骨及近侧趾骨细长，双侧股骨及胫腓骨骨干亦变长变细，皮质普遍变薄，骨小梁纤细，测量掌骨指数增大，让患者行心脏超声检查亦发现有主动脉瓣关闭不全表现。综合上述所见，最后诊断为马方综合征

32. 发现手指或足趾粗短畸形（图 4-40），要想到头发-鼻子骨发育不良综合征可能，此时要亲自查看患者有无头发、鼻子发育不良改变。

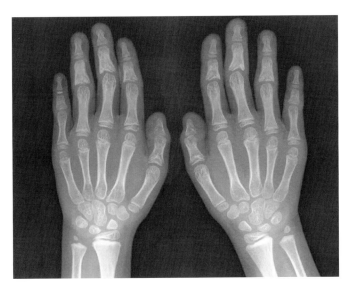

图4-40　头发-鼻子骨发育不良综合征

双手正位片，示双手骨变短，近节指骨远端增粗，部分中间节指骨近端呈 V 形凹陷，检查患者有头发及鼻子发育不良表现，故
诊断为头发-鼻子骨发育不良综合征

33. 双手（足）远节指（趾）骨末端骨质吸收变尖（图4-41、图4-42），要想到特发性指端溶解症、
药物性指端溶解症、大疱性表皮松解症伴肢端骨溶解症及家族性肢端溶解症可能，最后确诊要结合病史。

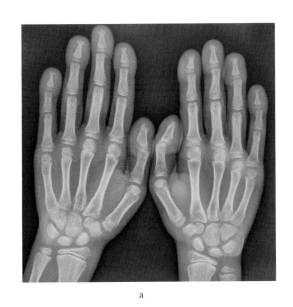

a

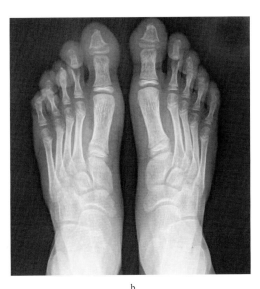

b

图4-41　家族性指端溶解症

男，9岁，患者自出生发现四肢末端膨大，其母亲及妹妹有相似病史。a. 双手正位片，示双手各指末端呈杵状，远节指骨末端吸
收变尖；b. 双足正位片，示双足各趾末端呈杵状，远节趾骨末端吸收变尖

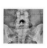
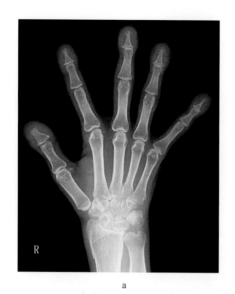
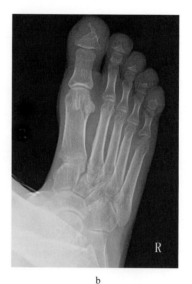

a   b

图4-42　家族性指端溶解症

男，23岁，双手足末端增大增粗6年余，患者一妹妹亦有类似改变。a. 右手正位片，示右手各指末端呈杵状，远节指骨末端吸收变尖；b. 右足正位片，示右足各趾末端呈杵状，远节趾骨末端吸收变尖

第五章　骨与关节创伤

1. 怀疑肋骨骨折常规应拍摄正、斜位片，仅有正位或斜位片骨折很可能被漏诊（图5-1）。

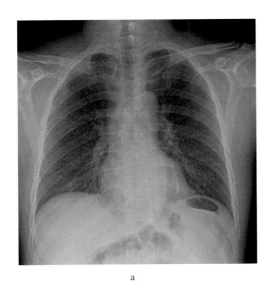 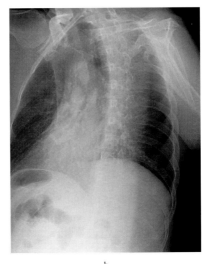

a

b

图5-1　左胸第10、11肋骨骨折

左胸第10、11肋骨腋前线处骨折，注意正位片（图a）未显示骨折，斜位片（图b）则显示2根肋骨骨折，说明肋骨骨折照片检查要包括正位及斜位片，仅有其中一个位置可能会发生漏诊

2. 肋骨骨折常同时合并肺挫伤（图5-2）、气胸（图5-3）、血胸（图5-4）和血气胸（图5-5）等改变，阅片诊断要想到存在这些创伤的可能。

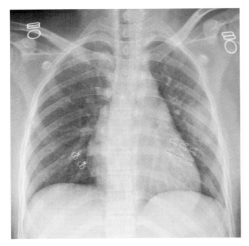 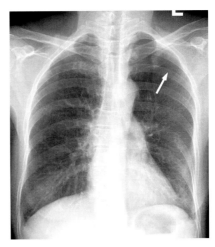

图5-2　左胸多发肋骨骨折并肺挫伤

胸部正位片，示左胸第3、4、8后肋骨骨折，同时左肺中野见斑片状模糊影，为肺挫伤表现

图5-3　左肋骨骨折合并气胸

胸部正位片，示左胸第7后肋骨骨折，同时左上肺野外带纹理消失，并可见左肺压缩之边缘（白箭头），为气胸表现

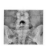

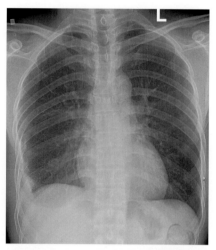

图 5-4　右胸肋骨多发骨折合并血胸

胸部正位片，示右胸 6-8 肋骨骨折，同侧胸腔内可见少量血胸

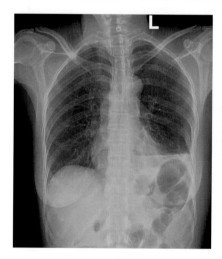 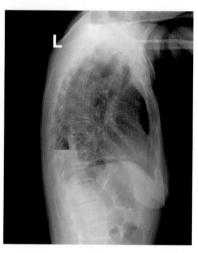

a　　　　　　　　　　　　　　　　　b

图 5-5　左胸肋骨骨折合并血气胸

a. 胸部正位片；b. 胸部侧位片。（a～b）示左胸第 6、7 后肋骨折，同时左上肺纹理消失，可见肺压缩边缘，左下肺野可见液平面

3. 对于膈下肋骨骨折者，要提防肝脏或脾脏等器官损伤可能，进一步检查可选择 CT 扫描（图 5-6）。

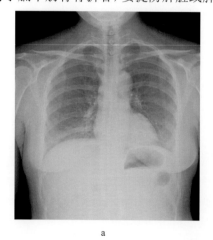 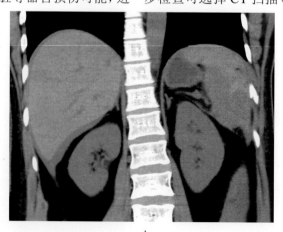

a　　　　　　　　　　　　　　　　　b

图 5-6　肋骨骨折伴脾破裂

a. 胸部正位片，示左胸第 10 肋骨骨折；b. 上腹部 CT 冠状位重建，示左胸第 10 肋骨骨折，同时可见脾脏破裂出血

4. 造成肩胛骨骨折（图5-7）通常暴力较大，邻近锁骨和肋骨常同时受累而发生骨折，因此对于肩胛骨骨折者，阅片要同时观察锁骨或（和）肋骨是否伴发骨折。

5. 肩胛骨线状骨折诊断需与滋养血管影鉴别，前者透亮线边缘锐利（图 5-8），后者边缘光滑（图5-9）。

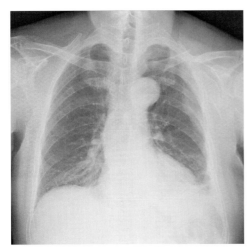

图5-7　左肩胛体粉碎性骨折并锁骨和肋骨骨折

男性，67岁，高处坠落致左肩部疼痛半天。胸部正位片，示左肩胛骨体部可见纵横交错骨折线，并见分离之条状致密骨折片，同时肋骨和锁骨可见骨折

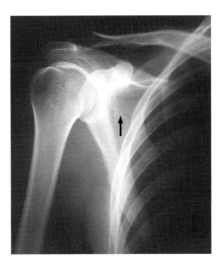

图5-8　右肩胛骨线状骨折

右肩正位片，示右肩胛骨体部多条骨折线（黑箭头），呈裂纹状，边缘锐利

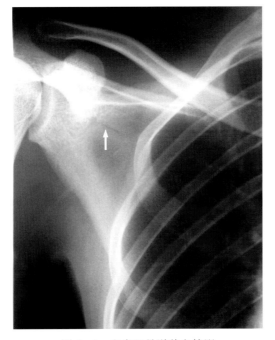

图5-9　右肩胛骨滋养血管影

右肩正位片，示右肩胛骨滋养血管影（白箭头），边缘较光滑

6. 钳产患儿摄胸片要留意锁骨和肱骨有无骨折，因为这些部位是产伤好发部位（图5-10）。

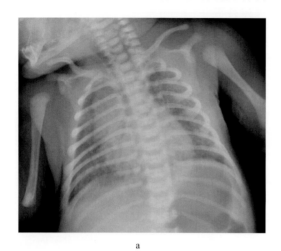
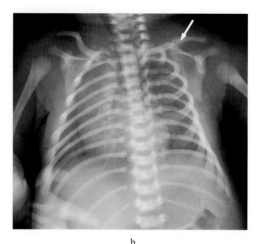

a

b

图5-10 左锁骨骨折

生后1小时，钳产助产娩出。a. 婴儿出生胸部正位片，双侧锁骨未见明显骨折；b. 10天后胸部正位片，示左锁骨骨折并骨痂形成（白箭头）

7. 在肩关节前脱位中，锁骨下型及盂下型脱位几乎无一例外伴发肱骨大结节撕脱骨折（图5-11、图5-12）。

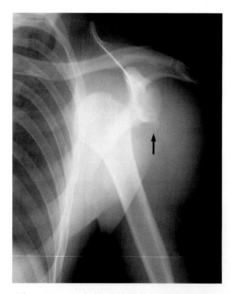
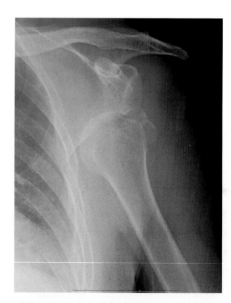

图5-11 左肩关节前脱位（锁骨下型）
并肱骨大结节撕脱骨折

左肩正位片，示左肱骨头向前脱出肩胛盂并向内移位至锁骨下方，肩胛盂处可见大结节撕裂之骨折片（黑箭头）

图5-12 左肩关节前脱位（盂下型）
并肱骨大结节撕脱骨折

左肩正位片，示左肱骨头脱出肩胛盂并移至肩胛盂下方，同时合并大结节撕脱骨折

8. 肩关节后脱位正位片可类似正常表现，如未照穿胸位极易发生漏诊（图 5-13）。

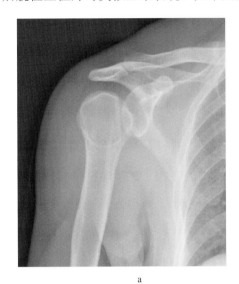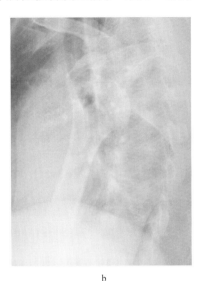

a   b

图 5-13 右肩关节后脱位

男性，57岁，右肩关节外伤后疼痛活动受限 1 小时。a. 右肩正位片，示右肱骨头呈内旋，肩关节内侧间隙增宽，肱骨头与肩胛

盂位置关系似未见改变；b. 右肩穿胸位片，示右肱骨头与肩胛盂位置关系失常，头向后脱位

9. 肩关节习惯性脱位常造成 Hill Sachs 和 Bankart 两种损伤，前者指肱骨头外后缘压缩骨折，后者指关节盂前下缘撕裂骨折或前下盂唇撕裂，对于有肩关节习惯性脱位者，要重点观察是否有上述两种损伤（图 5-14、图 5-15）。

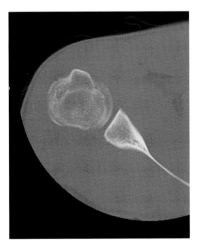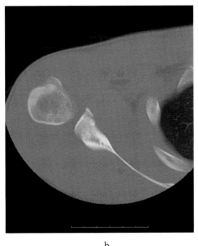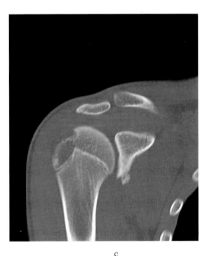

a   b   c

图 5-14 右肩关节习惯性脱位伴 Hill Sachs 和 Bankart 损伤

男，15岁，右肩关节反复脱位 5 年余。a. 右肩 CT 横轴位；b. 右肩 CT 横轴位；c. 右肩 CT 冠状重建。（a～c）示右肱骨头外后

缘压缩骨折，同时肩胛盂前下缘撕裂骨折

10. 肩峰前下缘出现指向喙突、长度超过 5mm 的骨刺（图 5-16），可诊断肩峰下撞击综合征。

11. 正常 MRI 上肩峰下滑囊不能显示，当肩峰下滑囊出现积液时，要高度提防肩袖完全撕裂或肩袖近滑囊侧部分撕裂（图 5-17）。

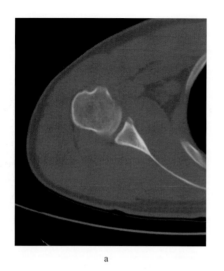
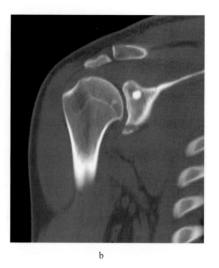

a   b

图 5-15 右肩关节习惯性脱位伴 Hill Sachs 和 Bankart 损伤

男，23 岁，右肩关节反复脱位 3 年余。a. 右肩 CT 横轴位；b. 右肩 CT 冠状位重建，示右肱骨头外后缘压缩骨折，同时肩胛盂前下缘撕裂骨折

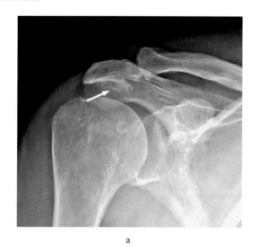
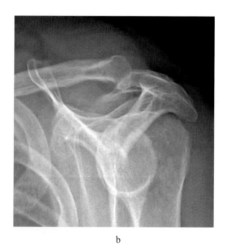

a   b

图 5-16 肩峰下撞击综合征

a. 右肩关节正位片；b. 右肩 Y 型位片。（a～b）示右肩峰前下缘出现指向喙突长度超过 5mm 的骨刺（白箭头），可诊断肩峰下撞击综合征

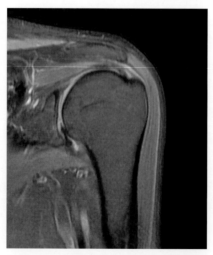

图 5-17 左冈上肌滑囊侧不完全撕裂伴肩峰下滑囊积液

左肩关节 MRI 冠状位 PDWI，示左侧肩峰下滑囊积液，同时冈上肌滑囊侧不完全撕裂

12. 在 MRI 横断面结节间沟呈"空虚征"，要考虑肱二头肌长头腱脱位（图 5-18）。

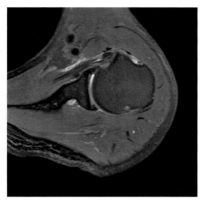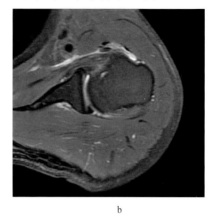

a　　　　　　　　　　　　b

图 5-18　左肱二头肌长头腱脱位

男，59 岁，外伤致左上臂疼痛 1 天。a. 左肩关节 MRI PDWI 横轴位；b. 左肩关节 MRI PDWI 横轴位。（a～b）示左肱骨头结节间沟空虚，肱二头肌长头腱向前脱位，同时肩胛下肌腱轻度损伤

13. 一侧肩锁关节半脱位难以判定时，可摄双侧肩锁关节正位片进行对比（图 5-19）。

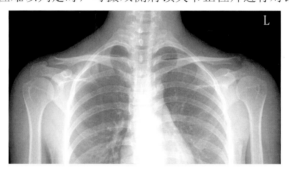

图 5-19　左肩锁关节半脱位

双侧肩锁关节正位片，示左侧锁骨肩峰端上翘，间隙较右侧稍增宽

14. 肱骨远端全骺分离是指肱骨小头、滑车、内上髁和外上髁 4 个骨骺的整体性分离错位，关键的平片表现有两点：一是桡尺骨近端连同肱骨小头骨骺及干骺端骨折块相对肱骨远端向内移位，二是桡骨干纵轴线仍通过与肱骨小头骨骺中心（图 5-20）。

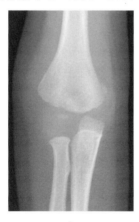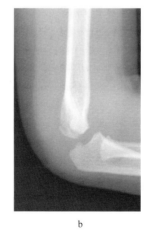

a　　　　　　　　　　　b

图 5-20　右肱骨远端全骺分离

a. 右肘关节正位片；b. 右肘关节侧位片。（a～b）示右肱骨远侧干骺端骨折，桡尺骨近端连同肱骨小头骨骺及干骺端骨折块相对肱骨远端向内移位，桡骨干纵轴线仍通过与肱骨小头骨骺中心

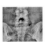

15. 对于儿童肘关节外伤而鹰嘴窝脂肪垫征阳性者，要仔细观察肱骨远端有无细微骨折发生（图 5-21、图 5-22）。

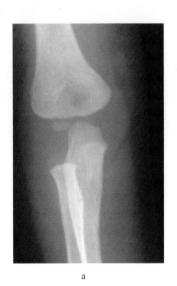
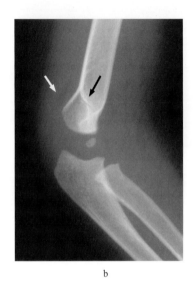

a   b

图 5-21 右肱骨髁上青枝型骨折

a. 右肘关节正位片，b. 右肘关节侧位片，示右尺骨鹰嘴窝背侧阳性脂肪垫征（白箭头），同时仔细观察，肱骨远端外侧可见局部骨小梁扭曲，鹰嘴窝皮质断裂（黑箭头）

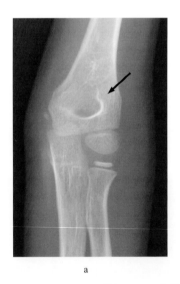
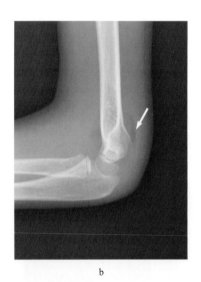

a   b

图 5-22 左肱骨髁上青枝型骨折

a. 左肘关节正位片；b. 左肘关节侧位片。（a~b）示左尺骨鹰嘴窝背侧阳性脂肪垫征（白箭头），同时肱骨远端内侧皮质皱褶，鹰嘴窝皮质断裂（黑箭头）

16. 肘关节侧位片上，通过肱骨前缘的直线必定通过肱骨小头的中间 1/3，当肱骨髁上骨折时，由于远折端后移，该直线通过肱骨小头的前 1/3（图 5-23b），或者是肱骨小头的前方。

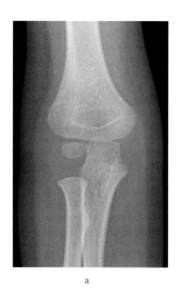
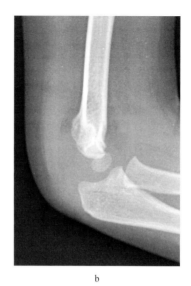

a　　　　　　　　　　　　　b

图 5-23　右肱骨髁上青枝骨折

a. 右肘关节正位片；b. 右肘关节侧位片。（a～b）示右肱骨远端髁上内侧骨小梁扭曲，局部皮质皱褶，鹰嘴窝皮质中断，另通过肱骨前缘的直线通过肱骨小头的前 1/3

17. 肱骨外髁骨骺骨折有时正位看不到骨折（图 5-24a），而仅在侧位显示骨折线（图 5-24b），这就要求对儿童肘关节创伤拍摄到的正位和侧位片都要细致全面观察。

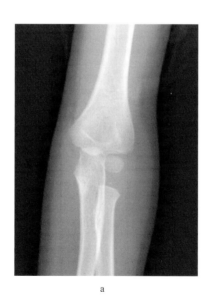
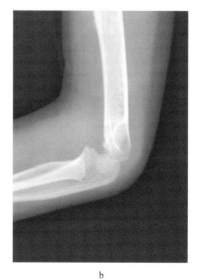

a　　　　　　　　　　　　　b

图 5-24　右肱骨外髁骨骺骨折

a. 右肘关节正位片，示肱骨远端特别是外髁处未见明显骨折线；b. 右肘关节侧位片，示肱骨小头后上方可见骨折线

18. 肱骨外髁骨骺骨折需与肱骨小头骨骺分离鉴别，前者常累及外髁干骺端（图 5-25），而后者仅单纯肱骨小头撕脱，未涉及外髁干骺端（图 5-26）。

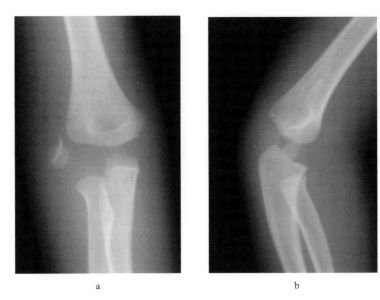

a   b

图 5-25 左肱骨外髁骨骺骨折（旋转移位型）

a. 左肘关节正位片；b. 左肘关节侧位片。（a~b）示左肱骨外髁干骺端骨折，骨折处连同外髁骨骺向外移位旋转，桡尺骨近端与肱骨对应关系正常

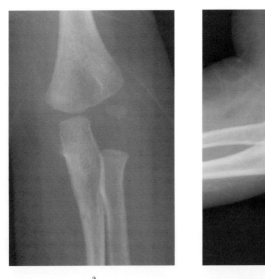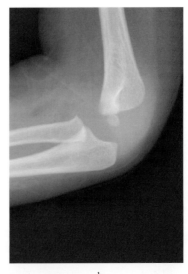

a   b

图 5-26 左肱骨小头骨骺分离

a. 左肘关节正位片；b. 左肘关节侧位片。（a~b）示左肱骨小头骨骺分离并移位，骨折未累及肱骨外侧干骺端

  19. 肱骨外髁骨骺骨折不愈合畸形改变（图 5-27）与成人肱骨外髁骨折（图 5-28）表现很相似，因此两者需注意鉴别，前者骨折面较光滑，内髁相对较大，肘关节呈明显外翻畸形，结合儿童时期外伤史可与成人肱骨外髁骨折区分。

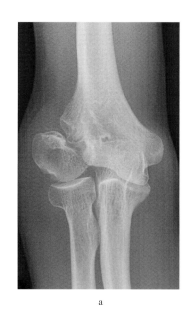
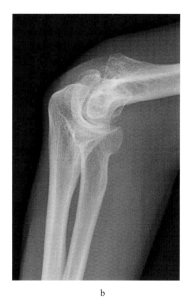

a　　　　　　　　　　　　　　b

图 5-27　右肱骨外髁骨骺骨折不愈合

患者儿童时期曾有右肘关节外伤史。a. 右肘关节正位片；b. 右肘关节侧位片。（a～b）示右肱骨外髁骨骺陈旧性骨折，骨折不愈合，骨折面光滑，外髁骨折块向外移位外翻

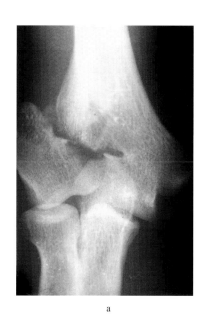
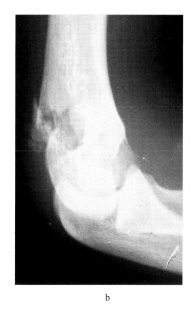

a　　　　　　　　　　　　　　b

图 5-28　右肱骨外髁骨折

a. 右肘关节正位片；b. 右肘关节侧位片。（a～b）示右肱骨外髁骨折，骨折线从外上髁斜行穿过滑车关节面，骨折面锐利，骨折块向外移位翻转，肱尺关节关系失常

20. 肱骨小头骨折（图 5-29）需与肱骨外髁骨折（图 5-30）鉴别，前者是一种关节内损伤，仅累及肱骨外髁的一部分，为肱骨外髁前方的小头损伤，骨折线沿肱骨小头冠状面纵行劈裂，骨折块呈半月状向上向前移位，而后者骨折累及整个肱骨外髁，骨折线从滑车向外上方斜行，骨折块向外方移位。

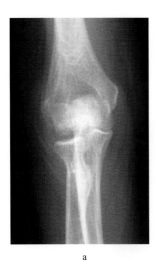

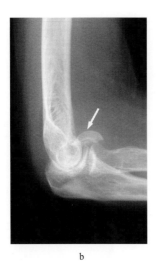

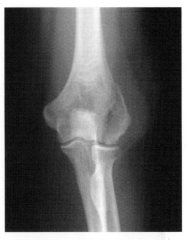

a   b

图 5-29 右肱骨小头骨折

a. 右肘关节正位片，示右肱骨外髁关节面局部缺损；b. 右肘关节侧位片，示右肱骨小头冠状面纵行骨折，半月状折块（白箭头）向前上方移位

图 5-30 左肱骨外髁骨折

左肘关节正位片，示左肱骨外髁骨折，骨折线由外上髁斜向肱骨小头关节面，骨折移位不明显，肱尺关节关系正常

21. 肱骨内上髁骨骺分离可有不同程度移位，严重者明显下移的骨骺可通过撕裂的关节囊嵌夹在肘关节间隙内（图 5-31），此情形容易发生漏诊或误诊，因此，熟悉发育期肘部各个骨骺出现时间及形态特点有助于对此骨折做出准确的诊断。

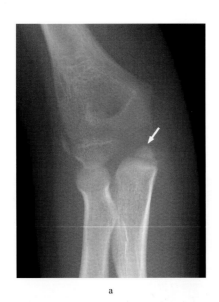

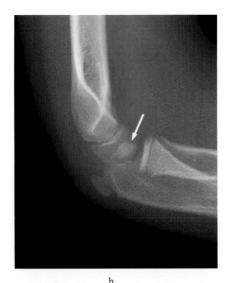

a   b

图 5-31 右肱骨内上髁骨骺分离

a. 右肘关节正位片；b. 右肘关节侧位片。（a～b）示右肱骨内上髁骨骺撕脱（白箭头），并移位至肱尺间隙内，肘关节向外半脱位并呈外翻畸形，软组织显著肿胀。此例因对内上髁骨骺形态特点不熟悉，初诊的时候未能做出准确诊断

22. 肱骨内上髁骨折（图 5-32）需与肱骨内上髁骨骺闭合不全（图 5-33）鉴别，后者一般位置固定，紧贴肱骨内髁内侧，边缘光滑，结合病史，不难与骨折区分。

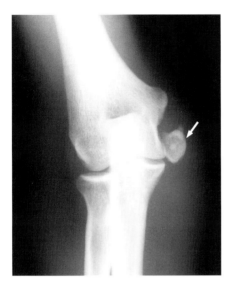

图 5 - 32　右肱骨内上髁骨折

右肘关节正位片，示右肱骨内上髁撕脱骨折，骨折块（白箭头）向下移位至肘关节间隙平面

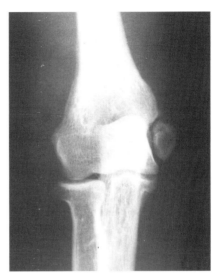

图 5 - 33　右侧肱骨内上髁骨骺闭合不全

右肘关节正位片，示右肱骨内上髁处可见未闭合骨骺，勿误诊为内上髁陈旧性骨折

23. 尺骨鹰嘴撕脱骨折（图 5 - 34）需与肘髌骨（图 5 - 35）鉴别，肘髌骨为尺骨鹰嘴次级化骨核未与尺骨融合，遗留在三头肌腱内的籽骨，通常位于肘关节后方，边缘光滑，多为双侧性，结合外伤史可与骨折区分。

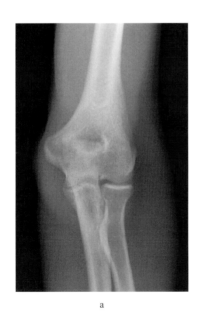

a

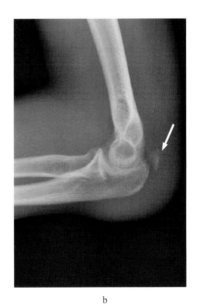

b

图 5 - 34　左尺骨鹰嘴撕脱骨折

a. 左肘关节正位片；b. 左肘关节侧位片，示左尺骨鹰嘴撕脱骨折（白箭头），边缘清楚锐利，相应部位软组织显著肿胀

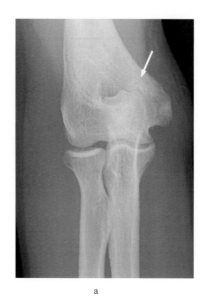
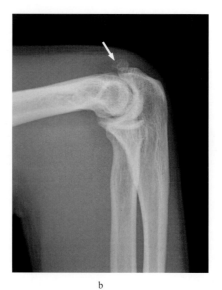

a

b

图 5 - 35　右侧肘髌骨

a. 右肘关节正位片；b. 右肘关节侧位片。（a～b）示右肘关节后方三头肌肌腱内可见一类圆形骨性密度影（白箭头），边缘光滑

24. 尺骨冠状突骨折通常于侧位或斜位显示，而正位显示欠佳（图 5 - 36），当骨折片较小时易被漏诊，因此阅片观察务必细致认真。

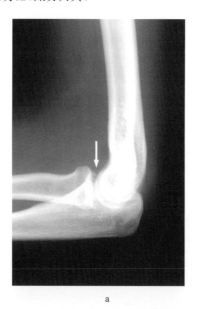
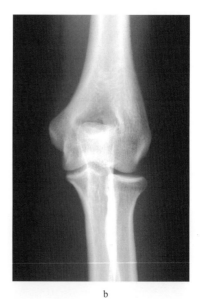

a

b

图 5 - 36　左尺骨冠状突骨折

a. 左肘关节侧位片；b. 左肘关节正位片。（a～b）示左尺骨冠状突骨折，仅涉及冠突尖，骨折片（白箭头）很小且无分离移位

25. Monteggia 骨折是指尺骨上段骨折合并桡骨头脱位（图 5 - 37、图 5 - 38），单纯的尺骨上段骨折通常较少见，因此若尺骨上段发生骨折，应观察桡骨头有无脱位。

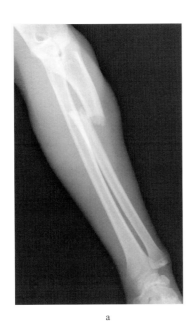
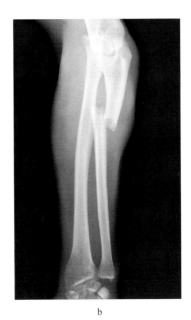

a　　　　　　　　　　　　　　b

图 5 – 37　左侧 Monteggia 骨折

男，23 岁，跌伤致左前臂畸形疼痛半小时。左前臂正位片（a）和侧位片（b），示左尺骨上段骨折，折端错位成角，同时桡骨头与肱骨小头位置关系失常。此例初次照片仅诊断为尺骨上段骨折，而桡骨头脱位未观察到，在临床实际工作中，Monteggia 骨折中桡骨头脱位最容易被漏诊

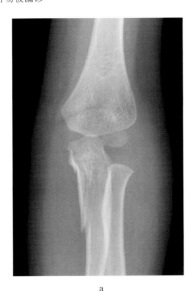
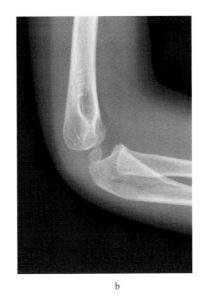

a　　　　　　　　　　　　　　b

图 5 – 38　左侧 Monteggia 骨折

a. 左肘关节正位片；b. 左肘关节侧位片。（a～b）示左尺骨近端青枝骨折，同时桡骨头向外轻度脱位，本例属内收型 Monteggia 骨折，多见于儿童，在实际工作中，此型骨折常诊断为尺骨近端骨折，而桡骨头脱位易被漏诊

26. 肘关节爆裂脱位是肱尺关节，肱桡关节脱位的同时上桡尺关节亦发生脱位（图 5 – 39），因此对于肘关节脱位者，除观察有无合并骨折外，尚要留意上桡尺关节有无脱位。

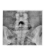

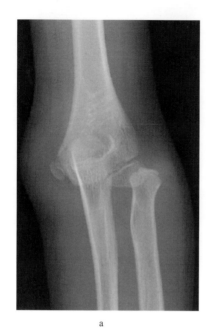 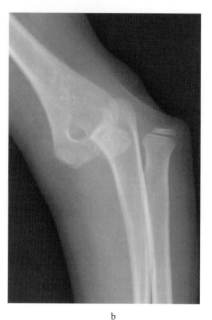

a   b

图 5-39　左肘关节爆裂脱位

a. 左肘正位片；b. 左肘侧位片。（a～b）示左肱尺关节、肱桡关节脱位，同时上桡尺关节亦见脱位

27. 肘关节恐怖三联征（图 5-40）是指伴有桡骨头和尺骨冠状突骨折的肘关节后脱位，属于肘关节内复杂骨折脱位的一种类型，常同时伴有肘内外侧副韧带的撕裂，但不伴有尺骨鹰嘴骨折。

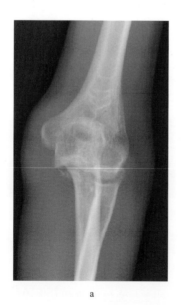 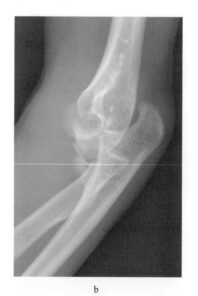

a   b

图 5-40　左肘关节恐怖三联征

a. 左肘正位片；b. 左肘侧位片。（a～b）示左肘关节后脱位，同时桡骨头和尺骨冠状突可见骨折

28. 儿童桡尺骨青枝骨折有时候 X 线平片表现非常细微（图 5-41），阅片一定要细致认真。

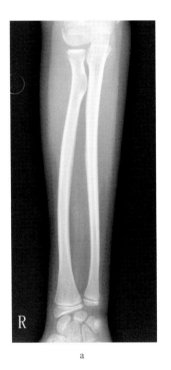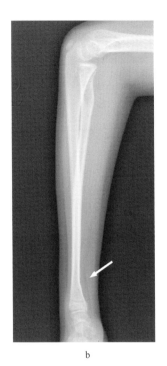

a   b

图 5-41　右桡骨远端青枝骨折

男，12岁，外伤致右前臂疼痛、活动受限。a. 右前臂正位片，示桡尺骨未见骨折；b. 右前臂侧位片，示桡骨前缘局部皮质局部
凹陷（白箭头）

29. Essex-Lopresti 骨折（图 5-42）是指桡骨头骨折合并下桡尺关节脱位，若发现桡骨头骨折并明显移位者，要想到可能合并有下桡尺关节脱位，反之亦然。

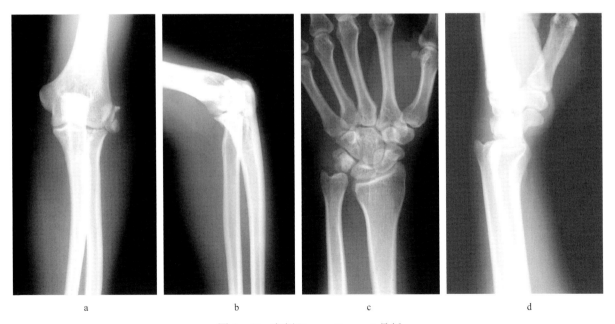

a   b   c   d

图 5-42　左侧 Essex-Lopresti 骨折

a. 左肘正位片；b. 左肘侧位片。（a～b）示左桡骨头骨折，骨折块旋转并向外移位，对位不良。c. 左腕关节正位片；d. 左腕关
节侧位片。（c～d）示左侧下桡尺关节脱位

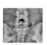

30. 尺骨茎突骨折（图5-43）需与尺骨茎突未愈合骨骺（图5-44）鉴别，前者断端锐利，邻近软组织肿胀，后者边缘光滑，邻近软组织未见改变。

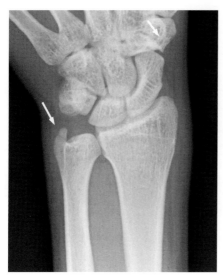

图5-43 右尺骨茎突骨折

右腕正位片，示右尺骨茎突骨质中断，轻度移位（白箭头）

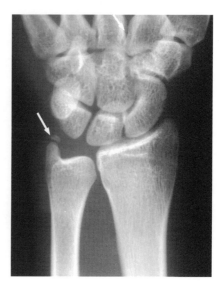

图5-44 右尺骨茎突未愈合骨骺

右腕正位片，示右尺骨茎突远端未愈合骨骺（白箭头）

31. 怀疑腕舟骨骨折需拍摄舟骨位片，仅有正位或侧位片很容易漏诊（图5-45）。

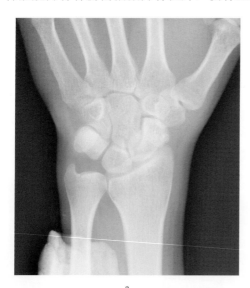

a

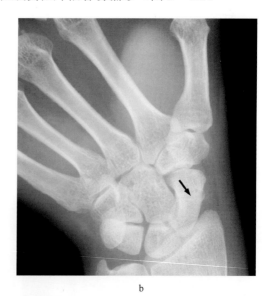

b

图5-45 右腕舟骨腰部骨折

a. 右腕正位片，示右舟骨未见明显骨折；b. 右腕舟骨位片，示右舟骨腰部骨折（黑箭头）

32. 腕关节正位片显示舟骨骨折，同时掌骨近端关节面至桡骨远端关节面距离缩短，正常腕关节三条平行弧线不连续，若有上述表现，要想到经舟骨月骨周围脱位（图5-46）可能。

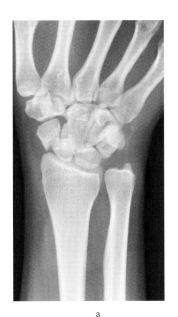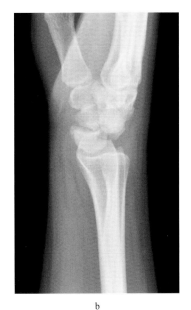

a   b

图 5-46　右侧经舟骨月骨周围脱位

a. 右腕正位片，示右舟骨腰部错位骨折，掌骨近端关节面至桡骨远端关节面距离缩短，同时正常腕关节三条平行弧线不连续；

b. 右腕侧位片，示头月关节间隙消失，月骨窝状关节面空虚，头骨位于月骨背侧

33. 月骨周围脱位（图 5-47）与经舟骨月骨周围脱位（图 5-48）很相似，读片除观察头月关节关系外，需留意舟骨是否合并骨折。

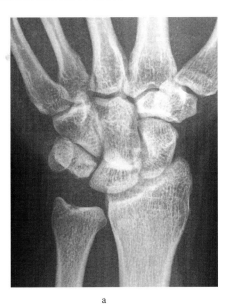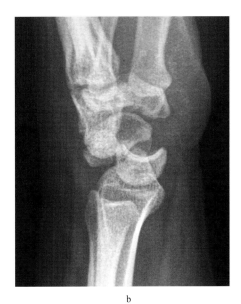

a   b

图 5-47　右侧月骨周围脱位

a. 右腕正位片；b. 右腕侧位片。（a～b）示头月关节关系失常，头状骨连同其他腕骨向后上方移位，舟骨未见骨折

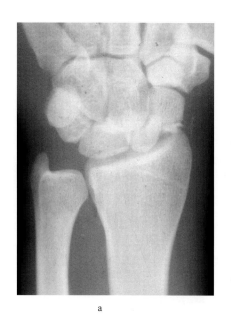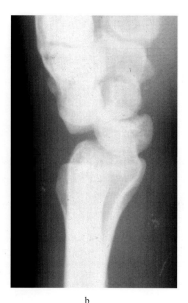

a   b

图 5-48 经舟骨月骨周围脱位

a. 右腕正位片，示舟骨腰部错位粉碎性骨折，近折端与头状骨重叠，月骨向尺侧移位，头月关节间隙消失，头骨关节面接近桡骨远端关节面；b. 右腕侧位片，示月骨窝状关节面空虚，头骨和舟骨远折段伴随其他腕骨一起向后脱位

34. 月骨前脱位（图 5-49）相对较少见，漏诊多因对腕关节正常影像解剖不熟悉，因此熟悉腕关节正常影像解剖是正确诊断的重要前提。读片时若正位片发现月骨正常四方形形态发生改变，应高度怀疑月骨前脱位，最后确诊需通过侧位片观察月骨位置关系是否发生改变。

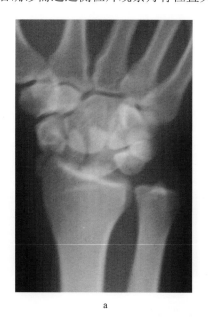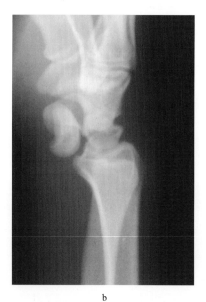

a   b

图 5-49 月骨前脱位

a. 右腕正位片，示月骨呈扇形，头月关节间隙消失；b. 右腕侧位片，示月骨向掌侧脱位，窝状关节面朝向前，同时合并舟骨和桡骨茎突骨折

35. 儿童桡骨远端骨折通常于侧位改变明显，而正位可以未见异常或改变不明显（图5-50）。

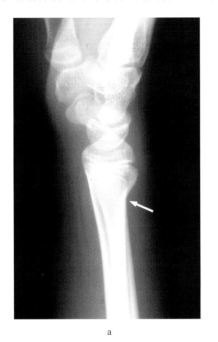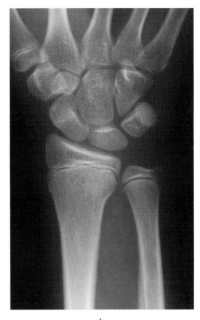

a   b

图5-50 右桡骨远端骨骺分离

a. 右腕关节侧位片，桡骨远侧干骺端背缘皮质凹陷成角（白箭头），前倾角消失；b. 右腕关节正位片，示骨折改变不明显，仅表现为干骺端局部骨小梁扭曲

36. 腕关节外旋照片，豌豆骨呈游离状（图5-51），经常被误诊为脱位，阅片注意切勿误诊。

37. 桡骨下段青枝骨折常同时伴尺骨下段青枝骨折，后者通常移位不明显而仅表现为骨小梁扭曲（图5-52），若不仔细观察，易被忽视而漏诊。

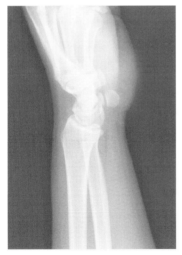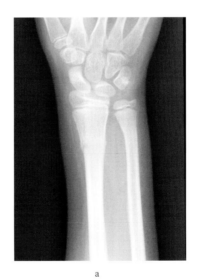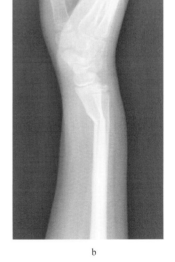

a   b

图5-51 腕关节旋后位片

腕关节旋后位片，示豌豆骨向前突出酷似脱位

图5-52 右桡骨下段青枝骨折伴尺骨下段青枝骨折

a. 右腕正位片；b. 右腕侧位片。（a～b）示右桡骨远端青枝骨折，骨折端向后成角，尺骨远端局部骨小梁扭曲

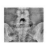

38. 月骨或三角骨可见囊性透亮区（图 5-53），要观察有无尺骨阳性征，如有上述征象，要考虑尺骨撞击综合征。

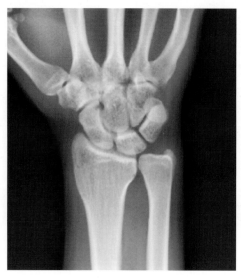

图 5-53　右尺骨撞击综合征

男，37 岁，右腕关节疼痛不适 6 天。右腕关节正位片，示右侧尺骨头长于桡骨远端呈阳性变异，同时月骨关节面下可见囊性透亮区

39. 由于对 Bennett 骨折（图 5-54）表现特点不熟悉，读片时常仅诊断为掌骨基底部骨折而忽视脱位的存在。

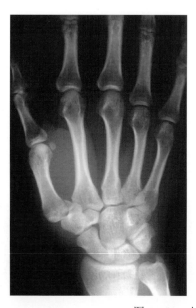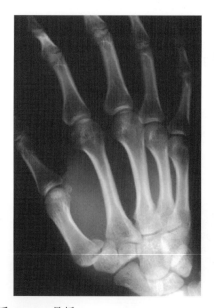

图 5-54　右手 Bennett 骨折

a. 右手正位片；b. 右手斜位片。（a～b）示右手第 1 掌骨基底部斜形骨折，折线由掌骨凹状关节面斜向基底部内侧，小骨折块在内侧，留在关节内，和大多角骨关系不变，而外侧远折端则向桡侧脱位

40. 儿童手部创伤常导致掌骨或指骨细微 S-H Ⅱ 型骨骺骨折（图 5-55），若阅片观察不仔细，骨折很可能被漏诊。

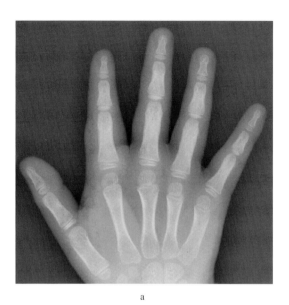
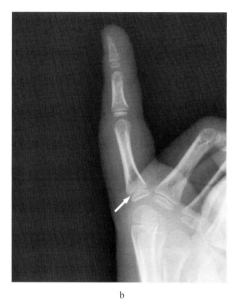

a   b

图 5-55 右食指近端骨骺分离

男，6 岁，外伤致右食指疼痛半小时。a. 右手正斜位，b. 右手斜位片，示右食指近节近侧干骺端骨折（白箭头），移位不明显

41. 指间关节脱位若仅有正位片而无侧位片，很容易漏诊（图 5-56）。

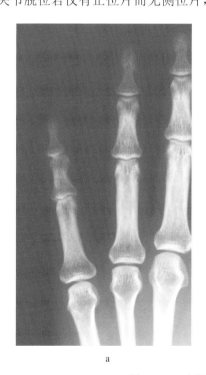
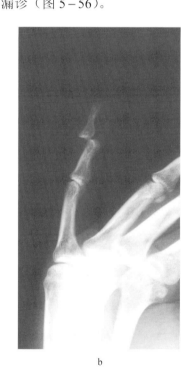

a   b

图 5-56 右第 5 指远侧指间关节脱位

a. 右手尾指正位片，示关节未见异常；b. 右手尾指侧位片，示第 5 指远节向背侧移位，远侧指间关节位置关系失常

42. 股骨颈无移位骨折可因髋关节正位投照患足未内旋、股骨颈未充分显示而漏诊（图 5-57）。

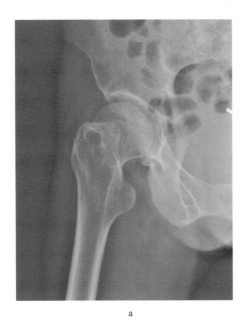

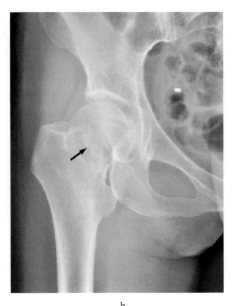

a   b

图 5-57   右股骨颈骨折

a. 右髋非标准正位片，投照右髋关节时由于患足未内旋，股骨颈因大转子重叠而未见骨折线；b. 右髋正位片，与 a 为同一患者，重新摄右足内旋位髋关节正位片，清晰显示股骨颈骨折线（黑箭头）

    43. 股骨颈骨折常因髋关节正位投照患足未内旋、股骨颈未能充分显示而漏诊，故对于症状明显而平片显示欠满意者，应进一步行 CT 检查（图 5-58）。

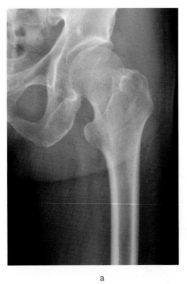

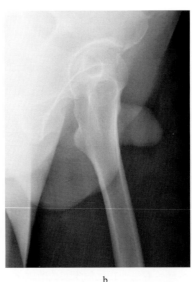

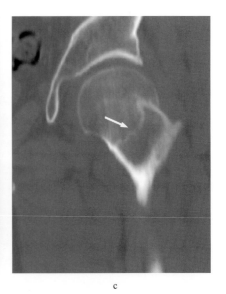

a   b   c

图 5-58   左股骨颈骨折

左髋关节非标准正位片（a）和侧位片（b），示左股骨颈未见骨折；加照 CT 并冠状位重建（c）后，示左股骨颈可见骨折线（白箭头）

    44. 先天性髋内翻股骨颈改变（图 5-59）酷似股骨颈骨折，因此两者需注意鉴别。

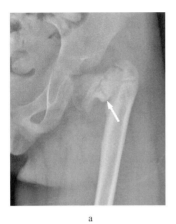 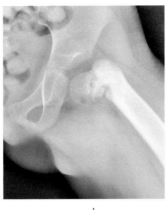 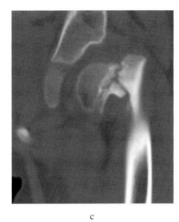

a　　　　　　　　　　　　b　　　　　　　　　　　　c

图 5 – 59　先天性髋内翻

a. 左髋关节正位片；b. 左髋关节蛙位片；c. 左髋关节 CT 冠状重建。（a～c）示左股骨颈呈先天性髋内翻改变，此种情形与股骨
颈陈旧性骨折表现甚为相似，因此两者需注意鉴别，先天性髋内翻较有特征性表现是股骨头内下方近颈部可见一三角形骨块（白
箭头），而外伤性股骨颈骨折无此改变

45. 对于青年人无明显外力造成的股骨颈骨折，要高度怀疑骨折为病理性（图 5–60）。

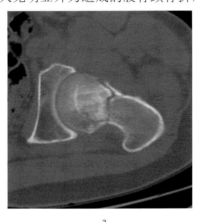 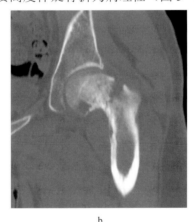

a　　　　　　　　　　　　　　　　　　b

图 5 – 60　左股骨颈病理性骨折

男，31 岁，左髋疼痛 1 月余，3 天前突发疼痛加剧并伴活动受限。左髋 CT 横轴位平扫（a）和冠状位重建（b），示左股骨颈骨
折，折端分离，折端附近骨质密度增高。因患者为青壮年，故考虑为病理性骨折，此例最终病理结果为股骨颈骨肉瘤

46. 外伤后一侧髋关节正位股骨近端呈内收内旋位要高度怀疑髋关节后脱位（图 5–61）。

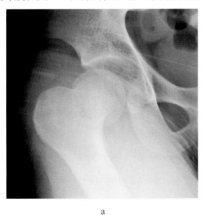 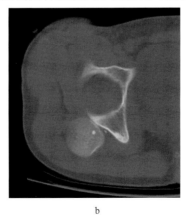

a　　　　　　　　　　　　　　　　　　b

图 5 – 61　右髋关节后脱位

右髋关节正位片（a）示右髋关节间隙不匀称增宽，股骨近端呈内收内旋位，怀疑髋关节后脱位而加做右髋关节 CT（b）证实右
股骨头向后脱位，同时髋臼后方可见撕裂小骨折片

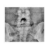

47. 对于解剖结构复杂，相互重叠的骨关节如脊椎、髋关节、骨盆等部位的严重创伤，若仅有X线平片而未进一步CT检查，便极有可能被漏诊（图5-62、图5-63）。

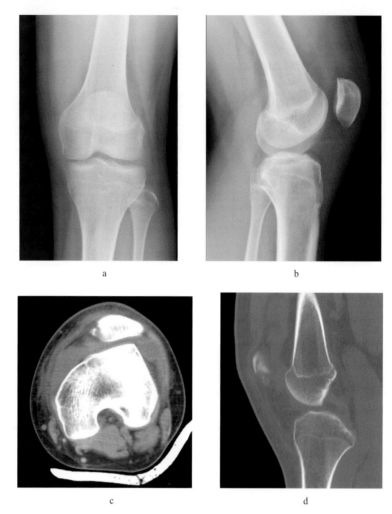

图5-62 左髌骨外侧缘骨折

男，13，左膝外伤肿痛1天。左膝关节正位（a）和侧位（b）片示左髌骨未见骨折；加做CT横轴位（c）并矢状位重建后（d）显示髌骨外侧骨折

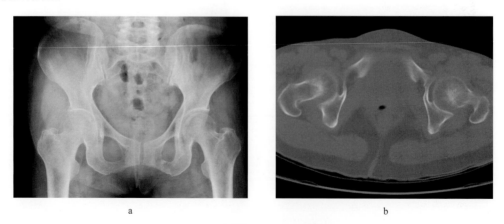

图5-63 双侧耻骨支及骶骨骨折

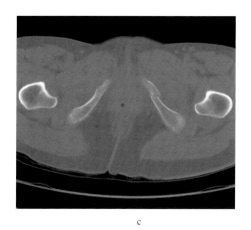
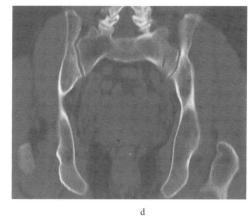

c　　　　　　　　　　　　　　　d

图 5-63　双侧耻骨支及骶骨骨折（续）

女，63 岁，外伤致左髋疼痛 3 小时。骨盆正位（a）片，示骨盆诸骨未见骨折；加做 CT 横轴位（b、c）并冠状位重建后（d）发现双侧耻骨支及骶骨骨折

48. 双侧耻骨上下支骨折也称骑跨骨折，此种骨折并发盆腔内脏器官损伤几率非常高，因此发现骑跨骨折要进一步 CT 检查以排除盆腔内脏器损伤（图 5-64）。

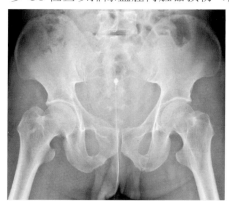
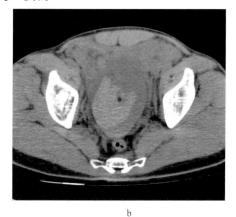

a　　　　　　　　　　　　　　　b

图 5-64　骑跨骨折并膀胱撕裂出血

骨盆正位（a）片，示双侧耻骨上下支骨折；加做 CT 横轴位后（b），示膀胱撕裂并血肿形成

49. 中青年股骨头颈部偏外侧局限性水肿要想到髋关节撞击综合征可能（图 5-65）。

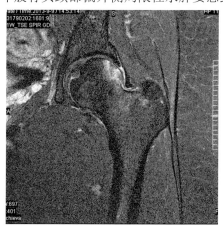
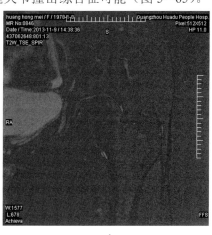

a　　　　　　　　　　　　　　　b

图 5-65　左侧髋关节撞击综合征

女，35 岁，患者左髋关节撞击试验阳性。a. 左髋关节 MRI PDWI 冠状位，示左股骨颈偏外侧局限性水肿；b. 治疗后复查左髋关节 MRI，示左股骨颈偏外侧原局限性水肿消失

50. 单独依据交叉征诊断钳夹型髋关节撞击综合征并非十分可靠，此征象可因骨盆非标准投照而造成（图5-66）。

51. 滑膜疝窝有时是提示髋关节撞击综合征的一个重要征象（图5-67）。

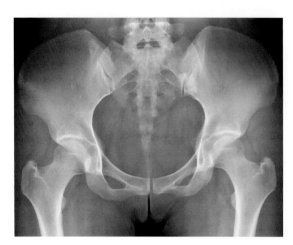

图5-66 双髋假交叉征

女，32岁，双髋关节无任何症状。双髋关节正位片，示双侧髋关节髋臼前后壁呈交叉征，为非标准投照所致

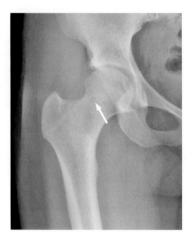

图5-67 右髋关节撞击综合征

患者右髋关节疼痛，撞击试验阳性。右髋正位片，示右股骨颈可见滑膜疝窝（白箭头），同时股骨头外侧骨性突起，使股骨头失去圆形轮廓，同时髋臼外侧骨质增生

52. 撞击沟槽是髋关节撞击综合征另一个重要征象，表现为股骨颈上缘有局限性浅弧形凹陷，邻近皮质增厚（图5-68）。

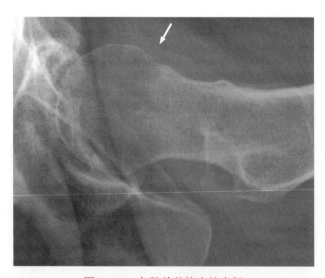

图5-68 左髋关节撞击综合征

左髋水平侧位片，示左股骨颈可见局限性浅弧形凹陷，称为撞击沟槽（白箭头），为髋关节撞击综合征另一个重要征象

53. 青年人单侧或双侧股骨头颈交界处外侧局限性隆突有时是强直性脊柱炎累及双髋关节的表现（图5-69），因此发现单侧或双侧股骨头颈交界处外侧局限性隆突，不要轻易下髋关节撞击综合征的诊断，而要马上观察双侧骶髂关节有无侵袭破坏。

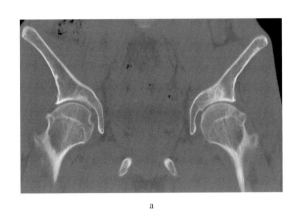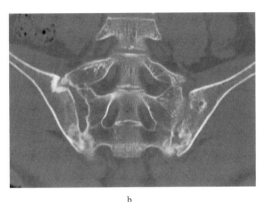

图5-69　强直性脊柱炎误诊为撞击综合征

男，19岁，腰骶部疼痛7年余。a. 双髋关节正位片，示双侧股骨头颈交界处外侧局限性骨质隆突；b. 双骶髂关节CT冠状位重建，示双侧骶髂关节侵蚀破坏

54. 儿童类风湿髋关节炎（图5-70）双侧股骨头边缘可见骨质增生，类似凸轮样骨性隆突，此种情形注意勿误诊为髋关节撞击综合征。

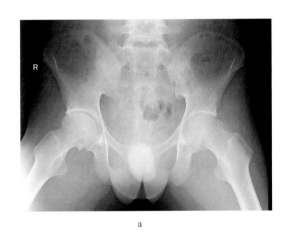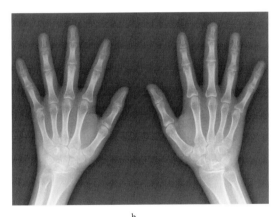

图5-70　儿童类风湿髋关节炎误诊为撞击综合征

a. 双髋关节正位片，示双侧股骨头颈交界处局限性骨质隆突；b. 双手正位片，示双手骨质疏松，桡腕关节间隙变窄。此例因双侧股骨头颈交界处局限性隆突而诊断为凸轮型髋关节撞击综合征，后来加照双手并结合临床和实验室检查诊断为少年型类风湿关节炎，因此不要看到股骨头颈交界处隆突便轻易诊断为髋关节撞击综合征

55. 坐骨-股骨撞击综合征早期X线平片无明显异常，但病程较长患者可有坐骨结节及股骨小转子骨质硬化和囊性改变（图5-71），因此平片若坐骨结节及股骨小转子有骨质硬化和囊性改变，要想到坐骨-股骨撞击综合征可能，此时要进一步加做MRI检查，观察股方肌有无受挤压变形和水肿表现。

56. 股方肌受压体积缩小伴水肿（图5-72），要考虑坐骨-股骨撞击综合征。

57. 髌骨骨折有时在膝关节正、侧位上均未见骨折线，若临床症状明显高度怀疑骨折者应加照髌骨轴位片（图5-73）或进一步CT检查。

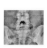
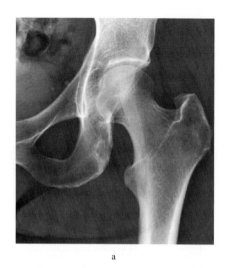
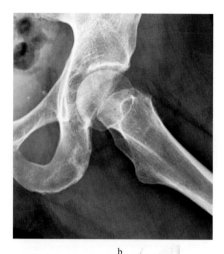

a b

图 5-71　左侧坐骨–股骨撞击综合征

女，57岁，左髋后部及大腿疼痛2个月。a. 左髋正位片；b. 左髋蛙位片，示左侧坐骨结节及股骨小转子骨质增生硬化

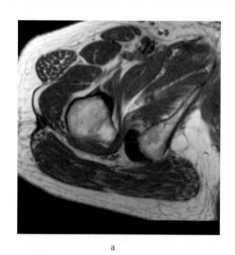
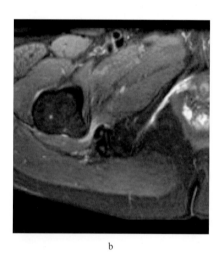

a b

图 5-72　右侧坐骨–股骨撞击综合征

a. 右髋 MRI 横轴位 T_1WI；b. 右髋 MRI 横轴位抑脂 T_2WI。（a～b）示右侧股方肌受压变扁并呈长 T_1 长 T_2 水肿信号

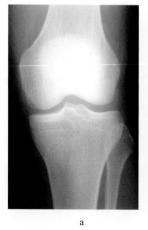
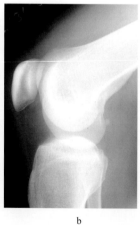
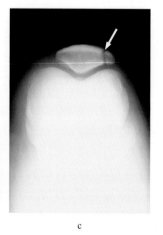

a b c

图 5-73　右髌骨外侧缘骨折

右膝关节正位（a）和侧位（b）片，示右髌骨未见骨折线；加照髌骨轴位片（c）后，髌骨外侧可见骨折线（白箭头）

58. Segond 骨折（图 5-74）为胫骨平台外侧缘撕裂骨折，多为下肢过度内旋及内翻暴力所致，常伴有前交叉韧带、内外侧半月板等损伤。因此发现胫骨平台外缘小片撕裂不可小觑，应进一步行 MRI 检查，以明确有无前交叉韧带及半月板损伤。

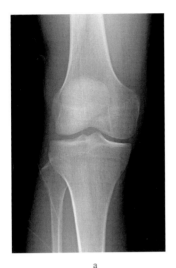 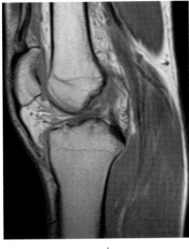 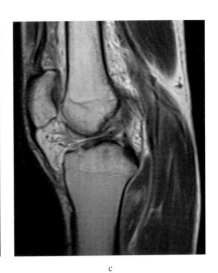

a　　　　　　　　　　　　b　　　　　　　　　　　　c

图 5-74　右侧 Segond 骨折

a. 右膝关节正位片，示右胫骨平台外侧缘撕裂骨折；b～c. 右膝 MRI 矢状位 T_1WI，示右前交叉韧带断裂

59. 隐匿性骨折最多见于成人胫骨近端松质骨内，平片或 CT 扫描不能显示，只有 MRI 才可显示（图 5-75）。

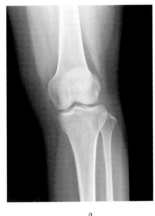 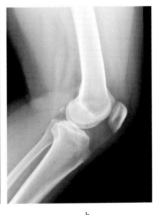 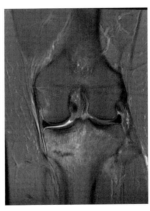 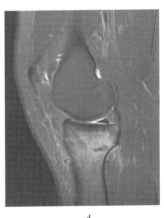

a　　　　　　　　　b　　　　　　　　　c　　　　　　　　　d

图 5-75　左侧胫骨近端隐匿性骨折

a. 左膝关节正位片；b. 左膝关节侧位片。（a～b）示左膝关节诸骨未见骨折。c. 左膝 MRI 冠状位抑脂 T_2WI；d. 左膝 MRI 矢状位抑脂 T_2WI。（c～d）示左胫骨近端骨折伴骨髓水肿

60. 盘状半月板可依据以下诊断标准进行诊断：（1）冠状位：半月板体部增宽，体部正中横径＞15mm；板/台比即冠状位半月板最小横径与胫骨平台最大横径的比值≥20%（图 5-76a）。（2）矢状位：5mm 层厚连续扫描，连续 3 个或 3 个以上层面显示半月板前后角相连，呈蝴蝶结形（图 5-76b～d）。

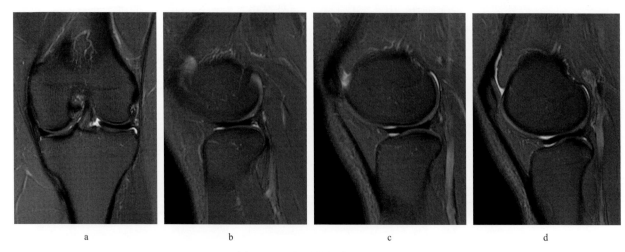

图 5-76　右膝外侧盘状半月板

女，24 岁，右膝关节疼痛伴活动受限 1 年。a. 右膝 MRI 冠状位 PDWI，示半月板增宽增厚，横径大于 15mm；板/台比≥20%；b～d. 层厚 5mm 连续 3 个层面右膝矢状位，示半月板前后角相连，呈蝴蝶结形

61. 半月板横韧带是连接内、外侧半月板前角的韧带，矢状位上当关节内有积液时，横韧带与半月板前角间会出现与外侧半月板撕裂很相像的高信号区（图 5-77），阅片时注意切勿误诊为外侧半月板前角撕裂。

62. 外侧半月板前角高度＞6mm，应诊断其为撕裂（图 5-78）。

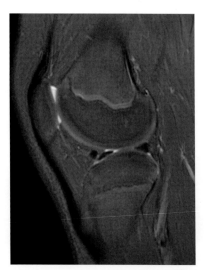

图 5-77　易误诊为半月板撕裂的横韧带

膝关节 MRI 矢状位 PDWI，示横韧带与半月板前角间
出现与外侧半月板撕裂很相像高信号区，注意切勿误
诊为半月板撕裂

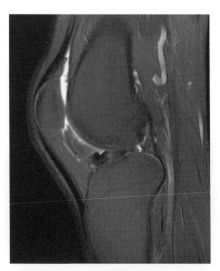

图 5-78　外侧半月板前角撕裂

膝关节 MRI 矢状位 T_1WI，示外侧半月板前角高度＞6mm

63. 具备下列其中一个征象可提示半月板桶柄状撕裂：（1）双后交叉韧带征（图 5-79、图 5-80c）；（2）碎块内移征（图 5-80a～b、图 5-81a）；（3）双三角征（图 5-81b）。

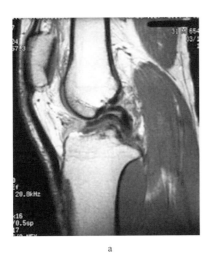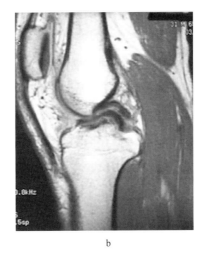

a b

图 5-79 双后交叉韧带征

a~b. 膝关节 MRI 矢状位 T_1WI，示后交叉韧带前方可见平行于后交叉韧带移位的半月板组织，提示内侧半月板桶柄状撕裂

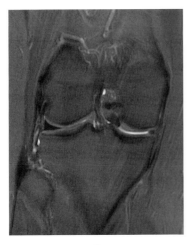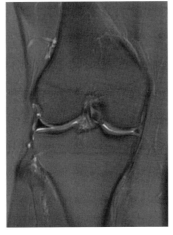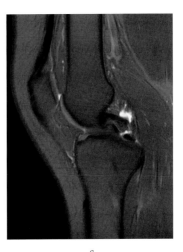

a b c

图 5-80 碎块内移征和双后交叉韧带征

a. 膝关节 MRI 冠状位 PDWI；b. 膝关节 MRI 冠状位 PDWI；c. 膝关节 MRI 矢状位 PDWI。（a~c）示髁间窝区域可见内移半月板碎块，提示内侧半月板桶柄状撕裂，后交叉韧带前方可见移位的半月板组织，看起来颇似两条后交叉韧带结构

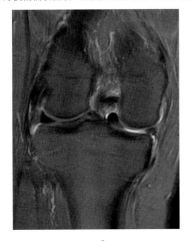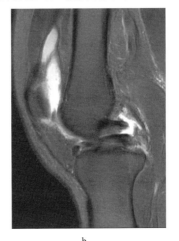

a b

图 5-81 碎块内移征和双三角信号征

a. 膝关节 MRI 冠状位 PDWI，示髁间窝区域可见内移半月板碎块；b. 膝关节矢状位 PDWI，示半月板前角位置出现双三角信号，正常的半月板前角在前，游离缘变钝，移位的桶柄裂游离缘在后

64. 前交叉韧带断裂除了直接征象外，还要观察间接征象，间接征象包括胫骨前移征（图 5-82）、对吻性挫伤（图 5-83）、外侧半月板后角裸露征，PCL 弓形过度征（图 5-84）和 Seond 骨折等，有间接征象要强烈提示前交叉韧带断裂可能。

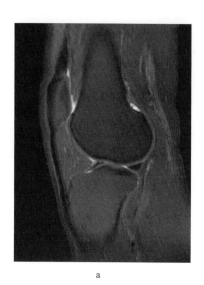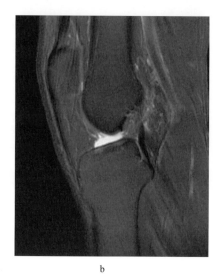

图 5-82　胫骨前移征

女，36 岁，外伤致右膝关节疼痛活动受限。a. 膝关节 MRI 矢状位 PDWI，示右胫骨近端向前滑移；b. 膝关节 MRI 矢状位 PDWI，示右前交叉韧带撕裂

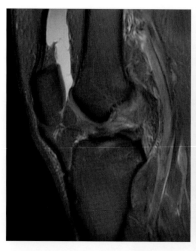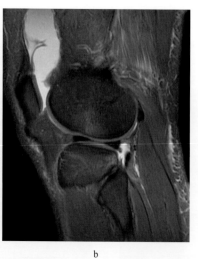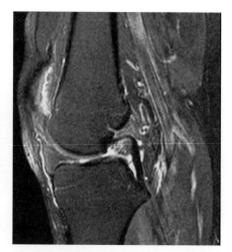

图 5-83　对吻性挫伤

a. 膝关节 MRI 矢状位 PDWI，示交叉韧带信号增高，连续性中断；b. 膝关节 MRI 矢状位 PDWI，示股骨外髁及胫骨平台后外侧骨髓水肿呈对吻性挫伤

图 5-84　弓形过度征

膝关节 MRI 矢状位 PDWI，示后交叉韧带弓形过度

65. 平片显示膝关节外侧关节间隙增宽、胫骨平台关节面变平应提示盘状半月板（图 5-85）可能。

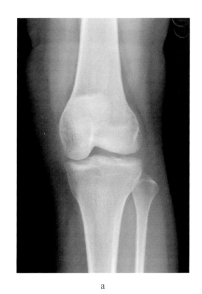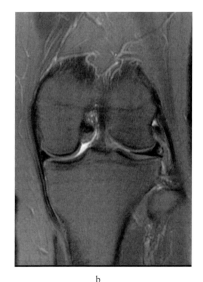

a　　　　　　　　　　　　　b

图 5-85　左膝外侧盘状半月板

a. 左膝关节正位片，示左膝关节外侧间隙增宽，胫骨平台关节面变平；b. 左膝关节 MRI 冠状位 PDWI，示左外侧半月板增宽大于 15mm，提示盘状半月板

66. 在无症状的儿童和青少年中，Ⅰ级和Ⅱ级信号非常多见，仅代表尚未完全退化的血管或联络纤维成分，多数没有临床意义（图 5-86）。

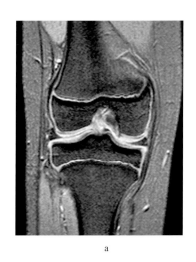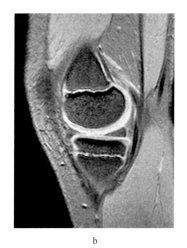

a　　　　　　　　　　　　　b

图 5-86　正常半月板Ⅱ级信号

女，11 岁。a. 右膝关节 MRI T_2WI FFE 冠状位，b. 右膝关节 T_2WI FFE 矢状位。（a~b）示半月板体部及后角斑点状高信号，代表尚未完全退化的血管或联络纤维成分，无临床意义

67. 胫骨下 1/3 骨折需与先天性胫骨假关节（图 5-87）鉴别，后者系少见先天性骨发育畸形，表现为胫骨下段病理骨折，断端萎缩变尖，并有假关节形成。

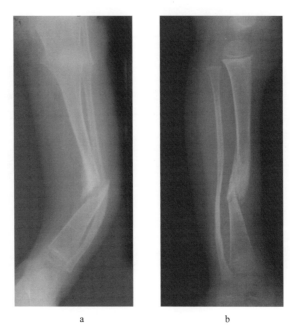

图 5-87 左侧先天性胫骨假关节

a. 左小腿正位片；b. 左小腿侧位片。（a~b）示左胫骨下段病理骨折，断端萎缩变尖，并有假关节形成，这种畸形易诊为陈旧性外伤性骨折

68. 胫骨中下段皮质增厚伴楔形或横行裂隙透亮影，要想到灶性坏死性疲劳骨折（图 5-88）。

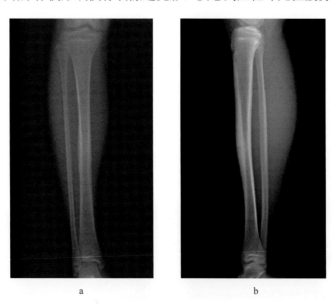

图 5-88 右胫骨灶性坏死性疲劳骨折

女，11 岁，发现右小腿肿物伴疼痛 1 年余。a. 右小腿正位片；b. 右小腿侧位片。（a~b）示右胫骨中段前缘皮质增厚伴横行裂隙状骨折透亮影

69. 胫骨灶性坏死性疲劳骨折常发生于胫骨下段前侧皮质内，骨折线呈裂隙状，同时骨折线内可见类圆形溶解灶，此情形易误诊为骨样骨瘤，故两者需注意鉴别，前者病灶轮廓模糊，局部皮质可见尖角样突起（图 5-89），后者病灶轮廓清楚，常见靶心样钙化，同时常有夜间疼痛加剧表现（图 5-90）。

70. 内踝撕脱性骨折（图 5-91）或外踝撕脱性骨折（图 5-92），有时骨折片很细小，阅片若不细致甚易出现漏诊。

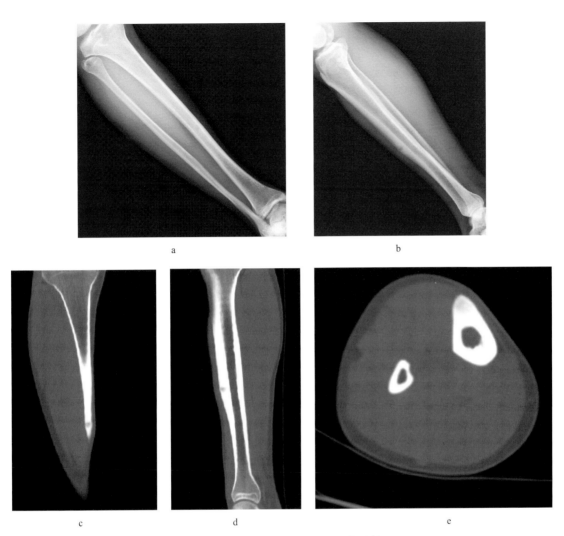

图 5-89 右胫骨灶性坏死性疲劳骨折

男，27 岁，发现右小腿肿物 1 年余。a. 右小腿正位片；b. 右小腿侧位片。（a～b）示右胫骨中下段前缘皮质增厚伴裂隙状骨折透亮影；c. 右小腿 CT 冠状位重建；d. 右小腿 CT 矢状位重建；e. 右小腿 CT 横轴位。（c～e）示右胫骨中下段前缘皮质增厚伴裂隙状折线，骨折线内同时可见类圆形低密度溶解灶

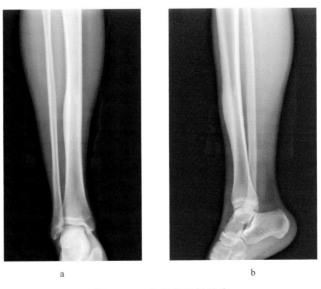

图 5-90 右胫骨骨样骨瘤

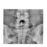

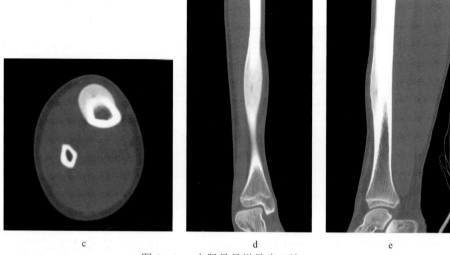

c

d

e

图 5-90　右胫骨骨样骨瘤（续）

男，15 岁，右小腿疼痛不适 1 年余，夜间疼痛尤甚。a. 右小腿正位片；b. 右小腿侧位片。（a～b）示右胫骨中下段前外缘皮质增厚；c. 右小腿 CT 横轴位平扫；d. 右小腿 CT 冠状位重建像；e. 右小腿 CT 矢状位重建像。（c～e）示右胫骨中下段前缘皮质增厚，其中可见瘤巢及靶心样钙化

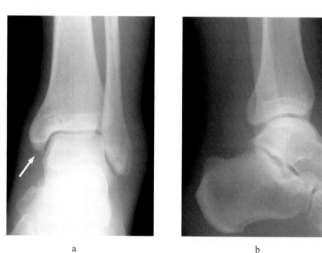

a

b

图 5-91　左内踝撕脱性骨折

a. 左踝正位片；b. 左踝侧位片。（a～b）示左内踝末端骨折（白箭头），骨折片细小并轻度分离移位

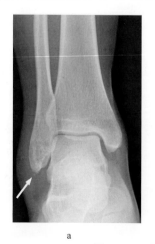

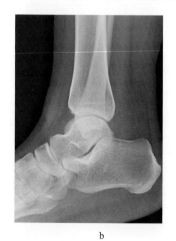

a

b

图 5-92　右外踝撕脱性骨折

a. 右踝正位片；b. 右踝侧位片。（a～b）示右外踝末端骨折（白箭头），骨折片细小并轻度分离移位

71. 踝关节外伤性骨折部分可同时伴发第 5 跖骨基底部骨折（图 5-93），故对于踝关节外伤者，阅片除观察踝关节外，第 5 跖骨基底部也需一并观察。

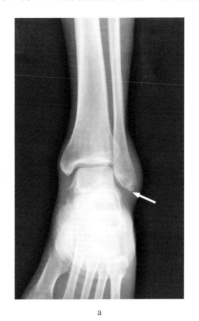
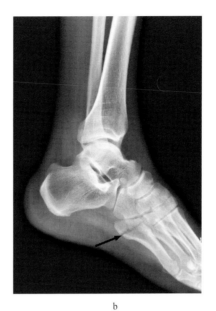

a b

图 5-93 左外踝骨折伴第 5 跖骨基底部骨折

a. 左踝正位片；b. 左踝侧位片。（a～b）示左外踝骨折（白箭头），同时第 5 跖骨基底部横行骨折（黑箭头）

72. 内踝骨折（图 5-94）和外踝骨折（图 5-96）需分别与胫下骨（图 5-95）和腓下骨（图 5-97）鉴别，胫下骨和腓下骨均属正常变异，边缘多较光滑，与骨折边缘较锐利有别。

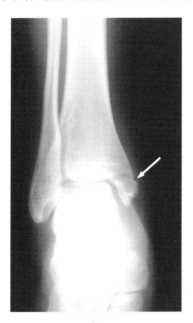
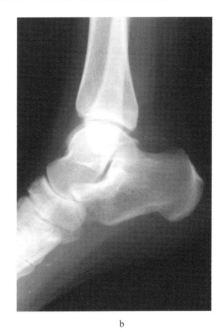

a b

图 5-94 踝关节内踝骨折

a. 右踝正位片；b. 右踝侧位片。（a～b）示右内踝横行骨折（白箭头），移位不明显

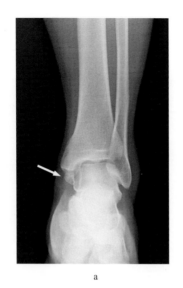

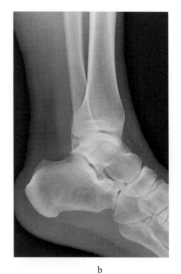

a   b

图 5-95　左侧胫下骨

a. 左踝正位片；b. 左踝侧位片。（a～b）示左胫骨内踝下方可见一类圆形骨化影（白箭头），边缘光滑，此为胫下骨，属正常变异，阅片时注意切勿误诊为内踝骨折

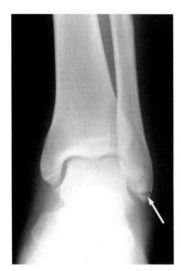

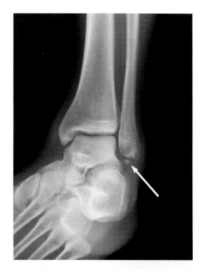

图 5-96　踝关节外踝骨折

右踝关节正位片，示右外踝骨折（白箭头），断面锐利

图 5-97　腓下骨

踝关节正位片，示外踝下方可见一类圆形骨化影（白箭头），边缘光滑，此为腓下骨，属正常变异，注意勿将其误诊为外踝骨折

73. 踝关节外旋暴力造成的腓骨远端骨折，因骨折线多数呈前下至后上斜行主要于侧位片显示，同时由于腓骨与胫骨重叠（图 5-98），若骨折移位不明显且观察不仔细，骨折容易被漏诊，阅片需注意此骨折特点。

74. 踝关节外伤照片仅见到后踝骨折和内踝骨折或内踝关节间隙增宽，要想到可能存在腓骨近端骨折，若具备上述损伤，应诊断为 Maisonneuve 骨折（图 5-99）。

75. 怀疑跟骨骨折 X 线平片检查应拍摄完整的侧位和轴位片，仅有侧位或轴位片可能会漏诊（图 5-100、图 5-101）。

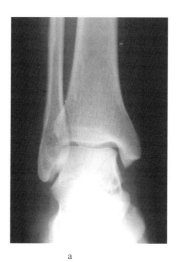
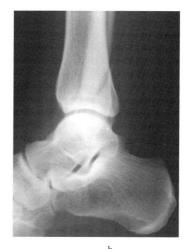

a   b

图 5-98 腓骨远端斜行骨折

踝关节正位片（a）未见骨折，侧位片（b）则显示腓骨远端斜形骨折

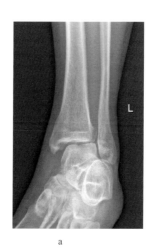
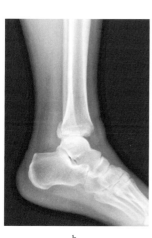
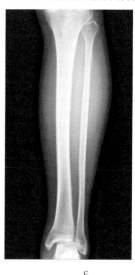
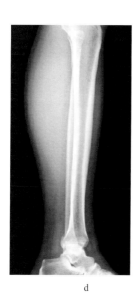

a   b   c   d

图 5-99 Maisonneuve 骨折

左踝关节正位（a）和侧位（b）片，示内踝间隙增宽，后踝纵行骨折，下胫腓联合间隙分离，胫骨腓骨切迹前结节骨折；左小腿
正位（c）和侧位（d）片，示踝关节除上述骨折脱位外，腓骨近端亦可见骨折线

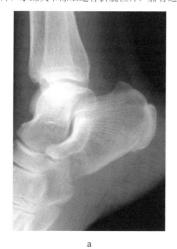
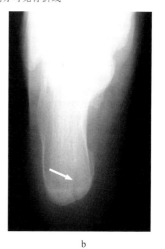

a   b

图 5-100 跟骨结节内侧突骨折

a. 跟骨侧位片，示跟骨未见明显骨折；b. 跟骨轴位片，示跟骨结节内侧突可见纵行骨折线（白箭头）

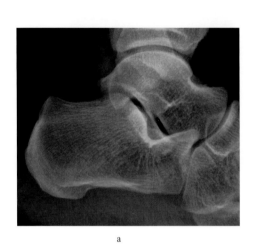
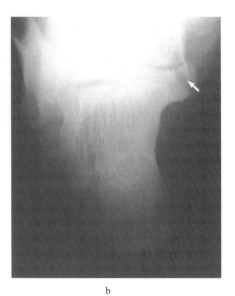

a   b

图 5－101　跟骨载距突骨折

a. 左跟骨侧位片，示跟骨未见骨折；b. 左跟骨轴位片，示左跟骨载距突骨折（白箭头）

76. 趾间关节脱位（图 5－102）X 线平片检查必须包括正位及斜位或侧位，单纯正位可能会漏诊。

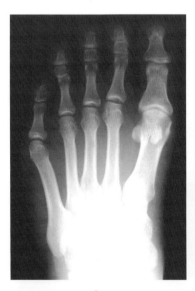
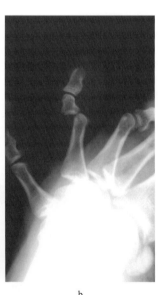

a   b

图 5－102　第 4 趾近侧趾间关节脱位

a. 左足正位片，示左足各关节未见异常；b. 左足第 4 趾侧位片，示第 4 趾近侧趾间关节脱位

77. 腰椎较大许莫结节椎体中部变扁（图5-103），勿误诊为压缩骨折，通常后者发生于椎体前上缘，并出现皮质断裂、骨小梁扭曲中断征象（图5-104）。

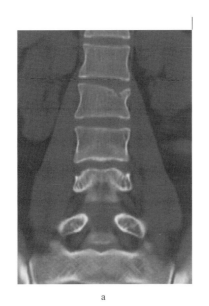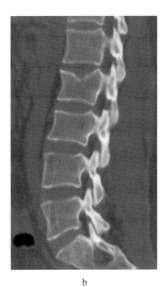

a   b

图5-103　第2腰椎许莫结节

a. 腰椎CT冠状位重建；b. 腰椎CT矢状位重建。（a～b）示第2腰椎上缘可见较大局限性凹陷，椎体中部偏左侧变扁，勿误诊为椎体压缩骨折

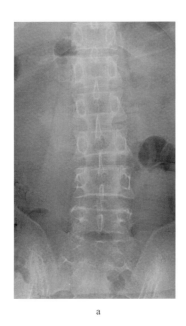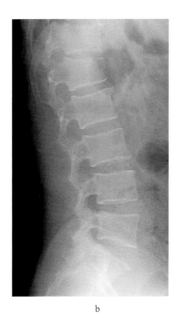

a   b

图5-104　腰1椎压缩性骨折

a. 腰椎正位片；b. 腰椎侧位片。（a～b）示 L_1 椎体前缘变扁呈楔形改变，前上角可见骨折片，后柱高度不变，局部椎管无变窄

78. 安全带型骨折也表现为椎体楔状变扁，但它与单纯压缩骨折不同，骨折不但累及脊椎前柱，也累及中后柱，同时可见水平骨折线横贯椎体和棘突（图5-105）。

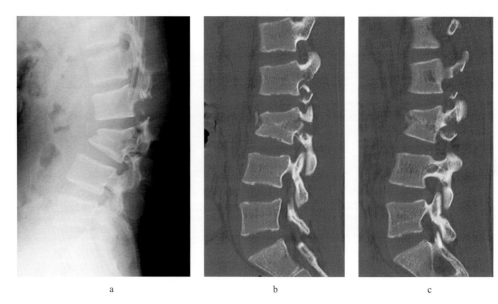

a   b   c

图 5－105 Chance 骨折

a. 腰椎侧位片；b. 腰椎 CT 矢状位重建；c. 腰椎 CT 矢状位重建。（a～c）示胸腰段脊椎明显后突成角，L_3 椎体中央可见由前向
后呈水平向骨折线，向后延伸累及椎弓根，同时 $L_{2～3}$ 小关节骨折脱位

79. Hangman 骨折单纯 X 线平片检查存在明显的局限性，对于此类损伤，务必行 CT 检查，方可全
面显示其骨折后真实的解剖变化（图 5－106）。

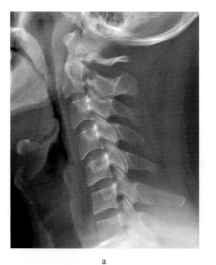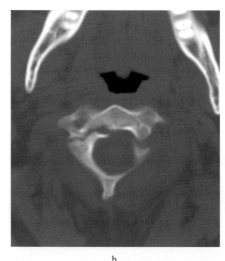

a   b

图 5－106 Hangman 骨折

a. 颈椎侧位片；b. 颈椎 CT 横轴位平扫。（a～b）示颈椎正常弯曲消失呈轻度弧形后突，枢椎弓纵行断裂，累及椎体后缘，椎体
与椎弓分离轻度向前滑脱

80. Jefferson 骨折仅有颈椎正侧位平片极易漏诊，怀疑此骨折除摄颈椎侧位和寰枢关节开口正位片
外，还应行 CT 平扫及三维重建，以便对骨折进行详细全面的观察和评估（图 5－107）。

81. 对椎体压扁者应区分是压缩性骨折还是爆裂性骨折，前者平片椎体后缘仍保持弧形凹陷
（图 5－108），后者椎体后缘膨隆，同时椎弓距增宽，椎弓根环断裂（图 5－109）。

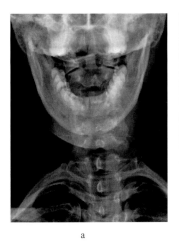
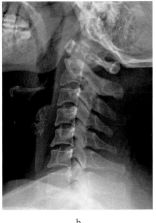
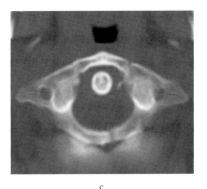

a b c

图 5-107 Jefferson 骨折

a. 寰枢关节开口片；b. 颈椎侧位片。（a～b）示枢椎齿状突与两侧侧块间距欠对称，未见明显骨折。c. 颈椎 CT 横轴位，示寰椎前弓和后弓分别可见两处和一处骨折

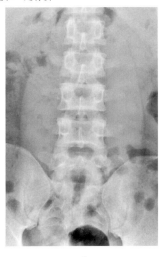
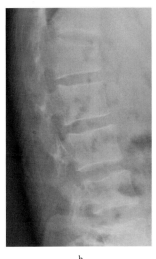

a b

图 5-108 腰椎压缩性骨折

a. 腰椎正位片；b. 腰椎侧位片。（a～b）示第 1 腰椎压缩变扁呈楔状变形，椎体后缘仍保持弧形凹陷

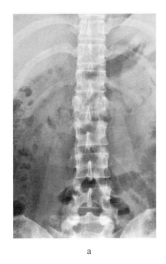
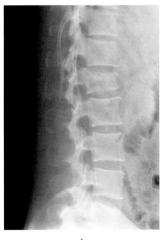
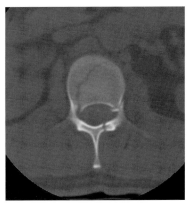

a b c

图 5-109 腰椎爆裂性骨折

a. 腰椎正位片；b. 腰椎侧位片。（a～b）示第 1 腰椎压缩变扁，椎体后缘膨隆。c. 腰椎横轴位 CT 平扫，示第 1 腰椎椎体骨折，并有骨折块向后移位突入椎管，同时左侧椎板亦见骨折

82. 椎体压缩变扁伴椎体内裂隙状低密度影，要考虑 Kümmell 骨折（图 5-110）。

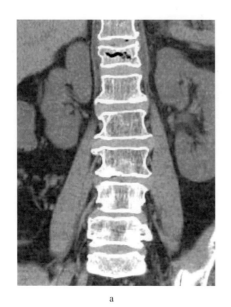
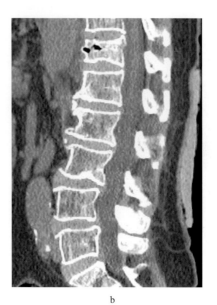

a   b

图 5-110   Kümmell 骨折

a. 腰椎 CT 冠状位重建；b. 腰椎 CT 矢状位重建。（a～b）示第 12 胸椎压缩变扁，内可见裂隙状低密度影，其余椎体骨质增生及骨质疏松改变

83. 外伤性椎体压缩性骨折后通常在椎体残留脂肪组织（图 5-111），凭此征象可与病理性椎体压缩骨折鉴别。

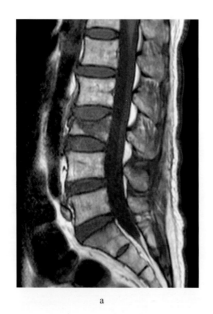
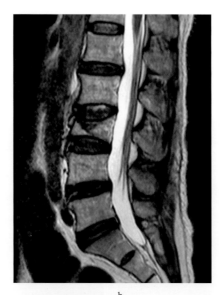

a   b

图 5-111   外伤性椎体压缩性骨折

女，66 岁，外伤致腰部疼痛、活动受限 1 天。a. 腰椎 MRI 矢状位 T_1WI；b. 腰椎 MRI 矢状位 T_2WI。（a～b）示第 3 腰椎椎体压缩变扁，压缩椎体仍见短 T_1 长 T_2 脂肪信号残留

84. 外伤性椎体压缩骨折后椎体内常有积液或积气（图5-112），而恶性肿瘤引起的压缩骨折无上述征象。

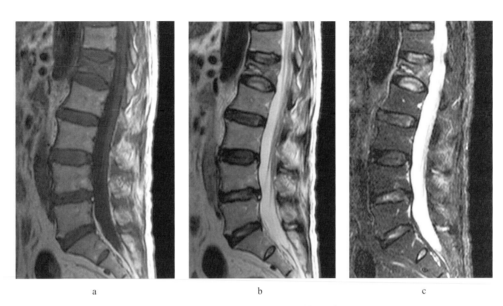

图5-112 外伤性椎体压缩性骨折

女，65岁，扭伤腰椎致腰痛9天。a. 腰椎MRI矢状位T_1WI；b. 腰椎MRI矢状位T_2WI；c. 腰椎MRI矢状位抑脂T_2WI。（a～c）示第1腰椎骨折，椎体内可见长T_1长T_2液体信号存留

85. 外伤性椎体良性骨折椎体终板下长T_1长T_2水肿信号带（图5-113），恶性椎体压缩骨折常无上述征象。

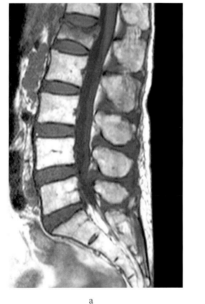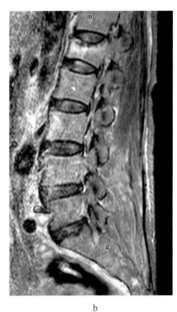

图5-113 外伤性椎体压缩性骨折

a. 腰椎MRI矢状位T_1WI；b. 腰椎MRI矢状位T_2WI。（a～b）示第1腰椎椎体压缩性骨折，椎体上缘终板下可见长T_1长T_2水肿信号带

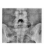

86. 高处坠落致椎体严重骨折常同时合并跟骨骨折，故对于此类外伤所致的椎体严重骨折，应加摄跟骨照片以排除跟骨骨折发生的可能（图 5-114）。

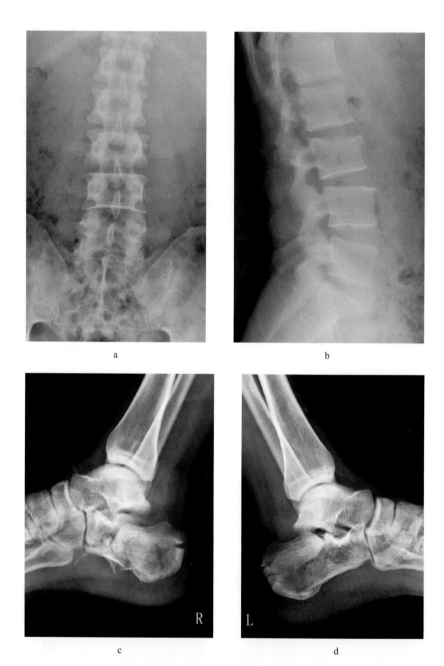

a   b

c   d

图 5-114　椎体压缩性骨折伴跟骨骨折

a. 腰椎正位片；b. 腰椎侧位片。（a～b）示第 3 腰椎压缩性骨折。c. 右跟骨侧位片；
d. 左跟骨侧位片。（c～d）示双侧跟骨粉碎性骨折

87. 老年人骶骨衰竭应力性骨折 MRI 上出现异常水肿信号与转移瘤很相似，若不参考平片或 CT 很容易误诊（图 5-115）。

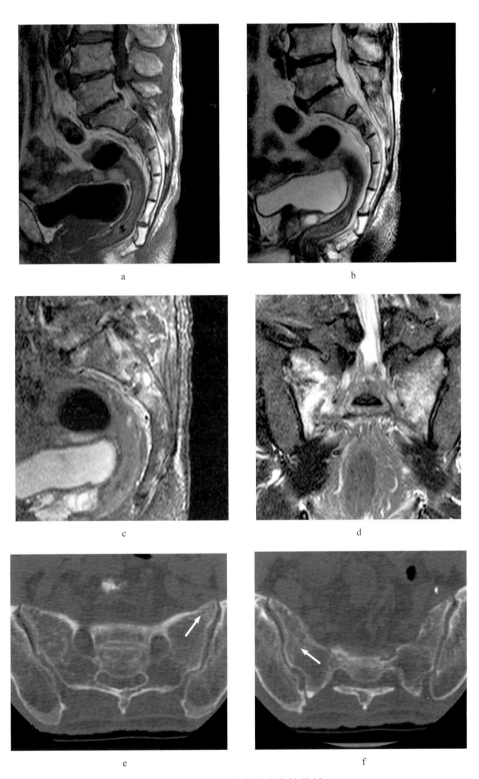

图 5 - 115　骶骨衰竭应力性骨折

a. 骶尾椎 MRI 矢状位 T_1WI；b. 骶尾椎 MRI 矢状位 T_2WI；c. 骶尾椎 MRI 矢状位抑脂 T_2WI；d. 骶尾椎 MRI 冠状位抑脂 T_2WI。（a～d）示骶椎可见大片长 T_1 长 T_2 水肿。e. 骶尾椎 CT 横轴位平扫；f. 骶尾椎 CT 横轴位平扫。（e～f）示骶尾椎骨质疏松，两侧骶骨翼分别可见骨折线（白箭头）

第六章　骨关节感染性疾病

1. 由于长管状骨干骺端血管较丰富且呈弯曲排列，细菌容易停留于此繁殖而引发化脓性骨髓炎，因此怀疑血源性化脓性骨髓炎者，首先应重点观察干骺端是否有骨质破坏（图6-1）。

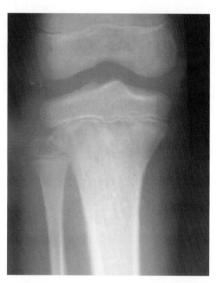

图6-1　右胫骨近端急性化脓性骨髓炎

右膝正位片，示右胫骨干骺端斑片状破坏，边界不清，骨骺未见异常

2. 急性化脓性骨髓炎（图6-2）常起于干骺端，极少跨越骨骺板侵犯骨骺，凭此可与骨肉瘤（图6-3）鉴别，因为后者多数起于干骺端，常累及先期钙化带、跨越骨骺板侵犯骨骺。

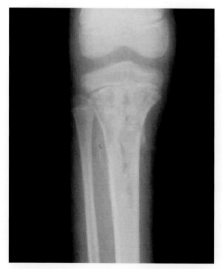

图6-2　胫骨近端急性化脓性骨髓炎

X线平片，示右胫骨干骺端斑片状破坏伴骨膜反应，骨骺未见累及

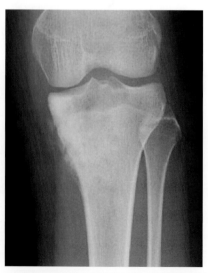

图6-3　左胫骨近端骨肉瘤

X线平片，左胫骨干骺端可见肿瘤骨伴骨质破坏，病变跨越骨骺板累及骨骺

3. 慢性化脓性骨髓炎影像学检查的目的除作出明确诊断外，还要确定病变内部是否有死骨、脓腔、窦道等活动病灶，单纯 X 线平片发现活动性病灶作用有限，必须在平片基础上行 CT 或 MRI 检查才可避免漏诊（图 6-4）。

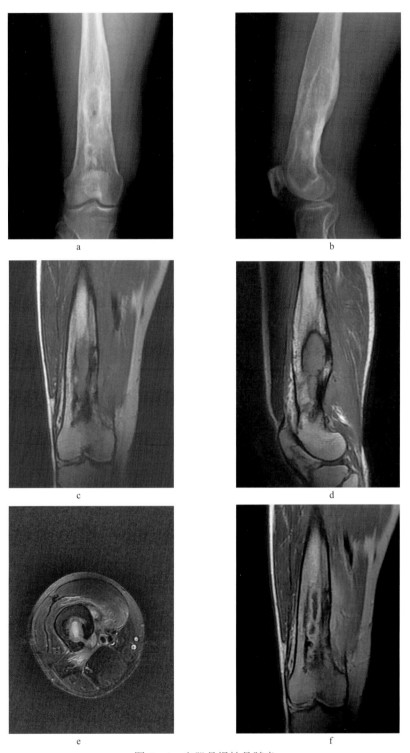

图 6-4　右股骨慢性骨髓炎

男，49 岁，右股骨慢性骨髓炎 21 年。a. 右股骨下段正位片；b. 右股骨下段侧位片。（a～b）示股骨下段骨密度增高，轮廓增粗，内隐约可见不规则脓腔。c. 右股骨 MRI 冠状位 T_1WI；d. 右股骨 MRI 矢状位 T_1WI；e. 右股骨 MRI 横轴位抑脂 T_2WI。（c～e）可清楚显示股骨下段脓腔影及窦道影。f. 右股骨 MRI 冠状位 T_1WI 增强，示脓腔内部无强化，而脓肿壁均匀环形强化

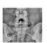

4. 急性化脓性骨髓炎（图6-5）与骨肉瘤两者均可见骨质破坏，但前者破坏同时伴有骨质增生硬化，而后者仅有骨质破坏，未见骨质增生硬化。

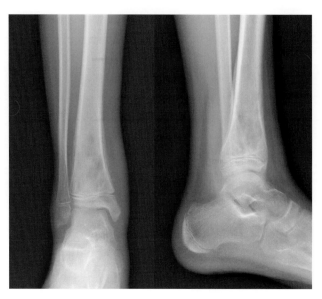

图6-5 右胫骨急性化脓性骨髓炎

X线平片，示右胫骨干骺端斑片状骨质破坏伴反应增生，周围可见骨膜反应

5. 平片上怀疑骨脓肿需要排除骨肿瘤时，可进一步行MRI增强检查，典型的骨脓肿脓肿壁呈均匀环形强化（图6-6），而骨肿瘤通常无此征象。

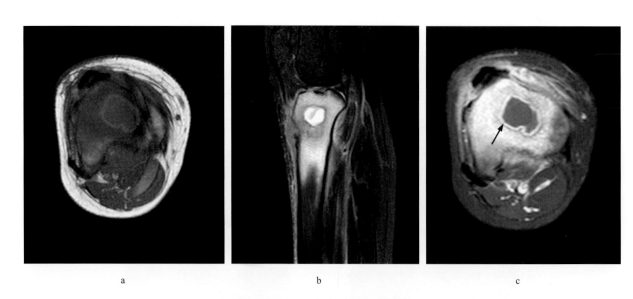

      a   b   c

图6-6 右胫骨慢性局限性骨脓肿

a. 右胫骨MRI横轴位 T_1WI；b. 右胫骨MRI矢状位抑脂 T_2WI；c. 右胫骨MRI横轴位抑脂 T_1WI增强。（a～c）示右胫骨近端类圆形长 T_1 长 T_2 异常信号影，增强后病灶内部无强化，而脓肿壁呈均匀环形强化（黑箭头）

6. 慢性化脓性骨髓炎（图6-7）与成骨性骨肉瘤（图6-8）容易混淆，观察有无瘤骨、死骨和软组织肿块等有助于两者的鉴别。

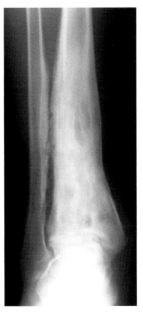

图6-7 右胫骨慢性化脓性骨髓炎

右胫骨下段正位片，示右胫骨下段外形增粗，可见骨膜反应，皮质增厚，髓腔密度增高，内见多发卵圆形低密度残留脓腔和小片状死骨。踝关节尚见化脓性关节炎改变，腓骨可见骨膜炎

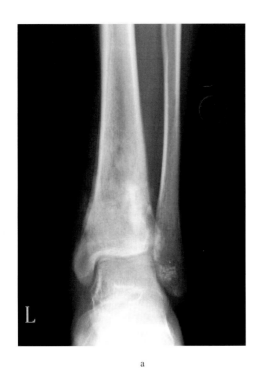

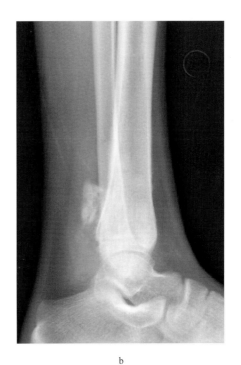

a   b

图6-8 左胫骨成骨肉瘤

a. 左踝正位片；b. 左踝侧位片。（a～b）示左胫骨干骺端及骨骺可见斑片状瘤骨，后侧形成软组织肿块，肿块内亦可见瘤骨

7. 长骨干骺端骨脓肿当反应硬化不明显时（图6-9），易与骨肿瘤混淆。

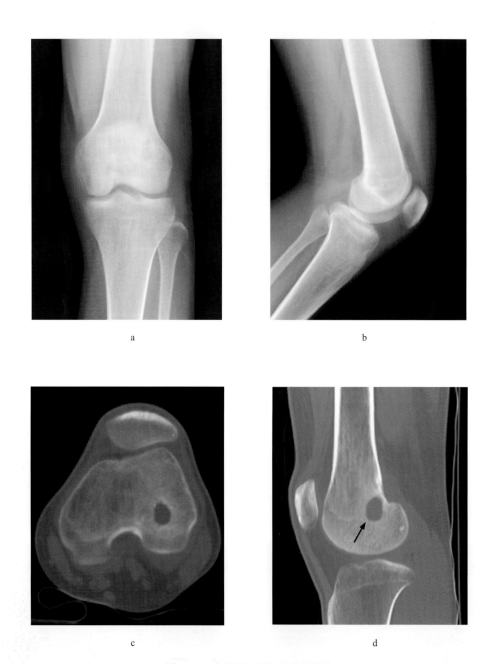

图 6-9　左股骨远端 Brodie 脓肿

男，20 岁，左膝关节疼痛 10 余天，术前外院诊断为骨母细胞瘤。a. 左膝关节正位片；b. 左膝关节侧位片；c. 左膝 CT 平扫横轴位；d. 左膝 CT 矢状位重建。（a～d）示左股骨远端紧邻骨骺线类圆形囊状破坏，边缘清楚，周围反应硬化不明显（黑箭头）

8. 与长骨化脓性骨髓炎比较，长骨干骺端骨结核（图 6-10）病程相对较长，临床症状相对较轻，骨质破坏较局限，死骨呈斑点状，周围反应硬化不明显而骨质疏松相对明显。

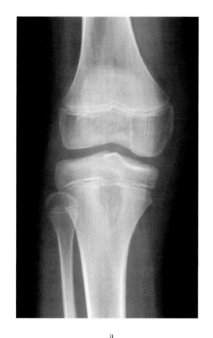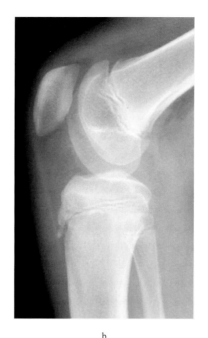

a   b

图 6-10 右胫骨近端骨结核

a. 右膝正位片；b. 右膝侧位片。（a～b）示右胫骨近端可见跨越骨骺板的囊状破坏，边缘轻度硬化，病灶内可见碎屑状死骨

9. 髋关节结核典型者表现为股骨头吸收变小，髋臼明显破坏增宽，股骨头在髋臼内活动度增大呈"游走髋"改变（图 6-11）。

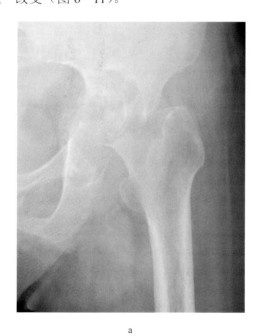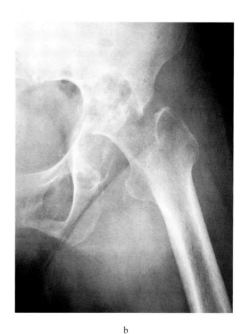

a   b

图 6-11 左髋关节结核

a. 左髋正位片；b. 左髋蛙位片。（a～b）示左髋构成骨骨质疏松，股骨头吸收变小，髋臼广泛破坏，髋臼窝加深，股骨头在髋臼内活动度增大呈"游走髋"改变，周围软组织肿胀

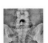

10. 骨关节结核多继发于肺部结核，因此怀疑骨关节结核者，常规要加照胸片以了解肺部有无结核，若有肺部结核，诊断骨关节结核便比较有把握（图6-12）。

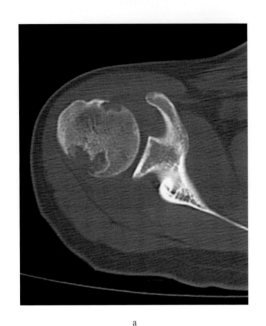

a

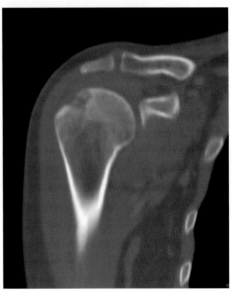

b

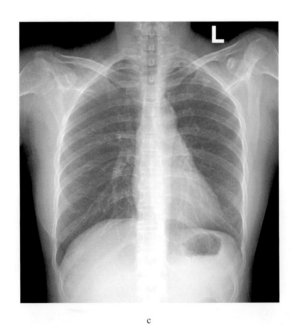

c

图6-12　右肩关节结核

a. 右肩CT横轴位平扫；b. 右肩CT冠状位重建。（a~b）示右肱骨头关节面下多个囊状破坏伴轻度硬化，内可见斑点状高密度影，关节面局部缺损，周围软组织肿胀。本例阅片时怀疑右肩关节结核而加照胸部正位片（c），示左上肺纤维增殖结核而更加支持肩关节结核的诊断

11. 无论是化脓性骨髓炎还是骨关节结核，平片观察周围脓肿范围作用总是有限，故有条件的话一定要行 MRI 检查，以准确确定周围脓肿的范围（图 6-13）。

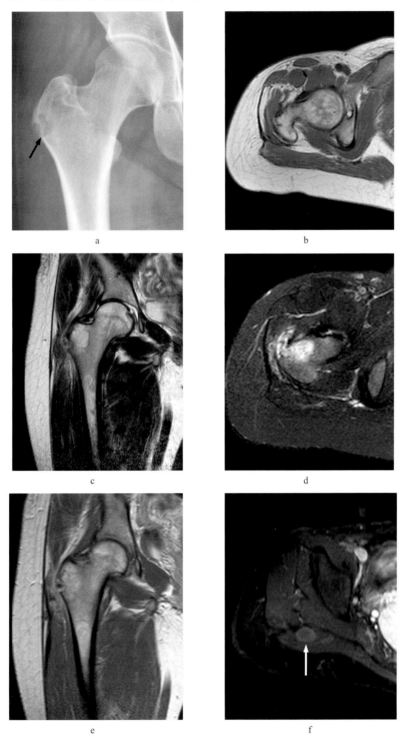

图 6-13　右股骨大转子结核伴臀大肌深部脓肿

女，36 岁，右髋疼痛 10 余年，先后行右臀部脓肿切开排脓术 3 次。a. 右髋正位片，示右股骨大转子局限性骨质破坏（黑箭头），边缘欠清，未见明显反应性硬化，邻近软组织稍肿胀并见点状钙化，髋关节未见异常。b. 右髋 MRI 横轴位 T_1WI；c. 右髋 MRI 冠状位 T_2WI；d. 右髋抑脂 T_2WI；e. 右髋 T_1WI 增强扫描；f. 右髋抑脂 T_1WI 增强。（b~f）示右股骨大转子局部骨质破坏异常信号，T_1WI 呈低信号，T_2WI 呈不均匀高信号，脂肪抑制像显示骨质破坏周围可见大片水肿，增强后病灶中度不均匀强化，而水肿区不强化，同时右侧臀大肌深部见环状强化脓肿（白箭头）

12. 小儿掌骨或指骨出现体部囊状扩张性破坏同时有骨质疏松者，要高度怀疑结核的可能（图6-14）。

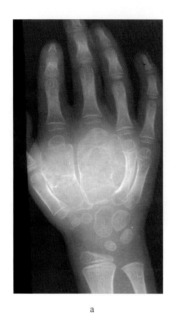
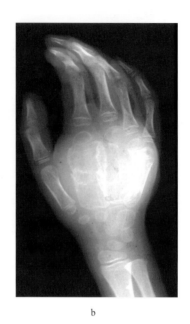

a   b

图6-14   右手掌骨结核

a. 右手正位片；b. 右手斜位片。（a～b）示右手诸骨密度减低，第2、3掌骨体囊状扩张性破坏，皮质变薄，呈"骨气臌"改变

13. 关节边缘出现磨角征，单侧者多见于滑膜型关节结核（图6-15），双侧者多见于类风湿关节炎（图6-16）或痛风性关节炎。

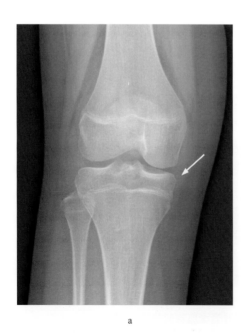
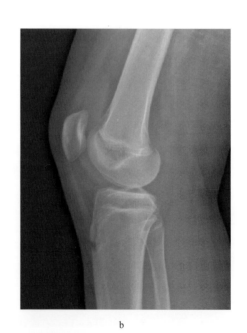

a   b

图6-15   右膝滑膜型关节结核

a. 右膝关节正位片；b. 右膝关节侧位片。（a～b）示右胫骨平台关节面内外边缘变钝呈磨角征（白箭头），关节内及髌上囊同时可见积液

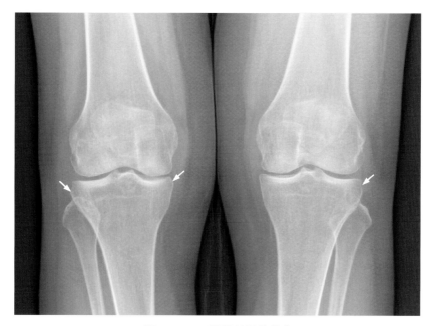

图 6-16 双膝类风湿关节炎

女，60岁，双膝肿痛 4 年余。双膝关节正位片，示双侧膝关节边缘内外边缘变钝呈磨角征（白箭头）

14. 腰椎结核形成腰大肌脓肿向下广泛流注可累及骶髂关节或髋关节，因此腰椎结核若椎旁脓肿较明显应加照骨盆及双髋的检查，以防止漏诊（图 6-17、图 6-18）。

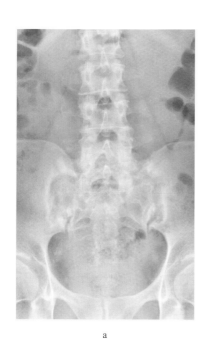
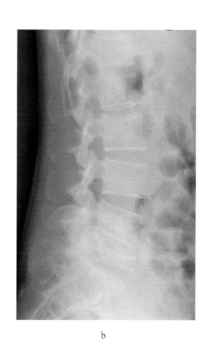

a b

图 6-17 腰椎结核并双侧骶髂关节结核

女，32岁，腰痛数月。a. 腰椎正位片；b. 腰椎侧位片。（a～b）示第 4 腰椎骨质破坏变扁，L$_{4-5}$椎间隙变窄，同时双侧骶髂关节骨质破坏

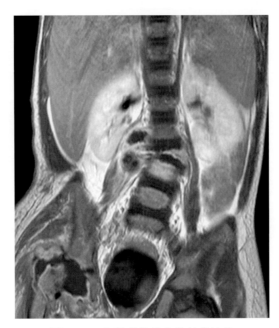

图 6-18　腰椎结核并右髋关节结核

腰椎 MRI 冠状位 T_1WI 增强，示第 2 腰椎椎体破坏变扁，右侧腰大肌可见流注脓肿，同时右髋关节亦见破坏，关节囊肿胀

15. 对于重度营养不良患者，若发现一处脊椎或关节结核，便要提防其他脊椎或关节结核的可能（图 6-19）。

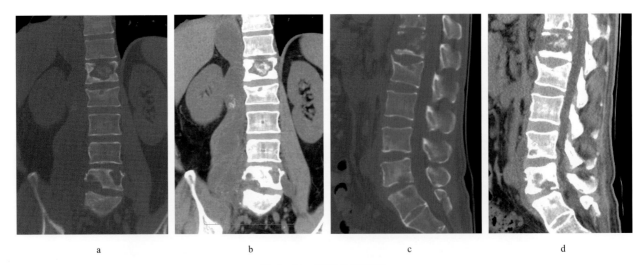

a　　　　　　　　　　　b　　　　　　　　　　　c　　　　　　　　　　　d

图 6-19　腰椎多发结核

男，26 岁，腰背部疼痛 1 年余，患者有重度营养不良病史。a. 腰椎 CT 平扫冠状位骨窗；b. 腰椎 CT 平扫冠状位软组织窗；c. 腰椎 CT 平扫矢状位骨窗；d. 腰椎 CT 平扫矢状位软组织窗。（a～d）示 T_{12}、L_1、L_4、L_5 及 S_1 骨质破坏，其中 L_1 破坏灶可见死骨影，右侧腰大肌可见脓肿伴钙化

16. 脊椎结核除常形成腰大肌、咽后壁等椎旁脓肿外，部分也可形成椎管内脓肿（图6-20）。

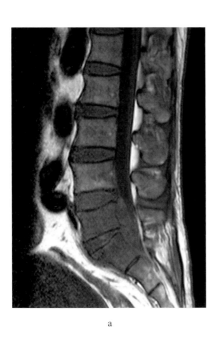

a

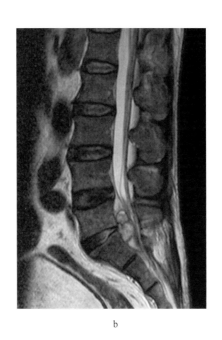

b

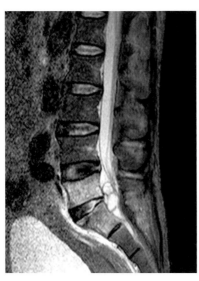

c

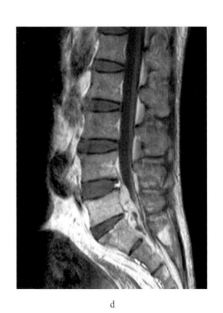

d

图6-20 腰5骶1椎结核伴椎管内脓肿

男，52岁，腰痛伴双下肢放射痛2月余。a. 腰椎MRI矢状位T$_1$WI；b. 腰椎MRI矢状位T$_2$WI；c. 腰椎MRI矢状位抑脂T$_2$WI；d. 腰椎MRI T$_1$WI增强。示L$_5$～S$_1$椎间盘信号增高，相应椎体水肿，S$_1$椎上缘轻度骨质吸收，后方椎管内可见脓肿形成，增强后脓肿壁强化

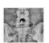

17. 坐骨结节是结核好发部位之一，该处骨质破坏伴软组织肿胀及钙化，要想到坐骨结节结核（图6-21）的可能。

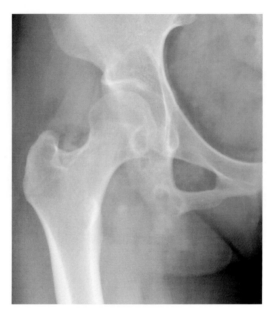

图6-21　右侧坐骨结节结核

右髋正位片，示右坐骨结节溶骨性破坏，边缘欠清，周围可见脓肿伴钙化

18. 并不是所有关节结核都伴有骨质疏松，也并不是所有关节结核都有肺部结核表现（图6-22）。

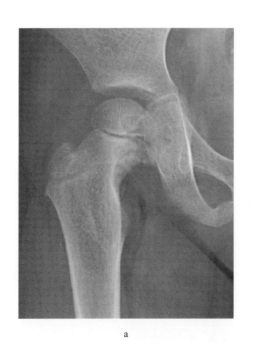
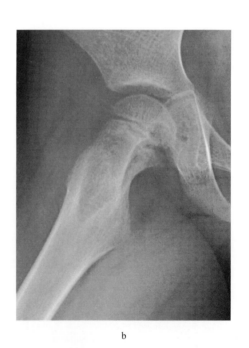

a　　　　　　　　　　　　　　　　　　　　　b

图6-22　右髋关节结核（单纯骨型结核）

女，6岁，右髋关节疼痛、活动受限6个月。a. 右髋正位片；b. 右髋蛙位片。（a～b）示右髋未见骨质疏松，但右股骨近端内侧可见跨越骨骺板骨质破坏，边缘轻度硬化，内含不规则死骨，关节面缺损，关节囊肿胀

19. 关节出现破坏同时肺部有结核病灶，罹患关节不一定就是关节结核，也可能是化脓性关节炎（图6-23）。

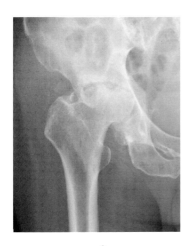
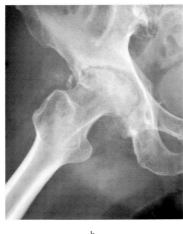
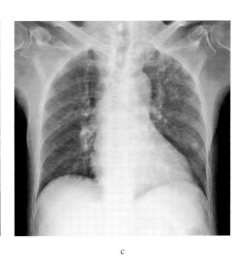

a　　　　　　　　　　　b　　　　　　　　　　　c

图6-23　右髋化脓性关节炎

男，76岁，右髋疼痛不适半年余。a. 右髋正位片；b. 右髋蛙位片，示右髋关节面破坏，关节间隙变窄，关节囊肿胀，其中可见游离条片状高密度影，阅片过程因胸部照片（c）看到双上肺有结核灶而诊断右髋结核，但手术病理最后诊断为右髋化脓性关节炎。此例教训是关节出现骨质破坏，不要因为肺部有结核灶而贸然下结核结论

20. 与脊柱结核比较，化脓性脊柱炎（图6-24、图6-25）通常骨质增生硬化及椎间隙变窄均较明显，椎旁出现韧带骨化也比较早。

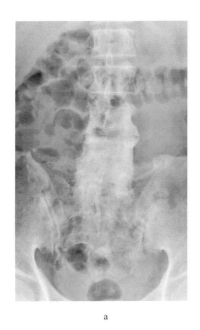
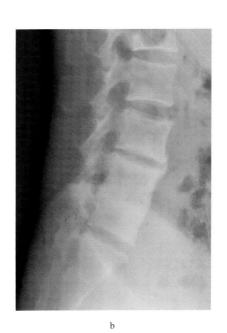

a　　　　　　　　　　　　　　　b

图6-24　化脓性脊柱炎

a. 腰椎正位片；b. 腰椎侧位片。示 L$_3$ 下缘及 L$_4$、L$_6$ 椎体密度增高，椎体未见塌陷，L$_{3-4}$、L$_{4-5}$ 椎间隙显著变窄，椎旁韧带局部骨化

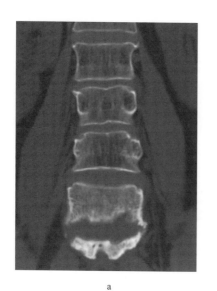
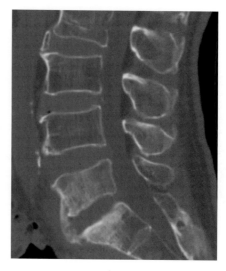

图 6-25　化脓性脊柱炎

男，63 岁，化脓性脊椎炎 3 个月。a. 腰椎 CT 冠状位重建；b. 腰椎 CT 矢状位重建。（a～b）示 L₅～S₁ 椎体相对缘出现骨质破坏伴明显骨质硬化，病椎无塌陷，前纵韧带出现骨化

21. 与脊柱结核比较，布鲁氏杆菌性脊柱炎（图 6-26）较少出现椎体塌陷表现。

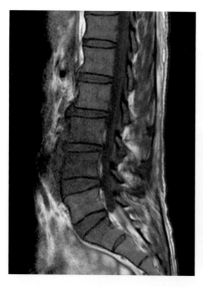
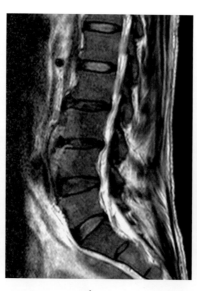
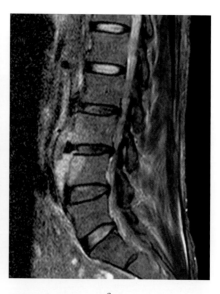

图 6-26　布鲁氏杆菌性脊柱炎

男，61 岁，腰痛 3 月余，有羊接触病史。a. 腰椎 MRI 矢状位 T_1WI；b. 腰椎 MRI 矢状位 T_2WI；c. 腰椎 MRI 矢状位抑脂 T_2WI。（a～c）示 L_3、L_4 椎体及相应椎间盘信号异常，T_1WI 呈低信号，T_2WI 及抑脂像呈高信号，前纵韧带下可见脓肿形成，病变椎体未见塌陷表现

22. 当脊椎感染影像学表现不符合化脓性脊柱炎或脊柱结核表现时，要想到布鲁氏杆菌性脊柱炎可能，此时询问患者有无布鲁杆菌接触病史非常重要，若高度怀疑此病可行布鲁菌病试管凝集试验及布鲁菌病虎红平板凝集试验等检查（图6-27）。

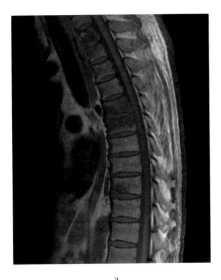 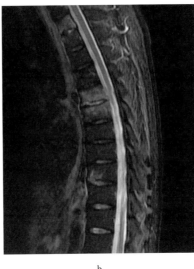 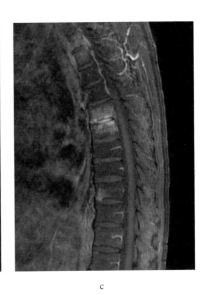

a　　　　　　　　　　　　b　　　　　　　　　　　　c

图6-27　布鲁氏杆菌性脊柱炎

男，65岁，胸背痛反复发作3月余。a. 胸椎MRI矢状位T$_1$WI；b. 腰椎MRI矢状位抑脂T$_2$WI；c. 腰椎MRI矢状位抑脂T$_1$WI增强。（a～c）示T$_{5-6}$、T$_{9-10}$椎体及相应椎间盘信号异常，T$_1$WI呈低信号，T$_2$WI及抑脂像呈高信号，增强后病灶明显强化，L$_1$椎及下方椎间盘亦见此类似改变，T$_{5-6}$层面前纵韧带下可见少许脓肿形成，各椎体未见塌陷。此例外院考虑脊椎结核治疗三个月未见好转，怀疑肿瘤而前来会诊，仔细观察受累椎体未见塌陷，L$_1$椎体仅局限于椎体前缘，椎旁脓肿不明显，胸部也未见结核病灶，结核试验未见异常，白细胞也未见明显增高，当时怀疑布鲁氏杆菌性脊柱炎而详细询问病史，得知患者在发病之前有掏羊胎盘经历，立即嘱病人做布鲁菌病相关试验，结果包括布鲁菌病IgG抗体检测、布鲁菌病试管凝集试验和布鲁菌病虎红平板凝集试验均呈强阳性而确诊为布鲁氏杆菌性脊柱炎

23. 新生儿干骺端出现带状低密度带，要考虑到早发型先天性骨梅毒（图6-28）可能。

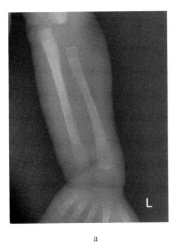 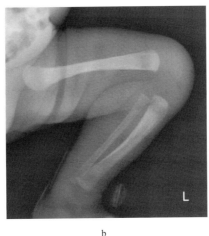 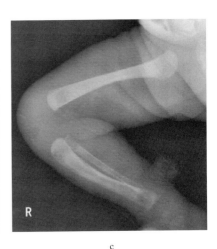

a　　　　　　　　　　　　b　　　　　　　　　　　　c

图6-28　早发型先天性骨梅毒

男，出生26天早产低体重儿。a. 左前臂正位片；b. 左下肢侧位片；c. 右下肢侧位片。（a～c）示左桡尺骨近远侧干骺端、双侧股骨及胫腓骨近远侧干骺端均可见带状低密度带

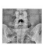

24. 松毛虫性骨关节病（图6-29、图6-30）是松毛虫毒毛或者其污染物经人体接触后侵犯人体骨关节并引起其损害的一种疾病，主要发生于南方，单就骨关节影像表现无特异性，诊断了解患者有无松毛虫接触史很重要。

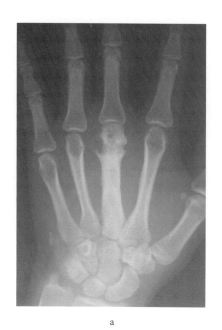
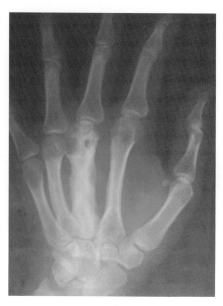

a   b

图6-29　松毛虫性骨关节病

a. 左手正位片；b. 左手斜位片。（a~b）示左手第3掌骨增粗，密度普遍增高，掌骨头骨质破坏，边界清楚

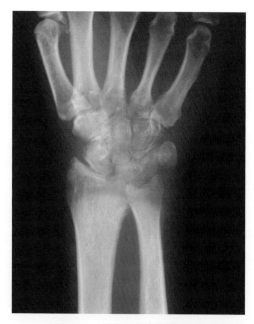

图6-30　松毛虫性骨关节病

男，40岁，有松毛虫接触史。左腕正位片，示左腕部诸骨及桡尺骨远端骨质疏松，桡腕关节变窄，尺骨远端可见线状骨膜反应，周围软组织肿胀

第七章　骨肿瘤与肿瘤样病变

1. 年龄和部位是诊断骨肿瘤两个至关重要的因素，对任何骨肿瘤诊断的时候都应第一时间给予关注（图7-1、图7-2）。

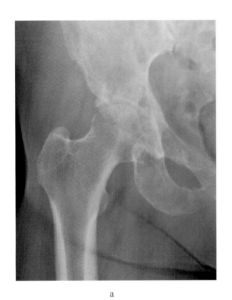

a

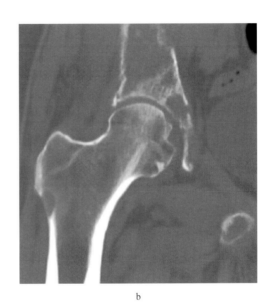

b

图7-1　乳腺癌多发骨转移

女，63岁，右髋关节疼痛伴跛行半年余，有乳腺癌病史。a. 右髋正位片；b. 右髋CT冠状位重建。（a～b）示右髂骨、耻坐骨斑片状溶骨破坏伴不均匀骨质密度增高影，边界不清，同时右股骨大转子下可见小片溶骨性破坏。此例诊断为转移瘤，除了有原发肿瘤病史外，主要是基于年龄较大，髂骨、耻坐骨均为骨转移瘤好发部位

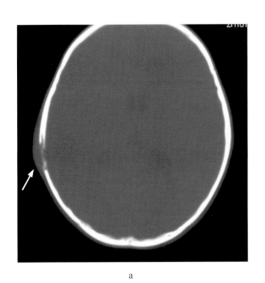

a

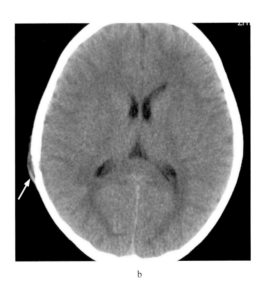

b

图7-2　右颞骨嗜酸性肉芽肿

男，4岁，发现右颞部肿胀3个月。a. 头颅CT轴位平扫骨窗；b. 头颅CT平扫软组织窗。（a～b）示右颞骨溶骨性破坏（白箭头），局部软组织肿胀。此例诊断为骨嗜酸性肉芽肿，主要是基于患者年龄较小，颅骨为嗜酸性肉芽肿好发部位

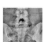

2. 平片是骨肿瘤首选和基本的检查方法，CT 和 MRI 是平片的重要补充，没有平片仅有 CT 或 MRI 诊断骨肿瘤很容易出错（图 7-3）。

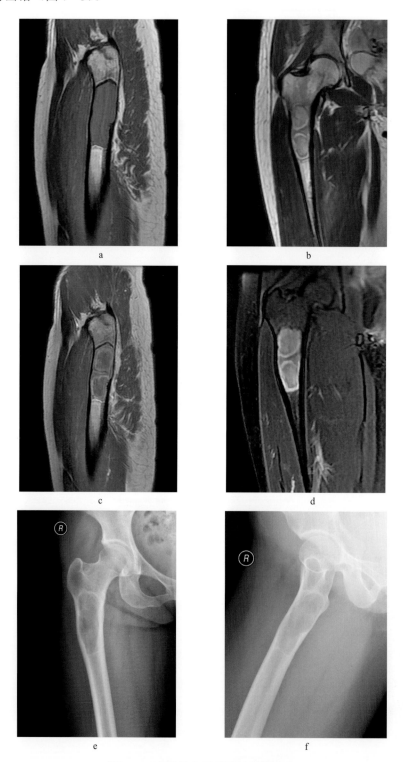

图 7-3　右股骨上段纤维异常增殖症

a. 右股骨 MRI 矢状位 T_1WI；b. 右股骨 MRI 冠状位 T_2WI；c. 右股骨 MRI 矢状位 T_2WI；d. 右股骨 MRI 冠状位抑脂 T_2WI。（a~d）示右股骨上段异常信号灶，T_1WI 呈低信号，T_2WI 及抑脂 T_2WI 呈稍高信号，信号不均匀，边缘可见反应性增生低信号。e. 右股骨正位片；f. 右股骨侧位片。（e~f）示右股骨上段可见磨砂玻璃样密度改变，病灶略膨胀，上下缘可见反应骨质硬化。此例两次 MRI 检查均诊断为单纯性骨囊肿，后来加照平片，显示病灶呈特征性磨砂玻璃样密度改变而诊断为纤维异常增殖症

3. 骨肿瘤边缘有无硬化是鉴别良恶性肿瘤重要征象之一，通常来说，病灶边缘有硬化（图7-4）多提示为良性肿瘤或肿瘤样病变，病灶边缘无硬化（图7-5）则多提示为侵袭性或恶性肿瘤。

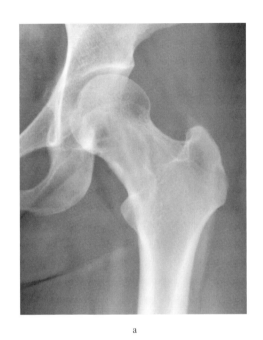
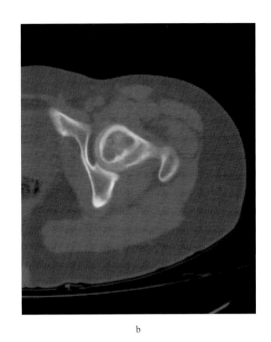

a
b

图7-4 左股骨颈纤维异常增殖症

a. 左髋正位片；b. 左髋CT横轴位平扫。（a～b）示左股骨颈前内侧地图样破坏，边缘清楚并可见硬化带环绕。此例病灶边缘可见硬化，影像诊断提示为良性肿瘤或肿瘤样病变

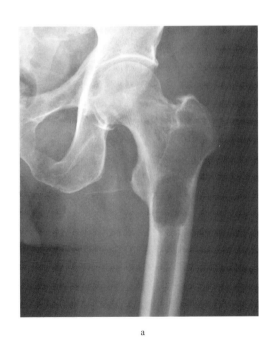
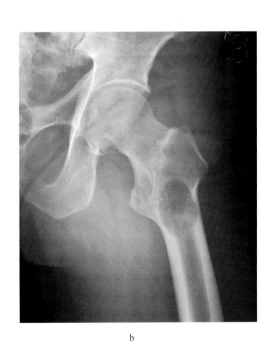

a
b

图7-5 左股骨近端转移瘤

男，76岁，左髋关节疼痛1月余，有肺癌病史。a. 左髋正位片；b. 左髋蛙位片。（a～b）示左股骨近端囊状破坏，边缘清楚但无硬化。此例尽管呈囊状破坏，但边缘无硬化，因此提示为侵袭性或恶性肿瘤，特别对于年纪较大的患者

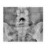

4. 囊状膨胀性破坏若病灶边缘有硬化，骨包壳完整（图 7-6），多提示为良性肿瘤或肿瘤样病变，若病灶边缘无硬化且骨包壳中断缺损（图 7-7），多提示为侵袭性或恶性肿瘤。

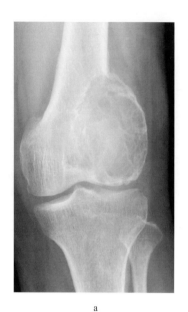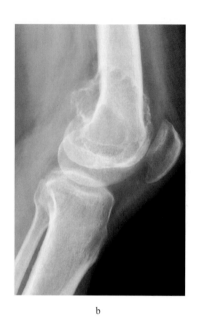

a   b

图 7-6　左股骨远端巨细胞瘤（Ⅰ级）

a. 左膝关节正位片；b. 左膝关节侧位片。（a～b）示左股骨远端偏心性囊状膨胀破坏，包壳完整，病灶紧邻关节面，边界清楚，有轻度硬化，可见骨性分隔

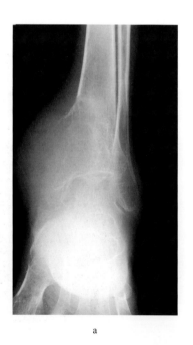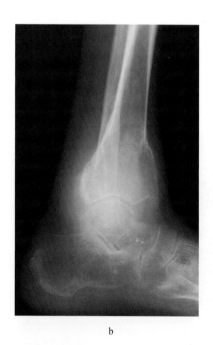

a   b

图 7-7　左胫骨远端巨细胞瘤（Ⅱ级）

男，56 岁，左内踝肿物 4 年余。左踝正位（a）和侧位（b）片，示左胫骨内踝部囊状破坏，内见网格状骨嵴分隔，髓腔侧骨质增生硬化，而内侧骨包壳不完整，可见软组织肿块突出

5. 骨膜反应是骨肿瘤常见征象之一，观察其连续性完整性对判断肿瘤的良恶性有帮助，若骨膜反应连续性完整性良好（图7-8），多提示良性，若骨膜反应中断缺损（图7-9），多提示肿瘤为恶性。

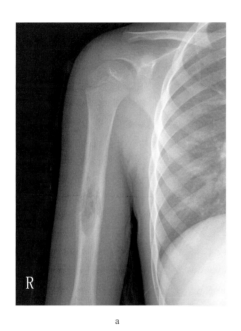
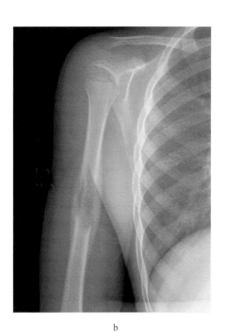

a　　　　　　　　　　　　　　　b

图 7-8　右肱骨嗜酸性肉芽肿

右肱骨正（a）位和斜位（b）片，示右肱骨中段溶骨性破坏，周围可见连续完整骨膜反应

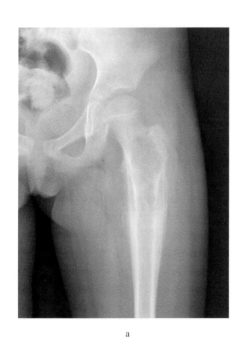
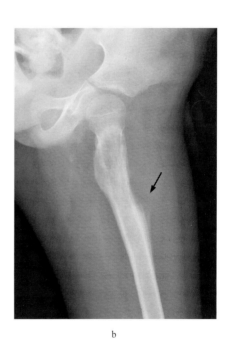

a　　　　　　　　　　　　　　　b

图 7-9　左股骨上段尤因肉瘤

左髋正位（a）和侧位（b）片，示左股骨近端髓松质骨及皮质溶骨破坏，周围可见葱皮状骨膜增生，后内侧显示骨膜反应中断形成 Codman 三角（黑箭头）

6. MRI 上显示肿瘤破坏的范围大于平片所见的范围，提示肿瘤呈浸润性生长诊断上要定其为恶性（图 7-10、图 7-11）。

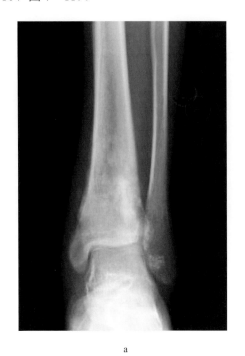
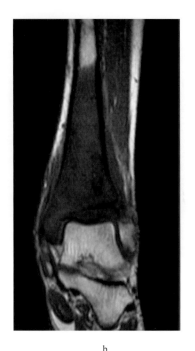

a

b

图 7-10 左胫骨下段骨肉瘤

男，17 岁，左踝关节疼痛 3 月余。a. 左踝正位片，示左胫骨下段骨质破坏伴瘤骨形成；b. 左踝 MRI 冠状位 T_1WI，示左胫骨下段可见大片异常低信号，周围可见软组织肿块突出，此例 MRI 上所见病灶要大于平片所见病灶范围，因此应提示肿瘤呈浸润性生长诊断上要诊断为恶性

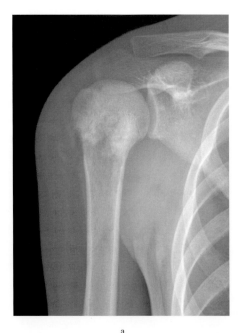
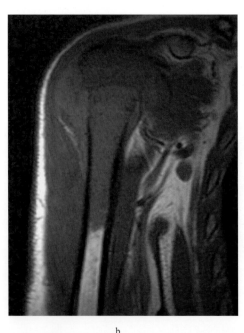

a

b

图 7-11 右肱骨上段骨肉瘤

男，18 岁，右肩疼痛、功能受限 2 个月。a. 右肩正位片，示右肱骨上段骨质破坏，肱骨头及外侧瘤骨形成，外侧皮质变薄，并见袖口状骨膜反应；b. 右肩 MRI 冠状位 T_1WI，示肿瘤侵犯肱骨上端及骨骺并且周围软组织出现肿块，呈不均匀低信号。此例 MRI 上所见病灶大于平片所见病灶范围，提示肿瘤呈浸润性生长诊断上应定为恶性

7. 骨样骨瘤平片误诊的原因有二：一是瘤巢很小周围无增生硬化显示不醒目（图 7－12、图 7－13），二是周围增生硬化太过明显将瘤巢遮盖（图 7－14）。

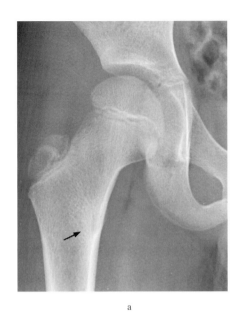
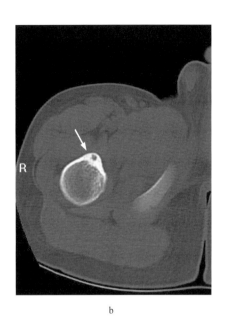

a   b

图 7－12　右股骨小转子骨样骨瘤

a. 右髋正位片，示右股骨小转子处局部密度增高（黑箭头），未见瘤巢影；b. 右髋 CT 横轴位平扫，示右股骨小转子局部皮质增厚，内见一小瘤巢影（白箭头）

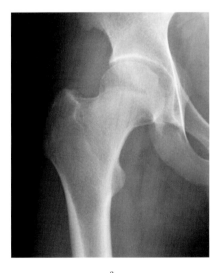
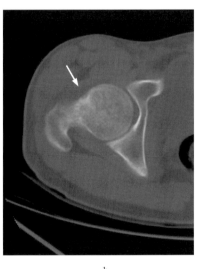
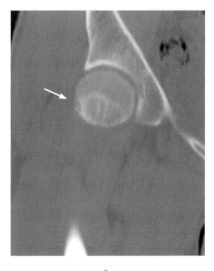

a   b   c

图 7－13　右股骨头骨样骨瘤

a. 右髋正位片，右股骨头颈交界处外侧似密度增高，未见明显瘤巢影。b. 右髋 CT 横轴位平扫；c. 右髋 CT 冠状位重建。（b～c）示右股骨头前外侧见一细小瘤巢（白箭头），其中可见类圆形钙化

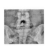

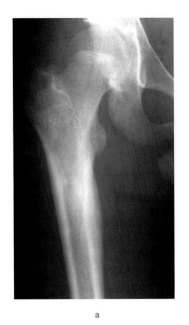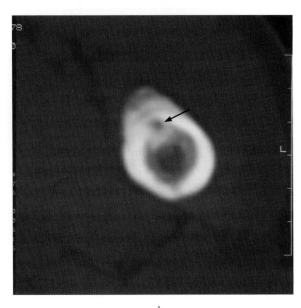

a   b

图 7-14　右股骨转子下骨样骨瘤

a. 右股骨 X 线片，示右股骨转子下内侧皮质增厚，未见瘤巢；b. 右股骨 CT 平扫，示右股骨转子下髓腔侧内膜下见一类圆形瘤
巢影（黑箭头），骨内膜增生，皮质增厚

8. 骨样骨瘤瘤巢周围高密度硬化骨内可见细线状或蚓状透亮线向瘤巢集聚，此种表现为血管沟征
（图 7-15），有此征象诊断骨样骨瘤更可靠。

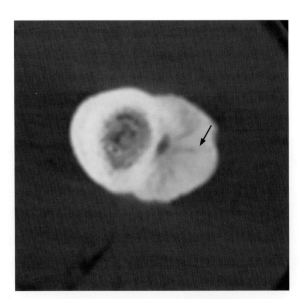

图 7-15　左股骨转子下骨样骨瘤

左髋关节 CT 平扫，示股骨转子下部前内侧皮质增厚硬化，内见一类圆形瘤巢影，周围骨质硬化骨内可见向瘤巢集聚的细线状透
亮线影（黑箭头），为血管沟征

9. 骨样骨瘤特征性临床表现为夜间疼痛加剧且服用水杨酸药物可缓解，因此怀疑骨样骨瘤的患者要着重询问有无上述临床表现（图7-16）。

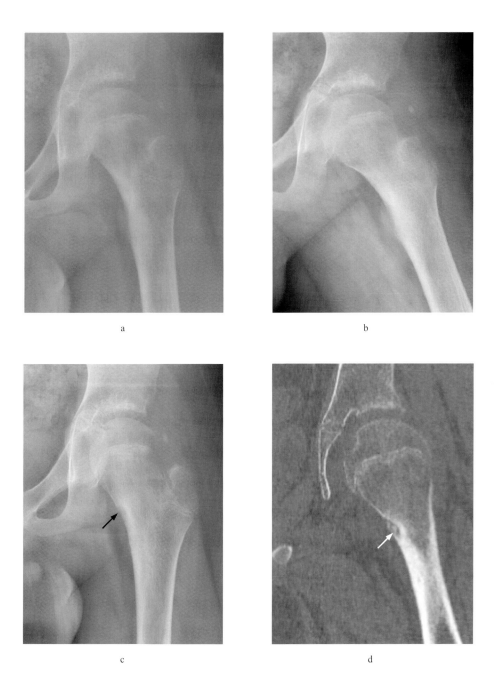

图7-16 左股骨颈骨样骨瘤

a. 左髋正位片；b. 左髋蛙位片。（a～b）示左髋构成骨密度减低，未见瘤巢影。阅片过程中询问病史获悉患者有夜间疼痛加剧病史2年余，高度怀疑骨样骨瘤而重照左髋正位片（c），发现左股骨颈内侧皮质内隐约见一低密度瘤巢（黑箭头）；进一步CT检查（d），显示左股骨颈内侧皮质内可见一含钙化瘤巢（白箭头），术后病理证实为骨样骨瘤

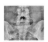

10. 骨样骨瘤当骨质增生硬化显著（图 7-17）将瘤巢遮盖时，很容易误诊为硬化性骨髓炎，因此两者需注意鉴别。通常硬化性骨髓炎疼痛多呈间歇性且不如骨样骨瘤严重，夜间疼痛也不加剧，痛时服水杨酸类药也不能缓解。

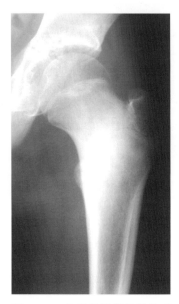

图 7-17　左股骨近端骨样骨瘤

左髋正位片，示左股骨颈大片反应增生硬化，其中隐约见瘤巢影。此例可能因反应增生硬化显著，外院误诊为硬化性骨髓炎

11. 当青少年或青年人出现关节积液找不到其他原因时，要想到邻近骨罹患骨样骨瘤的可能（图 7-18）。

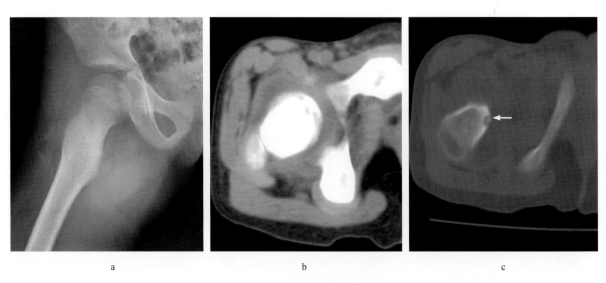

a　　　　　　　　　　　　　b　　　　　　　　　　　　　c

图 7-18　右股骨颈骨样骨瘤

女，6 岁，右髋关节疼痛 3 个月。a. 右髋蛙位片，示右髋关节构成骨未见异常，关节囊稍肿胀；b. 右髋横轴位 CT 平扫软组织窗，右髋关节腔内可见积液，骨质未见异常；c. 右髋横轴位 CT 平扫骨窗，示右髋关节积液外，股骨颈可见一瘤巢伴钙化（白箭头）

12. 青少年或青年脊柱侧弯者伴夜间疼痛者,要警惕可能患有骨样骨瘤,通常脊柱瘤巢多位于侧弯顶端的凹面侧(图7-19)。

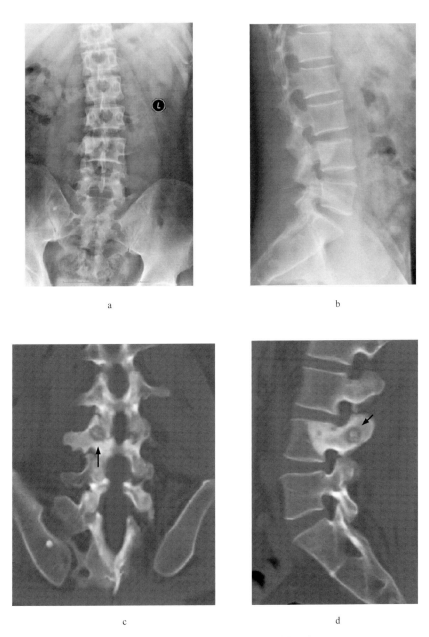

图7-19 第4腰椎右侧椎板骨样骨瘤

男,38岁,腰痛伴右下肢疼痛2年,夜间加剧,服水杨酸类药物可缓解。a. 腰椎正位片;b. 腰椎侧位片。(a~b)示腰椎轻度侧弯,第4腰椎右侧椎板密度增高硬化。c. 腰椎CT冠状位重建;d. 腰椎CT矢状位重建。(c~d)示第4腰椎椎板可见一类圆形瘤巢伴钙化(黑箭头),周围可见显著增生硬化

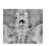

13. 骨样骨瘤和骨母细胞瘤病理甚为相似，当症状不明显从发生部位又无法区分时，可从瘤巢大小及其中钙化来判定，通常来说，骨样骨瘤瘤巢直径小于 1.5cm，其中钙化多呈孤立圆形状，而骨母细胞瘤（图 7-20、图 7-21）瘤巢直径大于 1.5cm，其中钙化呈多发斑点状。

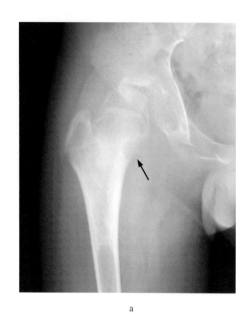

a

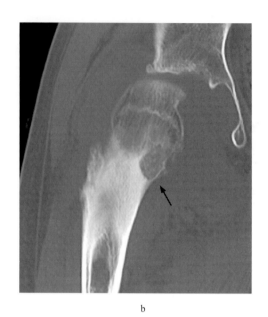

b

图 7-20　右股骨颈骨母细胞瘤

a. 右髋正位片；b. 右髋冠状位重建。（a～b）示右股骨颈偏内侧可见类圆形低密度影（黑箭头），内可见多个钙化影，周围可见反应硬化

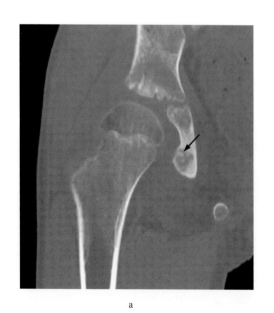

a

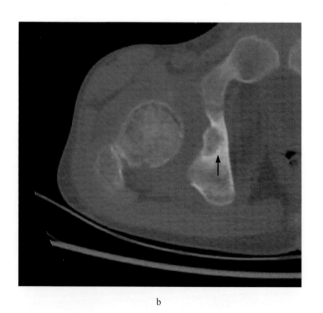

b

图 7-21　右侧坐骨骨母细胞瘤

男，12 岁，右髋疼痛 2 年余。a. 右髋 CT 冠状位重建；b. 右髋 CT 横轴位平扫。（a～b）示右坐骨囊状略膨胀破坏，大小约 1.5cm×1.7cm，其中可见多枚斑点状钙化灶，灶周可见反应硬化，右髋关节同时可见积液

14. 一侧椎板膨胀性破坏伴钙化骨化，第一时间要想到骨母细胞瘤（图7-22）。

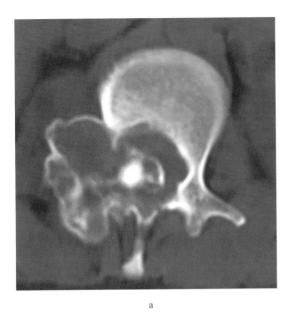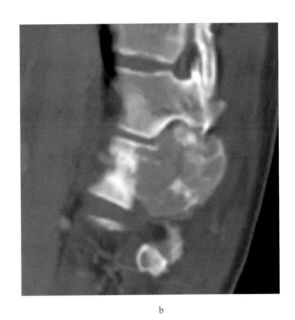

a　　　　　　　　　　　　　　　　b

图7-22　L₁椎右侧椎板骨母细胞瘤

a. 腰椎 CT 横轴位平扫；b. 腰椎 CT 矢状位重建。（a～b）示 L₁ 椎右侧椎板膨胀性破坏，其中可见钙化骨化影，病变涉及椎体后缘

15. 发生于长骨干骺端的骨母细胞瘤，若周围反应骨明显将破坏灶遮盖时，影像学可类似硬化性骨髓炎表现（图7-23）。

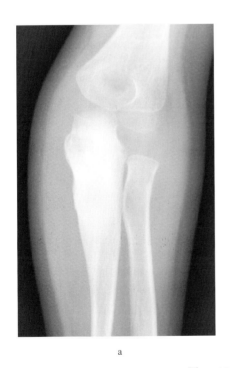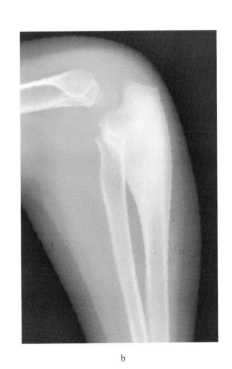

a　　　　　　　　　　　　　　　　b

图7-23　左尺骨骨母细胞瘤

男，7岁，左前臂肿痛伴肘关节屈伸受限半年。a. 左肘关节正位片；b. 左肘关节侧位片。（a～b）示左尺骨近端增粗，密度显著增高，此种表现类似硬化性骨髓炎表现

16. 肿瘤骨为生长无定向结构紊乱的骨组织，与肿瘤性反应骨不同的是前者除位于骨内外，尚可独立存在于软组织肿块内而与邻近骨组织无联系（图 7-24、图 7-25），后者无论哪个方位都与宿主骨紧密相连。

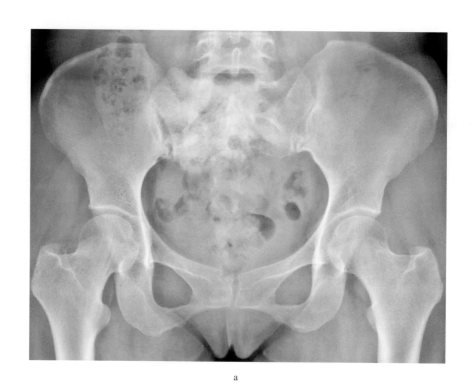

a

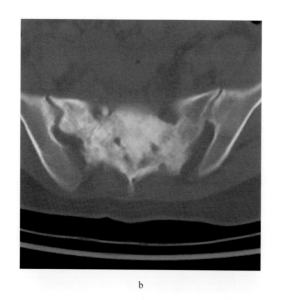

b

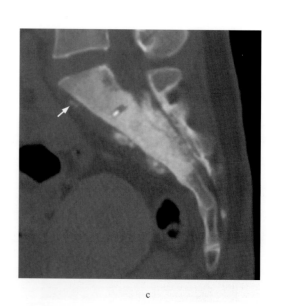

c

图 7-24　骶骨骨肉瘤

女，41 岁，腰骶及右臀部疼痛 5 月余。a. 骨盆正位片，示骶骨上部可见团片状密度增高影，边界不清。b. 骶骨 CT 横轴位平扫；c. 骶骨 CT 矢状位重建。（b～c）示骶骨上部可见团片状瘤骨分布，骶骨前方隐约可见软组织肿块，其中可见不与骶骨相连的瘤骨（白箭头）

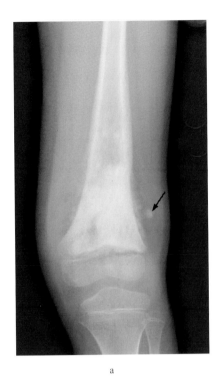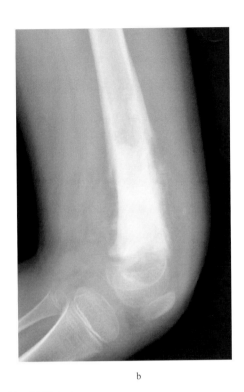

a   b

图 7-25　左股骨远端骨肉瘤

男，6 岁，左大腿下段肿痛 1 周。a. 左股骨下段正位片；b. 左股骨下段侧位片。（a～b）示左股骨下段髓腔内可见团片状瘤骨填充，致骨密度明显增高，周围骨皮质吸收破坏伴袖口状骨膜反应，同时隐约见软组织肿块突出，外侧软组织肿块内可见与皮质不相连的瘤骨（黑箭头）

17. 溶骨型成骨肉瘤在破坏区内大多数或多或少都可见到瘤骨，但注意也有完全见不到瘤骨者（图 7-26）。

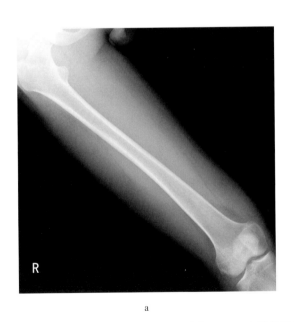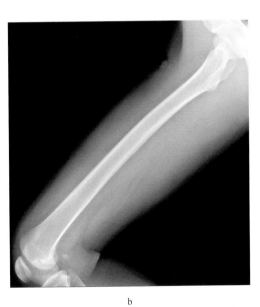

a   b

图 7-26　右股骨远端普通型骨肉瘤

男，18 岁，右膝关节疼痛不适 1 个月。a. 右股骨正位片；b. 右股骨侧位片。（a～b）示右股骨下段隐约骨密度减低，未见明显瘤骨

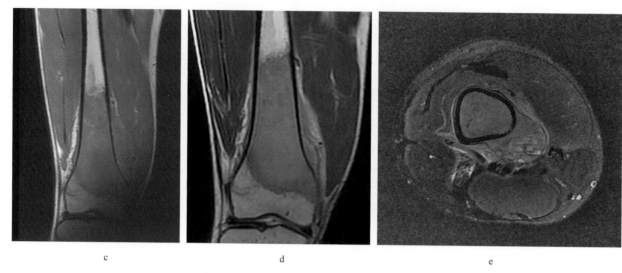

图 7-26 右股骨远端普通型骨肉瘤（续）

c. 右股骨远端 MRI 冠状位 T_1WI；d. 右股骨远端 MRI 冠状位 T_2WI；e. 右股骨远端 MRI 横轴位抑脂 T_2WI。（c～e）示右股骨远端大片异常信号灶，T_1WI 呈低信号，T_2WI 呈稍高信号，内后方可见软组织肿块突出

18. 骨肉瘤有时可发生跳跃病灶（图 7-27），因此对于骨肉瘤患者，应尽可能加做近端部位 MRI 检查，以免将跳跃灶遗漏。

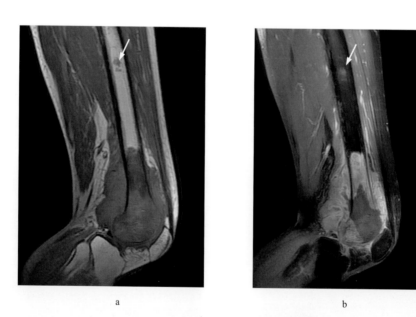

图 7-27 左股骨远端骨肉瘤伴跳跃灶

男，27 岁，左膝关节肿痛 3 月余。a. 左股骨远端 MRI 矢状位 T_1WI；b. 左股骨远端 MRI 矢状位抑脂 T_1WI 增强。（a～b）示左股骨远端破坏异常低信号，周围可见软组织肿块，增强后病灶及周围软组织肿块明显不均匀强化，同时股骨中段髓腔内可见跳跃病灶（白箭头）

19. 胫骨上段内侧皮质出现浅碟状破坏伴斑点状或絮片状瘤骨，要想到骨膜骨肉瘤（图 7-28）。

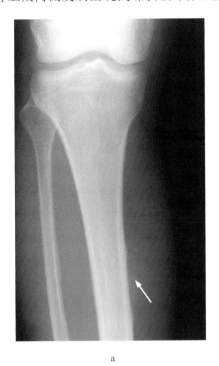
a

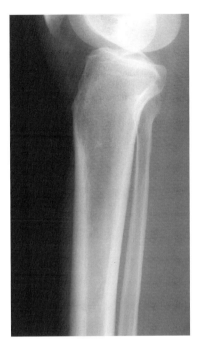
b

图 7-28 右胫骨上段骨膜骨肉瘤

a. 右胫骨上段正位片；b. 右胫骨上段侧位片。（a~b）示右胫骨上段内侧皮质局限性浅碟状破坏，内可见斑点状瘤骨影（白箭头）

20. 骨肉瘤（图 7-29）多位于干骺端，但与骨髓炎（图 7-30）不同，病变常侵犯骨骺板累及骨骺。

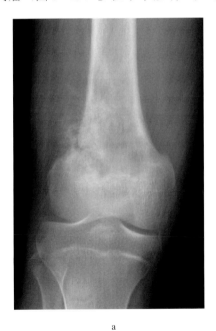
a

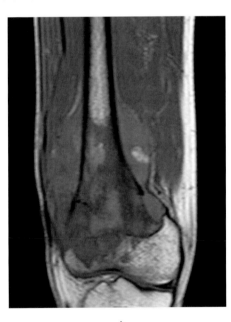
b

图 7-29 右股骨远端成骨肉瘤

a. 右膝关节正位片，示右股骨远端溶骨性破坏，边缘不清，其中可见云絮状瘤骨分布，同时外侧皮质中断呈病理性骨折；b. 右膝关节 MRI 冠状位 T_1WI，示右股骨远端异常信号骨质破坏跨越骨骺板侵犯骨骺，病变周围可见软组织肿块

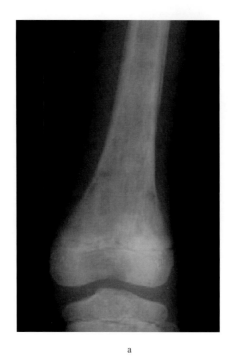
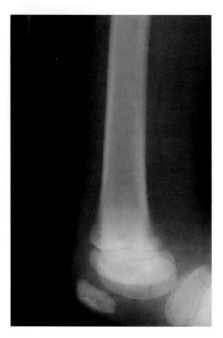

a   b

图 7-30   左股骨远端化脓性骨髓炎

a. 左膝关节正位片；b. 左膝关节侧位片。（a～b）示左股骨远侧干骺端斑片状骨质破坏，边缘不清，周围可见层状骨膜反应，病变未跨越骨骺板侵犯骨骺

21. 股骨远端腘窝面见到边界清楚团块状骨化影，要高度警惕皮质旁骨肉瘤（图 7-31）。

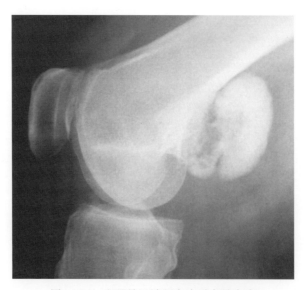

图 7-31   右股骨远端腘窝皮质旁骨肉瘤

右膝侧位片，示右股骨远端腘窝面见到团块状骨化影，中心密度较高，外围密度渐次减低

22. 典型皮质旁骨肉瘤（图 7-32）瘤体呈发髻状，病灶中间密度最高，外围密度渐次减低，与肿块型骨化性肌炎（图 7-33）密度外高内低表现不同。

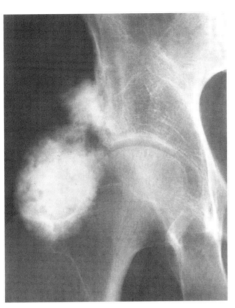

图 7-32 右髋臼皮质旁骨肉瘤

右髋臼正位片，示右髋臼外缘可见发髻状肿瘤骨，病灶中间密度最高，外围密度渐次减低

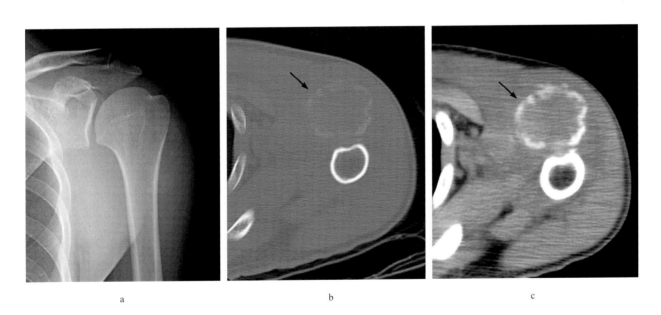

a　　　　　　　　　　　b　　　　　　　　　　　c

图 7-33 左肱骨近端骨化性肌炎

男，31 岁，左肩关节局部疼痛功能障碍 1 月余。a. 左肩关节正位片；b. 左肩 CT 平扫骨窗；c. 左肩 CT 平扫软组织窗。（a～c）
示左肱骨头前缘可见类圆形骨化影（黑箭头），外围密度增高呈蛋壳状，而中心呈低密度

23. 在 MRI 上疲劳性骨折（图 7-34）所形成的骨痂与骨肉瘤所产生的瘤骨甚为相似，若不参考平片，极易误诊为骨肉瘤。

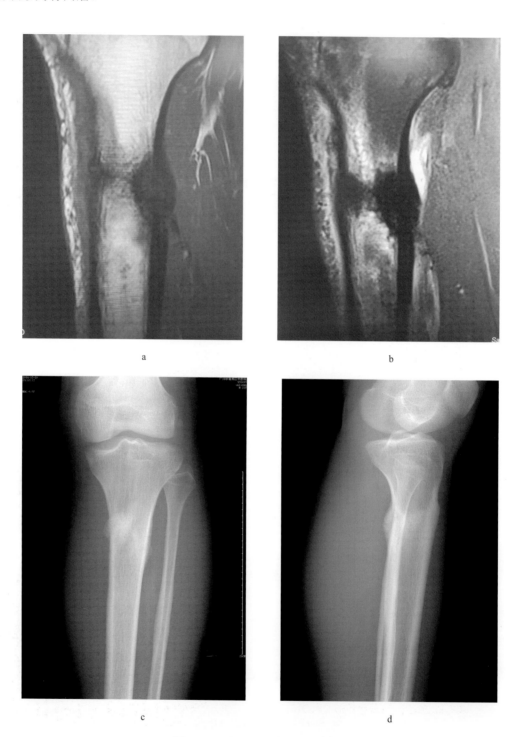

图 7-34　左胫骨上端疲劳性骨折

a. 左膝关节 MRI 冠状位 T_1WI；b. 左膝关节 MRI 冠状位抑脂 T_2WI。（a~b）示左胫骨上端团片异常信号影，T_1WI 和抑脂 T_2WI 均呈低信号影，邻近骨髓及周围软组织可见斑片状水肿影，MRI 初诊为骨肉瘤。c. 左膝关节正位片；d. 左膝关节侧位片。（c~d）示左胫骨上端隐约见低密度骨折线，周围见多量骨痂生长

24. 外伤性局限性骨化性肌炎（图7-35）病灶有时与骨肉瘤表现十分相似，两者需注意鉴别。

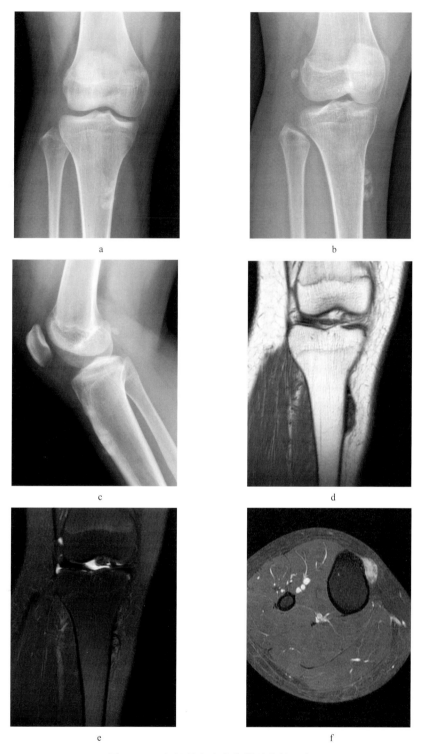

图7-35 右胫骨上段外伤性骨化性肌炎

女，14岁，发现右膝肿物1天。a. 右膝关节正位片；b. 右膝关节斜位片；c. 右膝关节侧位片。（a～c）示右胫骨前内侧小团片骨化影，边界清楚，邻近骨质未见破坏。d. 右膝MRI冠状位T$_1$WI；e. 右膝MRI冠状位抑脂T$_2$WI；f. 右膝MRI横轴位抑脂T$_1$WI增强。（d～f）示平片所见骨化影T$_1$WI呈较低信号，T$_2$WI呈低信号夹杂少许高信号，增强后病灶呈不均匀强化，邻近骨质未见破坏，周围软组织未见水肿。此例外院初诊误诊为骨肉瘤，后在我院照片，通过询问获知患者胫骨上段有过外伤导致局部肿痛病史并仔细观察影像表现最后诊断为骨化性肌炎，患者随访数年局部无明显症状，病灶亦无明显变化

25. 较大病灶和隐蔽部位的骨软骨瘤单独通过 X 线平片可能无法准确确定病灶起源，CT 检查可弥补 X 线平片此方面的不足（图 7-36）。

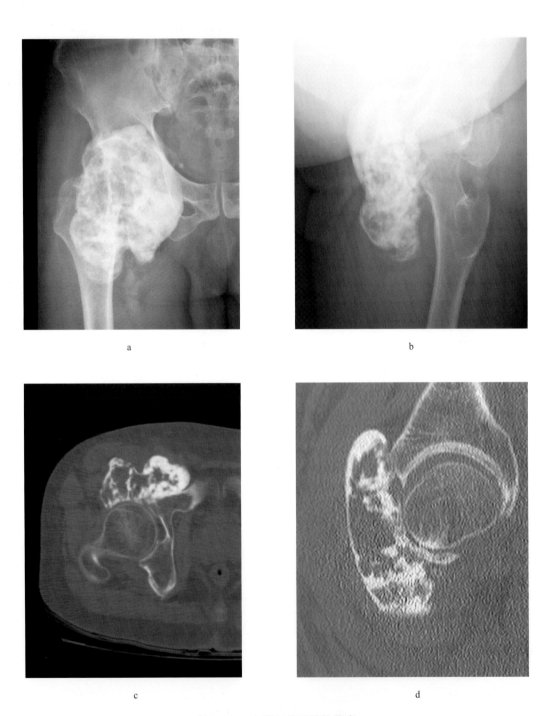

图 7-36　右髋臼前唇骨软骨瘤

a. 右髋正位片；b. 右髋侧位片。（a～b）示右髋关节前缘团块状骨性密度影，表面可见钙化，密度不均，但病灶确切部位难以确定。c. 右髋 CT 横轴位平扫；d. 右髋 CT 矢状位重建。（c～d）示平片所见肿物呈菜花状，与髋臼前唇相连，周围可见钙化影

26. 发生于耻骨支和坐骨支的内生软骨瘤和骨软骨瘤恶变几率相当高，因而对此处的内生软骨瘤和骨软骨瘤要高度警惕恶变的可能（图 7-37）。

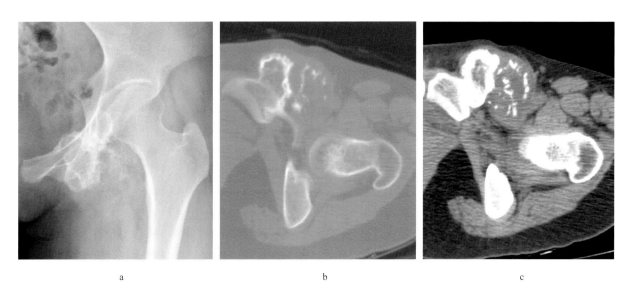

a   b   c

图 7-37 左耻骨上支骨软骨瘤恶变

a. 左髋正位片，示左耻骨上支可见向前下方的骨性突起，其内下方隐约见软组织肿块突出，其中可见散在分布斑点状钙化，部分密度低，钙化环不完整；b. 左髋 CT 平扫骨窗；c. 左髋 CT 平扫软组织窗。（a～c）示左耻骨支可见向前方的骨性突起，部分瘤体及耻骨上支骨质破坏，周围可见软组织肿块伴散在分布斑点状钙化

27. 多发性骨软骨瘤较单发性骨软骨瘤更易发生恶变，当瘤体周围形成软组织肿块时，应提示已恶变为高分化软骨肉瘤（图 7-38）。

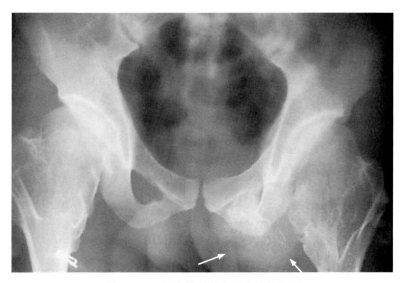

图 7-38 左耻骨下支高分化软骨肉瘤

骨盆正位片，示左耻骨下支骨性隆起突入闭孔，下缘可见软组织肿块（白箭头），其内隐约见斑点状钙化，两侧股骨近端同时可见多发性骨软骨瘤

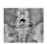

28. 奇异性骨旁骨软骨瘤样增生（图7-39）需与骨软骨瘤（图7-40）鉴别，前者病灶与骨皮质间有密度较低的骨膜间隔，后者没有此征象，且骨皮质及骨松质分别与母体骨的骨皮质及骨松质相延续。

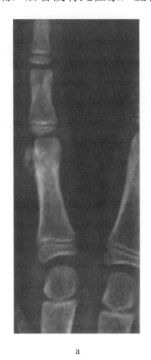

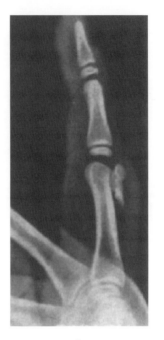

a   b

图7-39 奇异性骨旁骨软骨瘤样增生

a. 右手中指正位片；b. 右手中指侧位片。（a～b）示右手中指近节指骨远端背侧可见不规则高密度骨性块影附着于骨表面，病灶与骨皮质间有密度较低的骨膜间隔

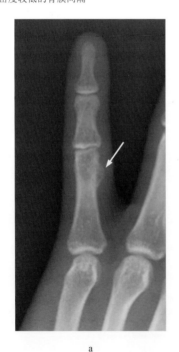

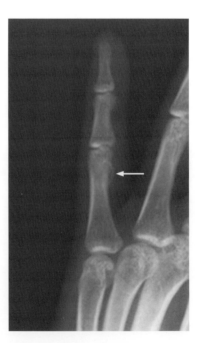

a   b

图7-40 左手小指近节骨软骨瘤

男，20岁，左手小指扪及一小硬性肿物。左手小指正位（a）和斜位（b）片，示左手小指近节前外侧可见一小骨性突起，周围皮质与母体骨皮质相延续（白箭头）

29. 发生于手或足短管状骨轻度囊状破坏的骨病不少，但伴有钙化除了内生软骨瘤外，其他肿瘤不多见，因此凡手或足短管状骨轻度囊状破坏伴钙化者，首先要考虑到内生软骨瘤（图7-41、图7-42）。

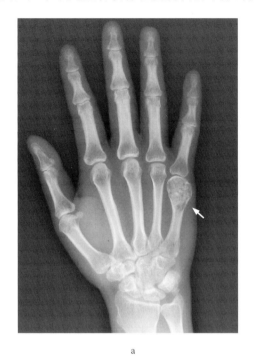
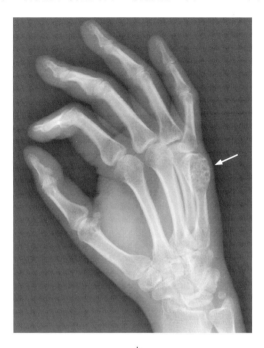

a   b

图7-41 右手第5掌骨内生软骨瘤

a. 右手正位片；b. 右手斜位片。（a～b）示右手第5掌骨头囊状略膨胀破坏（白箭头），边界清楚，其中可见砂砾状钙化

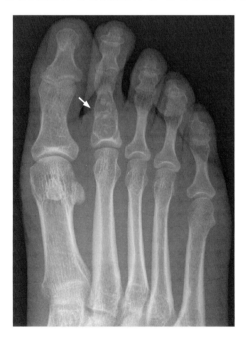
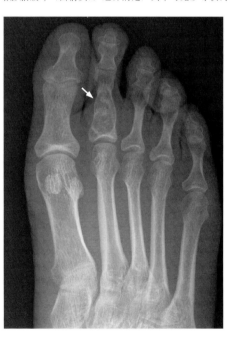

a   b

图7-42 右足第2趾近节内生软骨瘤

a. 右足正位片；b. 右足斜位片。（a～b）示右足第2趾近节囊状略膨胀破坏，边界清楚有硬化，其中可见砂砾状钙化（白箭头）

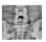

30. 软骨瘤病灶内条带状透亮区和纵行或折扇状骨性分隔为其特殊征象（图7-43）。

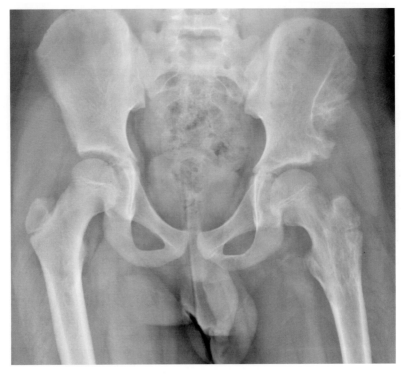

图7-43 多发软骨瘤

男，10岁，左髋关节跛行数年就诊。骨盆正位片，示左股骨近端及左髂骨骨质破坏透亮区，病灶分别见条带状及折扇状骨性分隔

31. 长骨软骨瘤大多数病灶位于干骺端骨髓腔，但个别病灶可位于骨骺或皮质内（图7-44）。

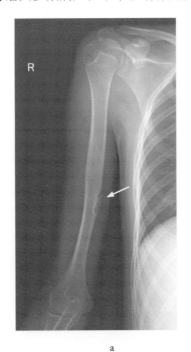
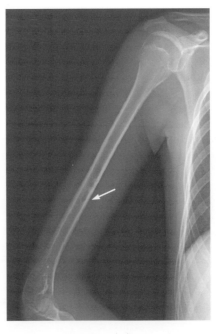

a   b

图7-44 右肱骨皮质内软骨瘤

a. 右肱骨正位片；b. 右肱骨侧位片。（a～b）示右肱骨中段内侧局限皮质内地图样破坏（白箭头），其内密度不均，似有钙化，边缘伴轻度硬化

32. MRI 上未钙化的瘤软骨于 T_2WI 表现为结节状明显的高信号影（图 7-45、图 7-46），若看到此征象，诊断内生软骨瘤几乎不成问题。

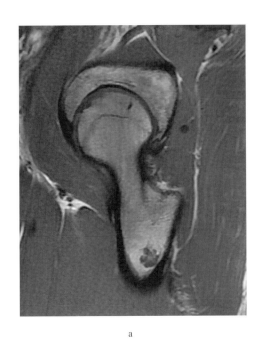
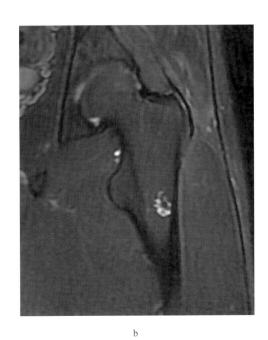

a

b

图 7-45　左股骨转子下内生软骨瘤

a. 左髋 MRI 矢状位 T_1WI；b. 左髋 MRI 冠状位抑脂 T_2WI。（a~b）示左股骨转子下分叶状异常信号灶，T_1WI 呈低信号，T_2WI 抑脂呈结节状高信号

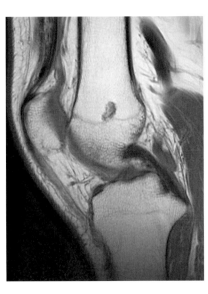
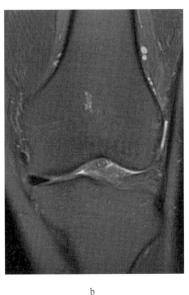
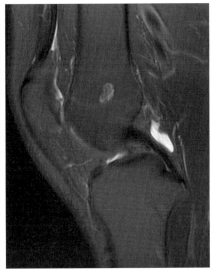

a

b

c

图 7-46　左股骨远端内生软骨瘤

a. 左股骨 MRI 矢状位 T_1WI；b. 左股骨 MRI 矢状位抑脂 T_2WI；c. 左股骨 MRI 矢状位抑脂 T_2WI。（a~c）示左股骨远端异常信号灶，T_1WI 呈低信号，T_2WI 抑脂呈结节状高信号

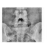

33. Ollier 病有两种表现，一是双手指骨或双足趾骨软骨瘤病灶明显膨胀呈气球样改变（图 7-47），二是长管骨多发软骨瘤合并病骨缩短畸形改变（图 7-48）。

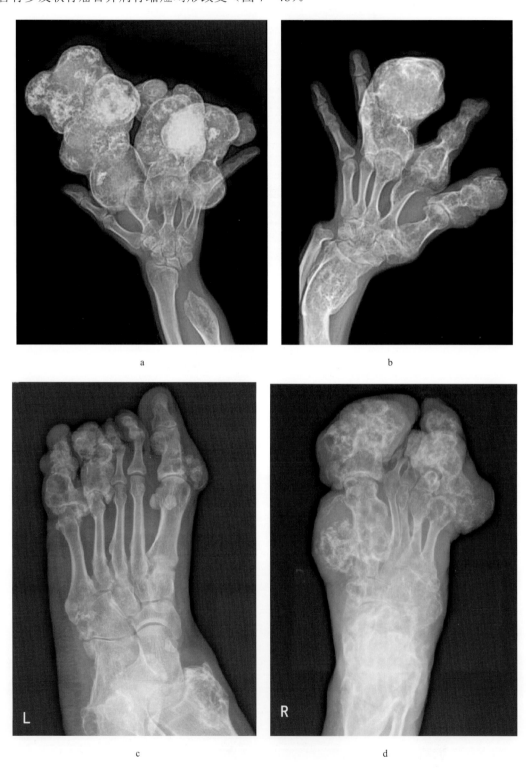

a   b

c   d

图 7-47 Ollier 病

左手斜位片（a）和右手斜位片（b），示左手第 1～3 指及右手第 2～5 指明显膨胀性破坏，其中可见斑点状钙化；左足斜位片（c）和右足斜位片（d），示双足多个跖骨和趾骨可见与双手类似膨胀性破坏，其中可见斑点状钙化

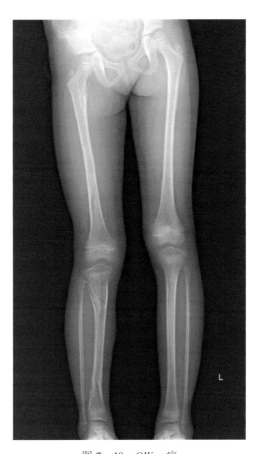

图 7-48　Ollier 病

双下肢正位片，示右股骨和胫骨较左侧缩短，右股骨转子下及下段和胫骨近、远侧干骺端可见条纹状破坏透亮区

34. 凡病灶主体位于骨骺伴斑点状钙化且边缘硬化呈分叶状者，诊断成软骨细胞瘤不成问题（图 7-49）。

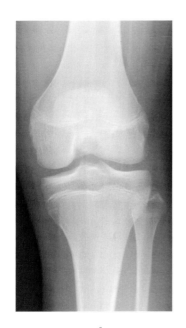
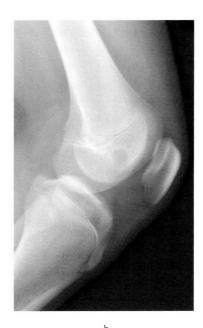

a b

图 7-49　左股骨远端成软骨细胞瘤

左膝关节正位片（a）和侧位片（b），示左股骨远端骨骺内类圆形囊状骨质破坏，边缘轻度硬化；

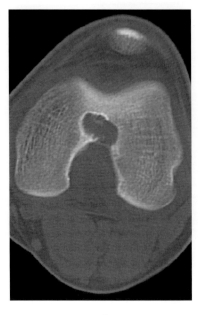

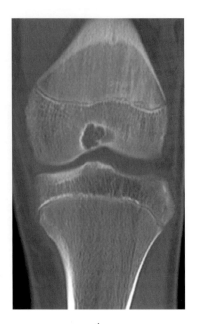

c   d

图 7－49　左股骨远端成软骨细胞瘤（续）

左股骨 CT 平扫（c）和冠状位重建（d），示左股骨远端骨骺内椭圆形囊状破坏，边缘轻度硬化呈分叶状，其中见斑点状钙化

35. 成软骨细胞瘤（图 7－50）病灶周围常可出现广泛水肿，凭此可与发生于骨端不伴有水肿的骨内
腱鞘囊肿（图 7－51）等鉴别。

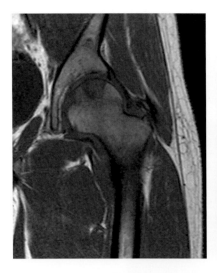

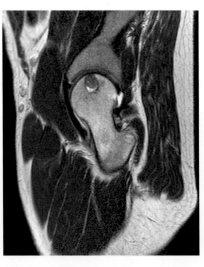

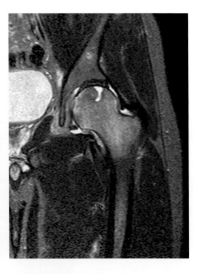

a   b   c

图 7－50　左股骨头成软骨细胞瘤

男，31 岁，左髋部酸痛不适 2 月余。a. 左髋 MRI 冠状位 T₁WI；b. 左髋 MRI 矢状位 T₂WI；c. 左髋 MRI 冠状位抑脂 T₂WI。（a～
c）示左股骨头紧邻骨性关节面小囊状异常信号灶，T₁WI 呈稍低信号，T₂WI 呈高信号为主混杂信号，抑脂 T₂WI 示病灶内可见
杂有液性信号，病灶周围可见广泛水肿，关节内可见少量积液

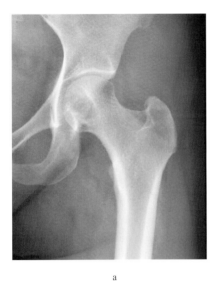
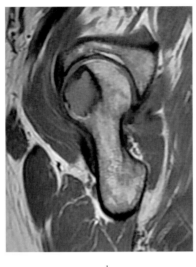
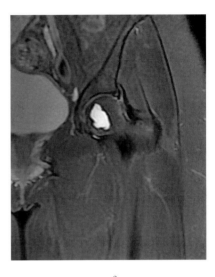

a　　　　　　　　　　　　　b　　　　　　　　　　　　　c

图 7-51　左股骨头骨内腱鞘囊肿

a. 左髋正位片，示左股骨头内侧卵圆形囊状破坏，边缘清楚伴轻度硬化；b. 左髋 MRI 矢状位 T_1WI；c. 左髋 MRI 冠状位抑脂 T_2WI。（a～c）示病灶内为长 T_1、长 T_2 液体信号，周围可见低信号硬化环，病灶周围未见水肿表现

36. 成软骨细胞瘤（图 7-52）当伴有关节积液和滑膜炎时，极易误诊为关节结核，观察病灶有无分叶状边缘有助于两者鉴别，成软骨细胞瘤多有分叶状边缘，而关节结核病灶（图 7-53）则无此改变。

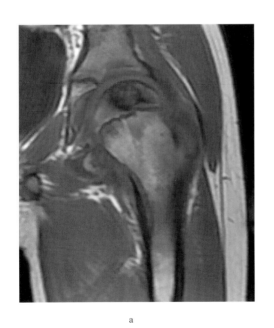
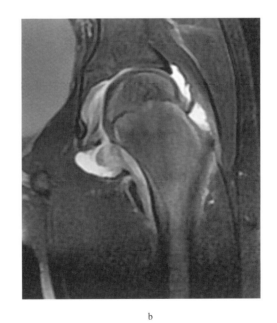

a　　　　　　　　　　　　　　　　　　b

图 7-52　左股骨头成软骨细胞瘤

a. 左髋 MRI 冠状位 T_1WI；b. 左髋 MRI 矢状位抑脂 T_2WI。（a～b）示左股骨头骨骺囊状破坏，灶周可见长 T_1 长 T_2 水肿，关节滑膜增厚伴关节积液。

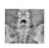

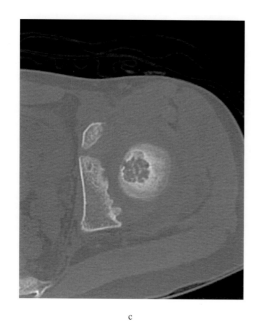

c

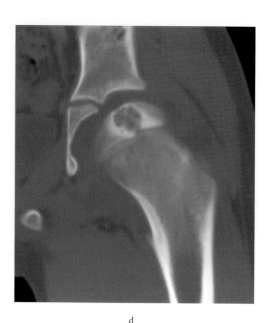

d

图 7-52　左股骨头成软骨细胞瘤（续）

c. 左髋 CT 横轴位平扫；d. 左髋 CT 冠状位重建。（c～d）示左股骨头病灶呈分叶状边缘，其中可见斑点状钙化

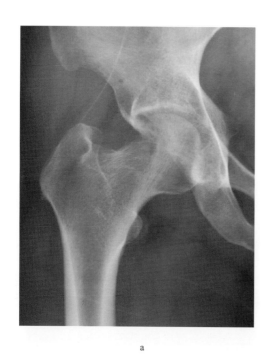

a

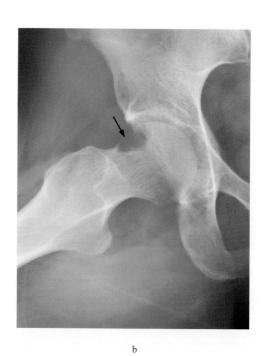

b

图 7-53　右髋关节结核（单纯骨型结核）

a. 右髋正位片；b. 右髋蛙位片。（a～b）示右股骨头前外侧卵圆形骨质破坏（黑箭头），边缘清楚伴轻微硬化，关节间隙保持正常，关节囊肿胀。

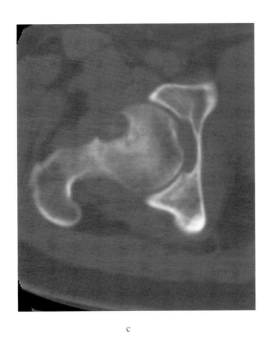

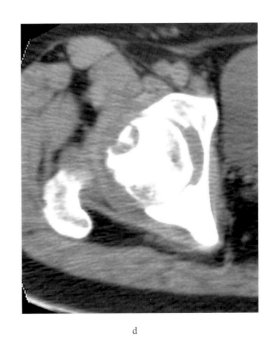

c

d

图 7-53　右髋关节结核（单纯骨型结核）（续）

c. 右髋 CT 平扫骨窗；d. 右髋 CT 平扫软组织窗。（c~d）示平片所见骨质破坏区有小斑块状死骨，关节内可见积液

37. 成软骨细胞瘤早期（图 7-54）病灶可无钙化，后期（图 7-55）病灶内可有广泛斑点状、斑片状或团片状钙化。

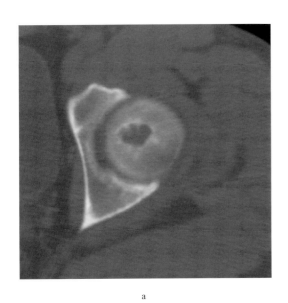

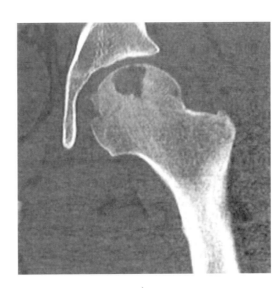

a

b

图 7-54　左股骨头成软骨细胞瘤

男，30 岁，左髋部酸痛不适 2 月余。a. 左髋 CT 横轴位平扫；b. 左髋 CT 冠状位重建。（a~b）示左股骨头囊状破坏，边缘呈分叶状并有轻度硬化包绕，病灶内未见钙化

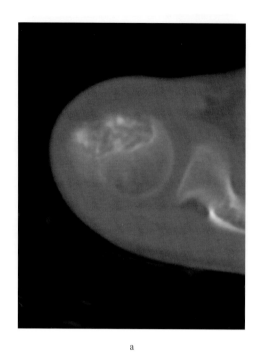
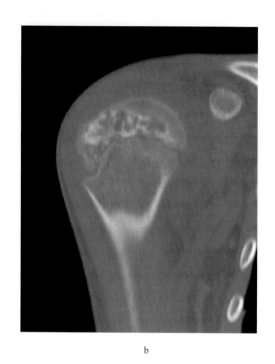

a   b

图 7-55   右肱骨头成软骨细胞瘤

男，9 岁，右肩部疼痛半年余。a. 右肩 CT 横轴位平扫；b. 右肩 CT 冠状位重建。（a～b）示右肱骨头骨骺内囊状破坏，边缘可见轻度硬化，其中可见大量斑点状钙化

38. 成软骨细胞瘤除好发于骨骺外，像股骨大转子（图 7-56）、距骨后突（图 7-57）、肱骨大结节等骨突也是好发部位。

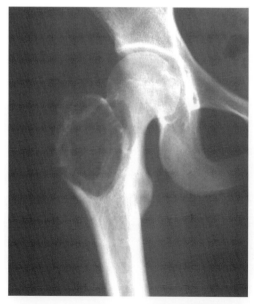
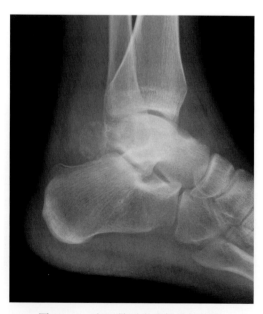

图 7-56   右股骨大转子成软骨细胞瘤   图 7-57   右距骨后突成软骨细胞瘤

右髋关节正位片，示右股骨大转子囊状略膨胀破坏，边缘清楚   右踝关节侧位片，示右距骨后突囊状膨胀性破坏，其中隐约见钙化

39. 并非所有的成软骨细胞瘤都发生于骨骺，少数也可发生于骨骺以外的部位（图7-58）。

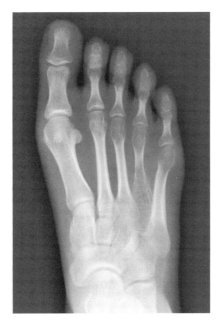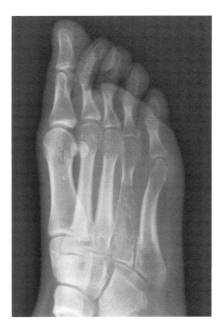

a

b

图7-58 右足第4跖骨成软骨细胞瘤

女，17岁，右足部肿痛1年余。a. 右足正位片；b. 右足斜位片。（a～b）示右足第4跖骨近端轻度膨胀性破坏，其中可见纤细
分隔，未见钙化

40. 成软骨细胞瘤合并动脉瘤样骨囊肿（图7-59）的几率仅次于骨巨细胞瘤，尤其当病灶大于5cm
时，要高度怀疑并发动脉瘤样骨囊肿的可能，此时应进一步行MRI检查。

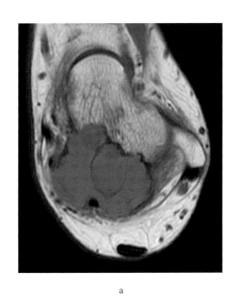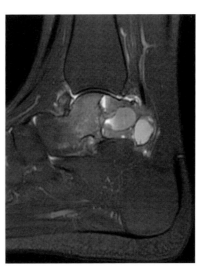

a

b

图7-59 右距骨成软骨细胞瘤合并动脉瘤样骨囊肿

a. 右距骨MRI横轴位T₁WI；b. 右距骨MRI矢状位抑脂T₂WI。（a～b）示右距骨后突一直径超过5cm膨胀性骨质破坏异常信号
灶，T₁WI呈低信号，内可见更低信号分隔，抑脂T₂WI呈等高低混杂信号，其中可见液-液平面

41. 发育期侵犯到骨骺的破坏灶至少要想到成软骨细胞瘤（图 7-60）、骨结核（图 7-61）和骨嗜酸性肉芽肿（图 7-62）三种疾病。

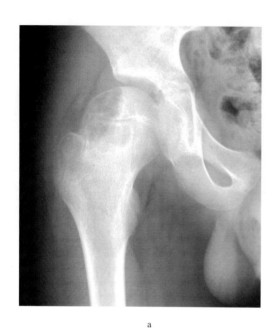
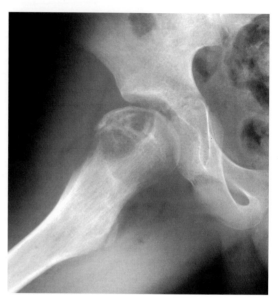

a   b

图 7-60　右股骨头成软骨细胞瘤

a. 右髋正位片；b. 右髋蛙位片。（a～b）示右股骨头跨越骨骺板囊状破坏，边缘清楚，内隐约见斑点状钙化

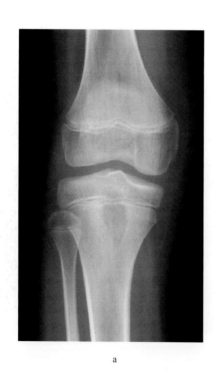
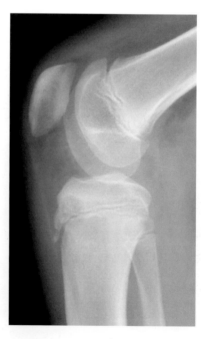

a   b

图 7-61　右胫骨近侧骨骺及干骺端结核

a. 右膝正位片；b. 右膝侧位片。（a～b）示右胫骨近端跨越骨骺板类圆形骨质破坏区，边缘欠清，内隐约见碎屑状死骨。

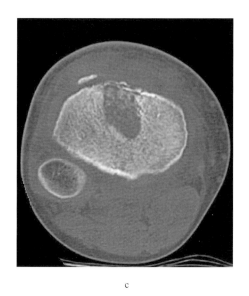

c

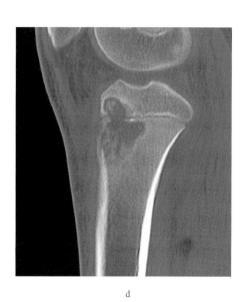

d

图 7-61　右胫骨近侧骨骺及干骺端结核（续）

c. 右胫骨 CT 横轴位平扫；d. 右胫骨 CT 矢状位重建。（c～d）更清楚显示胫骨近端破坏灶和病灶内死骨影，前缘皮质中断，邻近软组织肿胀

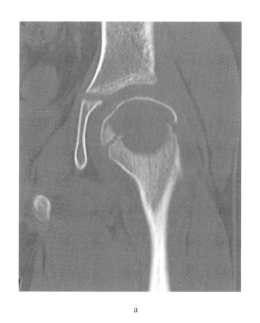

a

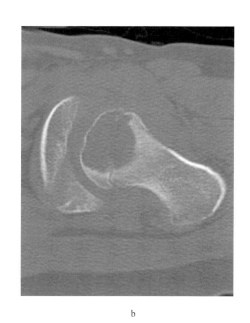

b

图 7-62　左股骨头骨骺嗜酸性肉芽肿

a. 左髋 CT 冠状位重建；b. 左髋 CT 斜矢状位重建。（a～b）示左股骨近侧干骺端囊状破坏，病灶跨越骨骺板累及股骨头骨骺，边界清晰无硬化

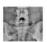

42. 软骨黏液样纤维瘤病灶呈半月状骨质缺损（图 7-63）具有一定特征性，其他肿瘤较少见。

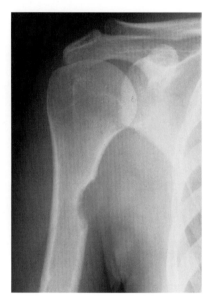

图 7-63　右肱骨上段软骨黏液样纤维瘤

右肩关节正位片，示右肱骨上段内侧可见一半圆形骨质缺损，边界清楚，髓腔侧边缘可见硬化，内未

见钙化，周围未见软组织肿块突出

43. 胫骨近侧干骺端内侧或外侧均是软骨黏液样纤维瘤最好发部位，若该部位见到长轴与胫骨平行之囊状略膨胀破坏，囊内骨性分隔粗厚，边缘明显硬化便要想到软骨黏液样纤维瘤（图 7-64）。

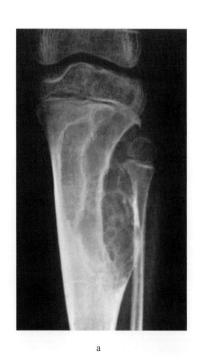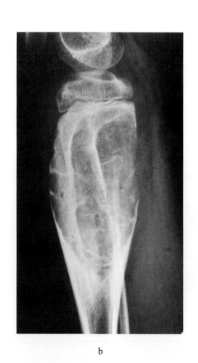

a　　　　　　　　　　　　　　　　　　　b

图 7-64　左胫骨近侧干骺端软骨黏液样纤维瘤

a. 左侧膝关节正位片；b. 左侧膝关节侧位片。（a～b）示左胫骨近侧干骺端囊状膨胀性破坏，长轴与胫骨平行，病灶边缘清楚，

内可见粗厚骨性分隔，未见钙化

44. 与成软骨细胞瘤比较，内生软骨瘤周围较少有水肿，若内生软骨瘤周围出现水肿，高度提示局部恶性变（图7-65）可能。

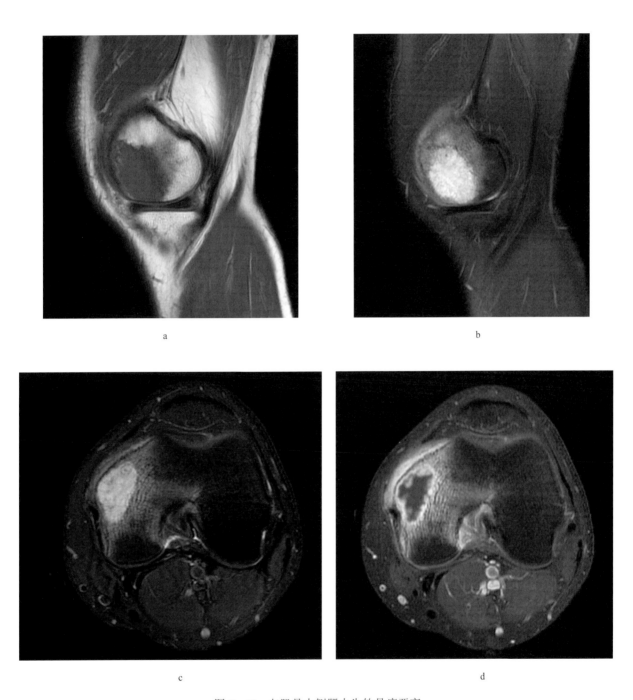

图7-65　左股骨内侧髁内生软骨瘤恶变

a. 左膝关节MRI矢状位T_1WI；b. 右膝关节MRI矢状位抑脂T_2WI；c. 左膝关节MRI横轴位抑脂T_2WI；d. 左膝关节MRI横轴位抑脂T_1WI增强。（a～d）示左股骨内侧髁异常信号破坏灶，T_1WI呈低信号，T_2WI抑脂呈结节状高信号，周围可见斑片状高信号水肿影，增强后病灶边缘不均匀强化

45. 长骨内生软骨瘤长度超过 7cm，发生恶变（图 7-66）的可能性较大。

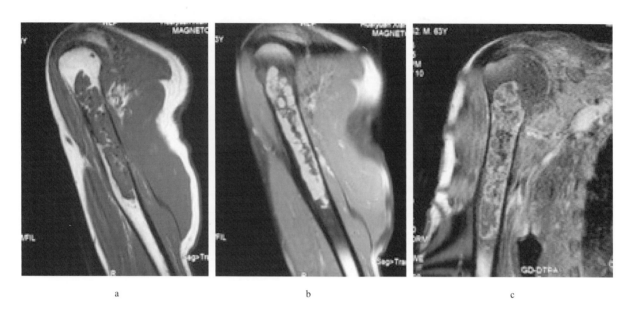

a   b   c

图 7-66　右肱骨内生软骨瘤恶变

a. 右肱骨 MRI 矢状位 T_1WI；b. 右肱骨 MRI 矢状位抑脂 T_2WI；c. 右肱骨 MRI 矢状位抑脂 T_1WI 增强。（a～c）示右肱骨长度有超过 7cm 异常信号破坏灶，T_1WI 呈不均匀低信号，T_2WI 呈结节状高信号，增强后病灶呈分隔状强化

46. 发生于四肢干骺端的 Ollier 病（图 7-67），当干骺端扩大时，需与 Jansen 型干骺端软骨发育不良（图 7-68）鉴别，后者发病两侧对称，病灶内无纵行分隔。

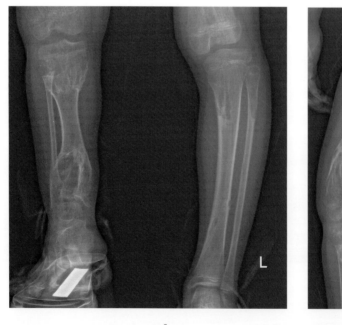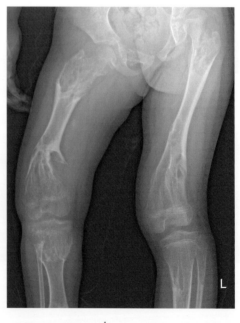

a   b

图 7-67　Ollier 病

a. 双侧胫腓骨正位片；b. 双侧股骨正位片。（a～b）示右股骨及胫骨缩短，股骨及胫骨近、远侧干骺端膨大，内可见纵行骨性间隔；右侧股骨及胫骨弯曲变形，近、远侧干骺端均见纵行骨性间隙

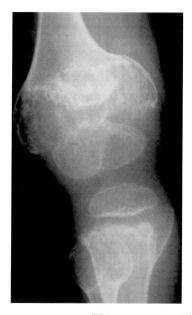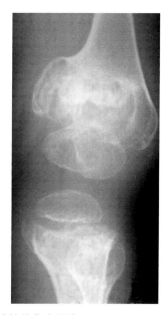

图 7 – 68 Jansen 型干骺端软骨发育异常

双膝关节正位片，示双侧股骨远侧干骺端及胫腓骨近侧干骺端杯口状增宽，边缘不规则，其内可见斑点状钙化

47. Maffucci 综合征（图 7 – 69）是指内生软骨瘤合并软组织血管瘤，血管瘤通常表现为多发静脉石，因此对于典型软骨瘤阅片要留意观察周围软组织是否有静脉石。

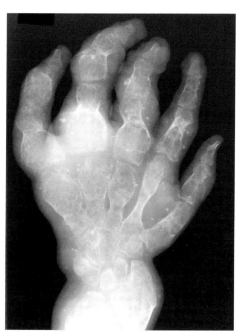

图 7 – 69 Maffucci 综合征

左手正位片，示左手掌骨、指骨多发囊状透光区，骨皮质膨胀变薄，其内有不规则形骨性间隔，
同时软组织呈结节状、弥漫性增厚，内见散在分布的大小不等的圆形静脉石

48. Maffucci 综合征所见软骨瘤常与血管瘤无直接关联，即两者可以分别发生在不同的肢体（图 7-70）。

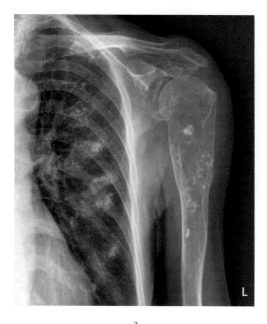
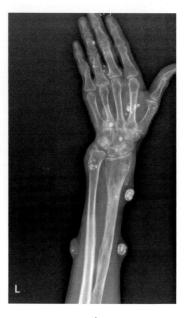

a   b

图 7-70   Maffucci 综合征

a. 左肩正位片，示左肱骨近端及多根肋骨内生软骨瘤；b. 左前臂正位片，示左前臂及手腕部软组织内多发血管瘤伴钙化

49. 普通型软骨肉瘤常位于骨干髓腔内，多呈中心性生长，边缘分叶，其中可见细小斑点状钙化（图 7-71）。

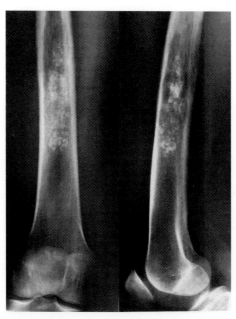

图 7-71   右股骨软骨肉瘤

右股骨正侧位片，示右股骨中段骨质破坏，皮质变薄，髓腔内细斑点状钙化

50. 若软骨瘤破坏侵袭皮质超过其厚度 2/3（图 7-72），应考虑已恶变为高分化软骨肉瘤。

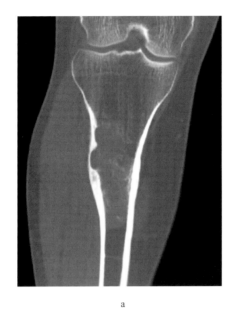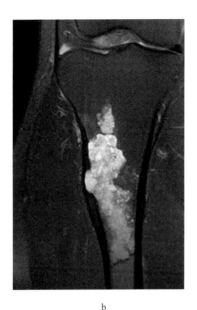

a

b

图 7-72 内生软骨瘤恶变

男，34 岁，右小腿近端肿痛 1 周。a. 右胫骨上段 CT 冠状位重建，示右胫骨上段髓腔内骨质破坏，病变侵犯皮质超过其厚度 2/3；
b. 右胫骨上段 MRI 冠状位抑脂 T_2WI，示 CT 所见破坏灶内可见长 T_2 软骨结节

51. 软骨肉瘤病灶分叶状或花环状强化（图 7-73）具有特征性。

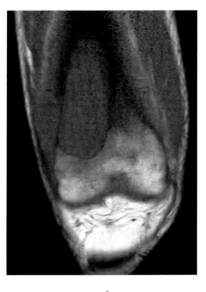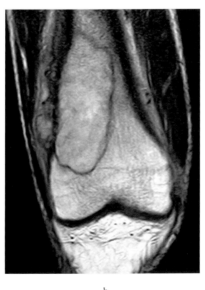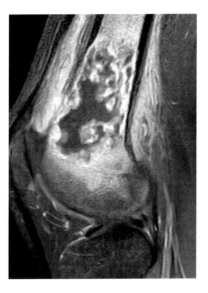

a

b

c

图 7-73 右股骨下段软骨肉瘤

男，30 岁，右大腿下段疼痛并扪及肿块 5 年余。a. 右股骨下段 MRI 冠状位 T_1WI；b. 右股骨下段 MRI 冠状位 T_2WI；c. 右股骨
下段 MRI 冠状位抑脂 T_1WI 增强。（a～c）示右股骨下段异常信号病灶，T_1WI 呈低信号，T_2WI 呈明显高信号，增强后病灶呈不
均匀花边状强化，其中可见无强化坏死区

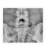

52. 软骨肉瘤周围软组织肿块内可有分隔形成（图7-74）。

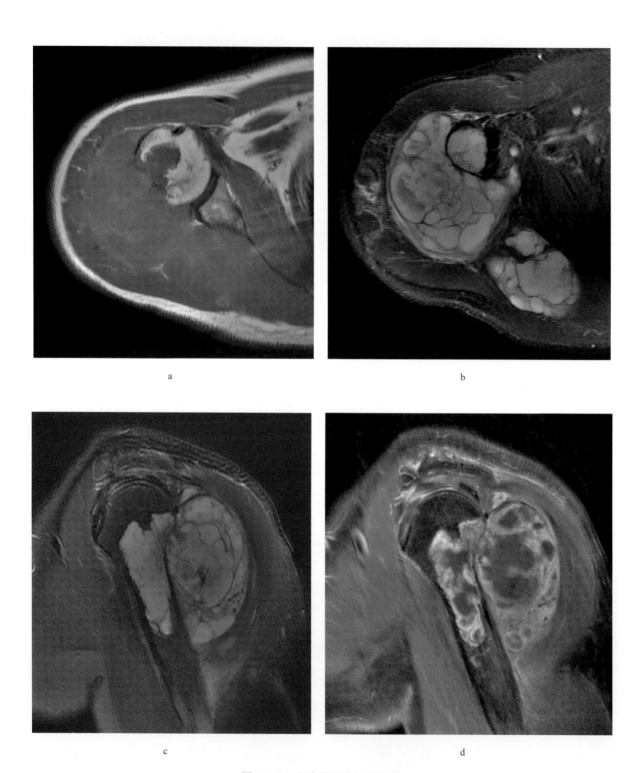

a

b

c

d

图7-74　右肱骨近端软骨肉瘤

男，55岁，右肩关节疼痛1年余。a. 右肱骨近端MRI横轴位T$_1$WI；b. 右肱骨近端MRI横轴位抑脂T$_2$WI；c. 右肱骨近端MRI矢状位抑脂T$_2$WI；d. 右肱骨近端MRI矢状位抑脂T$_1$WI增强。（a～d）示右肱骨近端异常破坏信号灶，T$_1$WI呈等信号，T$_2$WI呈高信号，周围形成软组织肿块可见分隔，增强后呈不均匀强化，其中可见无强化坏死区

53. 瘤软骨钙化是软骨类肿瘤重要征象，钙化多呈环形或弧形，从钙化密度、边缘及分布情况可大致判断肿瘤的良恶性，良性肿瘤的钙化密度高，边缘清楚，密集分布（图7-75），恶性肿瘤则密度低，边缘模糊，散在分布（图7-76）。

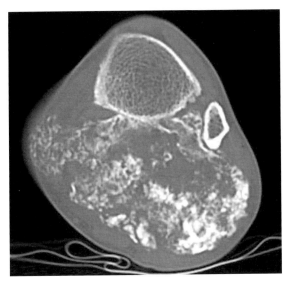

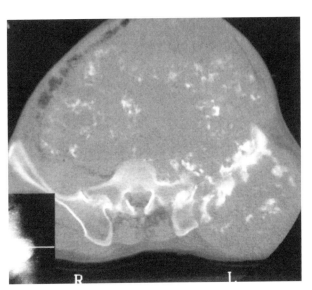

图7-75 良性肿瘤钙化

左小腿CT平扫，示左胫骨远端骨软骨瘤良性钙化，钙化密度较高，呈环状及弧形，边缘清楚

图7-76 恶性肿瘤钙化

骨盆CT平扫，示左髂骨软骨肉瘤恶性钙化，钙化呈散在分布，密度低，钙化环不完整，边缘模糊

54. 若软组织肿块密度较肌肉低，通常提示含有软骨成分而诊断上要考虑软骨来源的肿瘤（图7-77）。

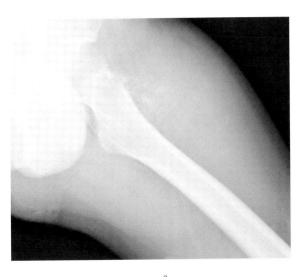

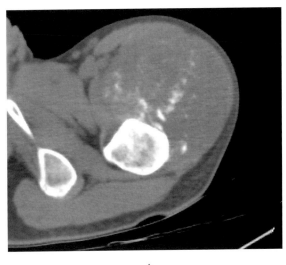

a

b

图7-77 左股骨近端软骨肉瘤

男，31岁，左大腿上段疼痛半年余。a. 左股骨侧位片；b. 左股骨CT横轴位平扫。（a~b）示左股骨近端前外侧可见密度低于周围肌肉的软组织肿块，内可见斑点状钙化

55. 恶性瘤软骨钙化除见于软骨肉瘤（图7-78）外，也可见于软骨母细胞型骨肉瘤（图7-79）。

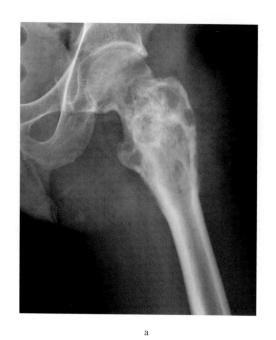
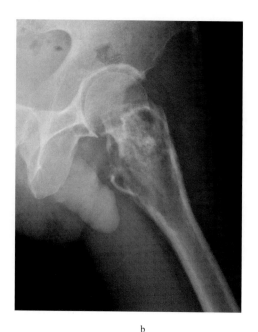

a   b

图7-78 左股骨近端软骨肉瘤

男，45岁，左髋疼痛半年。a. 左股骨正位片；b. 左股骨斜位片。（a～b）示左股骨头颈至股骨近端溶骨性破坏，边缘欠清，其中可见多数斑点状及絮状模糊钙化

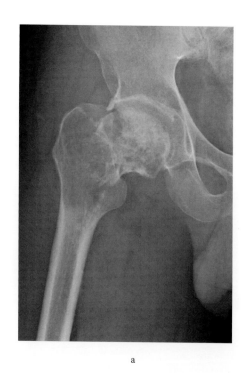
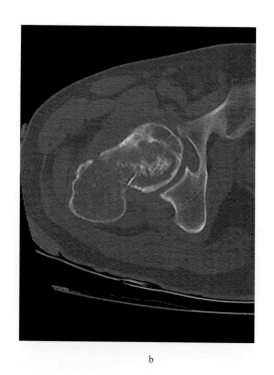

a   b

图7-79 右股骨颈近端软骨母细胞型骨肉瘤伴病理性骨折

a. 右髋正位片，示右股骨头颈部溶骨性破坏，股骨颈基底部骨折，股骨头密度不均匀增高；b. 右髋CT平扫骨窗，示右股骨颈囊状略膨胀破坏，股骨基底部骨折，病灶内可见斑点片状钙化，髋关节周围软组织肿胀

56. 非骨化性纤维瘤与纤维性骨皮质缺损病理相同，要将两者区分只能依靠影像并结合临床，通常纤维性骨皮质缺损（图 7-80）无临床症状且病灶仅局限于骨皮质内，直径一般小于 2cm。而非骨化性纤维瘤（图 7-81）病灶大，通常有临床症状，病灶呈膨胀生长且髓腔受侵犯，大小约在 4～7cm，最长可达 20cm。

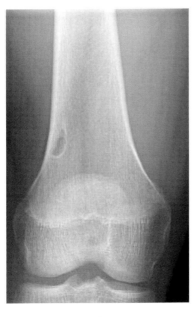
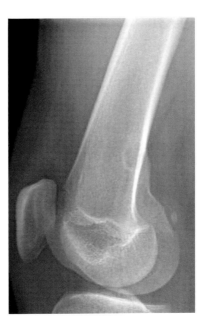

a   b

图 7-80　右股骨纤维性骨皮质缺损

男，9 岁，因右膝关节外伤摄片，平素无不适。a. 右膝正位片；b. 右膝侧位片。（a～b）示右股骨远端外后侧骨皮质内类圆形透亮区，密度均匀，周围轻度骨质硬化

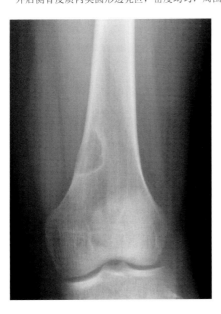
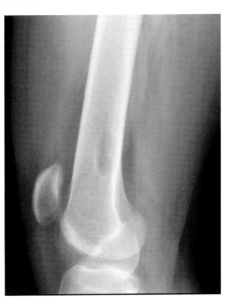

a   b

图 7-81　右股骨非骨化性纤维瘤

男，18 岁，右膝关节疼痛不适 1 年。a. 右膝正位片；b. 右膝侧位片。（a～b）示右股骨远端后内侧骨可见类圆形透亮区，周围轻度骨质硬化

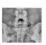

57. 非骨化性纤维瘤病灶可以很大且病灶可发生明显囊变（图 7-82）。

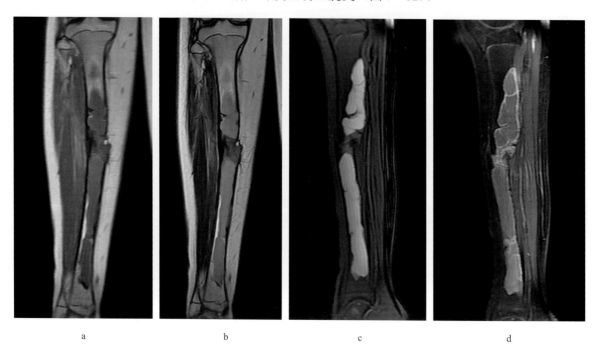

a   b   c   d

图 7-82　右胫骨非骨化性纤维瘤

女，11 岁，右小腿病理性骨折复位治疗 4 个月。a. 右小腿 MRI 冠状位 T_1WI；b. 右小腿 MRI 冠状位 T_2WI；c. 右小腿 MRI 矢状位抑脂 T_2WI；c. 右小腿 MRI 矢状位抑脂 T_1WI 增强。（a～d）示右胫骨髓腔内可见较大范围囊状破坏异常信号，T_1WI 呈低信号，T_2WI 呈稍高信号，抑脂 T_2WI 呈高信号，胫骨上段可见骨折，增强后病灶中央无强化，囊壁可见强化

58. 多发性对称性非骨化性纤维瘤要注意询问并检查患者是否有皮肤咖啡样色素斑，以除外 Jaffe-Campanucci 综合征（图 7-83、图 7-84）。

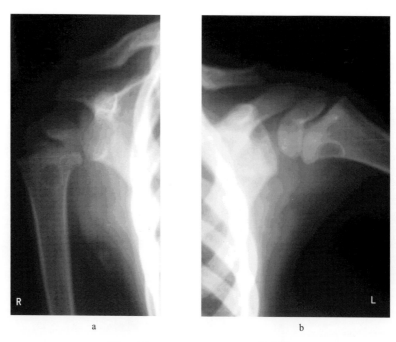

a   b

图 7-83　Jaffe-Campanucci 综合征

男，8 岁，患儿皮肤可见咖啡样色素斑。a. 右肩关节正位片；b. 左肩关节正位片。（a～b）示双侧肱骨干骺端可见对称类圆形囊状破坏，边缘清楚且可见硬化

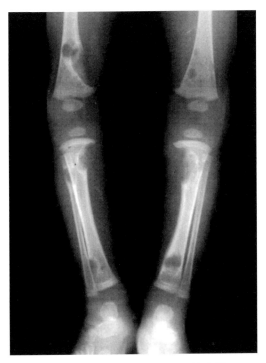

图 7-84　Jaffe-Campanucci 综合征

患儿皮肤可见咖啡样色素斑。X 线片，示双侧股骨远端、胫骨及右腓骨干骺端对称性类圆形及半月状骨质破坏，边界清楚

59. 骨韧带样纤维瘤典型病灶有沿骨干长轴发展趋势，在透亮的骨质缺损区，可见残留的骨嵴形成的粗大骨小梁（图 7-85）。

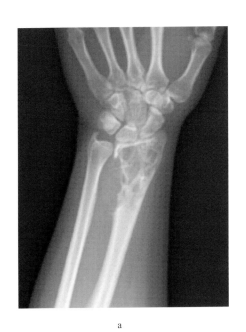
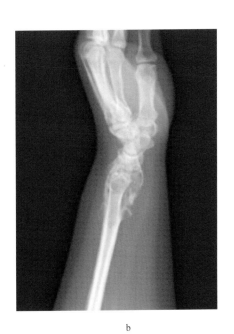

a

b

图 7-85　左桡骨远端韧带样纤维瘤

女，33 岁，左腕疼痛半年。a. 左腕关节正位片；b. 左腕关节侧位片。（a～b）示左桡骨远端可见与长轴一致的地图样骨质破坏，内缘皮质缺损，内残留粗大紊乱的骨小梁

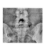

60. 骨内韧带样纤维瘤因含大量胶原纤维，MRI T_2WI 可见条状或斑片状低信号影（图 7-86），据此信号特点应疑诊该病并可与骨巨细胞瘤鉴别。

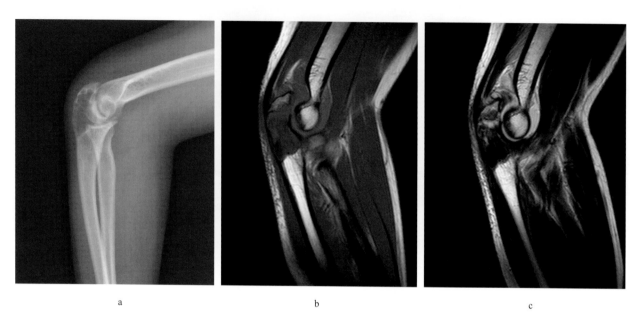

a   b   c

图 7-86　右尺骨鹰嘴韧带样纤维瘤

女，22 岁，摔伤致右肘部疼痛，活动受限 1 天就诊。右肘关节侧位片（a），示右尺骨鹰嘴囊状破坏；右肘关节 MRI 矢状位 T_1WI（b）和矢状位 T_2WI（c），示右尺骨鹰嘴破坏异常信号灶，T_1WI 呈低信号，T_2WI 呈斑片状低信号为主的混杂信号

61. 良性纤维组织细胞瘤因具有侵袭性，因而有时可见线状骨膜反应（图 7-87），借此可与发病部位和表现相似的非骨化性纤维瘤鉴别。

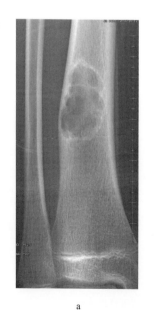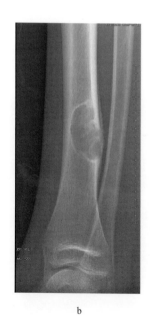

a   b

图 7-87　右胫骨良性纤维组织细胞瘤

a. 右胫骨下段正位片；b. 右胫骨下段侧位片。（a～b）示右胫骨下段囊状略膨胀破坏，病变侵犯后外侧骨皮质，内后侧可见线状骨膜反应

62. 骨性纤维结构不良常发生于胫骨上段，主要累及胫骨前缘骨皮质，常伴有胫骨前弓样弯曲（图7-88）。

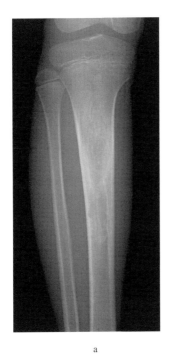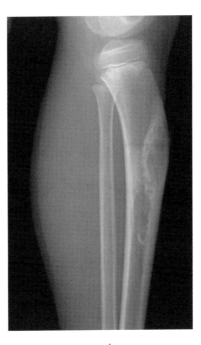

a   b

图7-88 左胫骨骨性纤维结构不良

男，9岁，发现左小腿变形1年。a. 左胫骨中上段正位片；b. 左胫骨中上段侧位片。（a～b）示左胫骨上段前侧地图样骨质破坏，累及前缘骨皮质，其中可见骨小梁结构，胫骨同时呈前弓样弯曲

63. 骨性纤维结构不良当含纤维成分较多时，病灶可表现囊性透亮区（图7-89）。

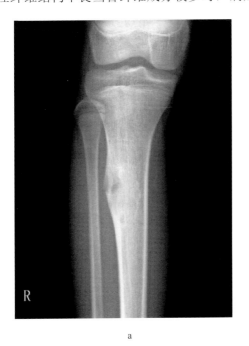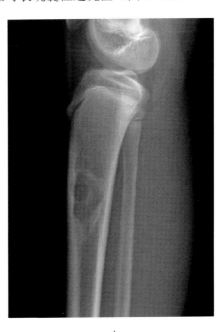

a   b

图7-89 右胫骨骨性纤维结构不良

女，11岁，右小腿上段压痛2月余。a. 右胫骨中上段正位片；b. 右胫骨中上段侧位片；

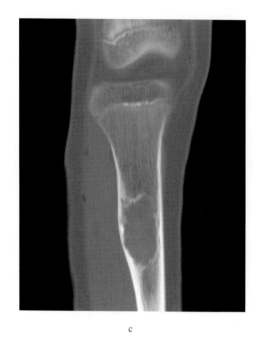

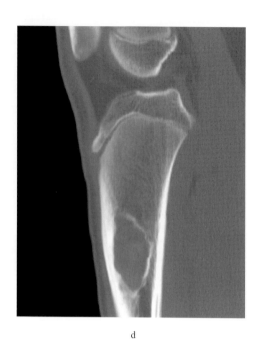

c

d

图 7-89　右胫骨骨性纤维结构不良（续）

c. 右胫骨中上段 CT 冠状位重建；d. 右胫骨中上段 CT 矢状位重建。（a～d）示右胫骨上段前外侧囊状略膨胀骨质破坏，累及前外缘骨皮质，胫骨同时向前轻度弯曲

64. 骨巨细胞瘤多发生于骨骺已闭合的骨端呈偏心性生长且有向骨突延伸的特点（图 7-90）。

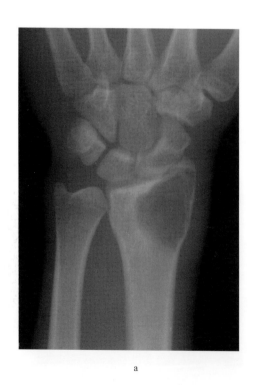

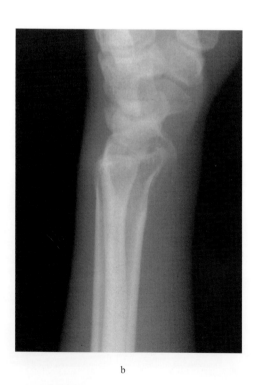

a

b

图 7-90　左桡骨远端骨巨细胞瘤

男，19 岁，左腕部肿痛近 1 个月。a. 左腕正位片；b. 左腕侧位片。（a～b）示左桡骨远端偏心性囊状膨胀破坏，病灶有沿桡骨茎突延伸的趋势

65. 骨巨细胞瘤因常出血导致含铁血黄素较多时，MRI T_2WI 可呈极低信号（图 7-91b、图 7-92b、）。

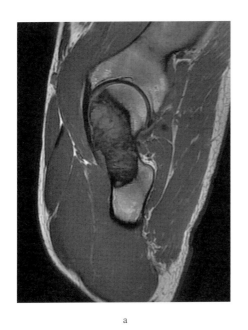 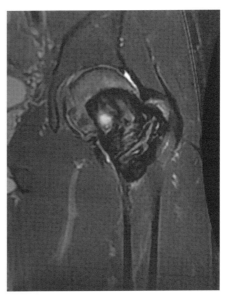

a   b

图 7-91　左股骨近端骨巨细胞瘤

男，25 岁，左髋疼痛不适 2 年。a. 左髋 MRI 矢状位 T_1WI；b. 左髋 MRI 冠状位抑脂 T_2WI。（a～b）示左股骨头颈膨胀性破坏，病灶 T_1WI 呈低信号，抑脂 T_2WI 呈极低信号为主混杂信号

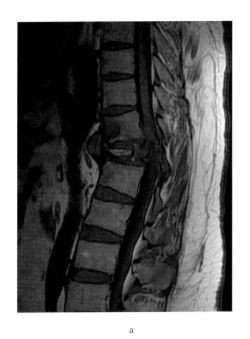 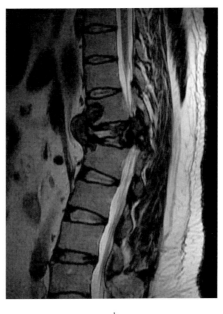

a   b

图 7-92　第 12 胸椎巨细胞瘤

男，70 岁，胸背部疼痛 3 年余，活动受限。a. 胸椎下段 MRI 矢状位 T_1WI；b. 胸椎下段 MRI 矢状位 T_2WI。（a～b）示第 12 胸椎椎体膨胀破坏，T_1WI 呈低信号，T_2WI 呈极低信号，病变侵犯邻近上下椎体，同层面脊髓受压

66. 骨恶性巨细胞瘤晚期大部分骨质破坏吸收为软组织肿块代替时，残瘤骨壳（图7-93）对其定性有重要意义。

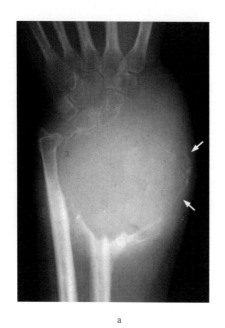
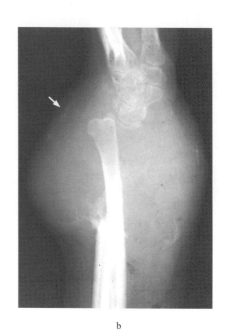

图 7-93　左桡骨远端恶性巨细胞瘤

a. 左腕关节正位片；b. 左腕关节侧位片。（a～b）示左桡骨远端骨质破坏伴软组织肿块，边缘不清，周围隐约见残留骨壳（白箭头），尺骨远端受压变细，腕骨诸骨骨质疏松

67. 骨巨细胞瘤血运非常丰富，因此增强都呈明显强化，但要注意病灶较小者呈均匀显著强化（图7-94），病灶较大者由于合并囊变、坏死和出血等缘故多呈不均匀强化（图7-95）。

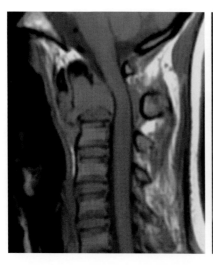
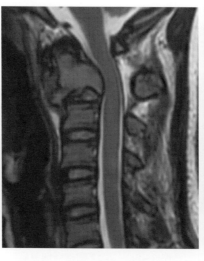
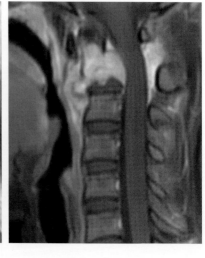

图 7-94　枢椎巨细胞瘤

a. 颈椎 MRI 矢状位 T_1WI；b. 颈椎 MRI 矢状位 T_2WI；c. 颈椎 MRI 矢状位抑脂 T_1WI 增强。（a～c）示枢椎囊状膨胀破坏异常信号，T_1WI 呈稍低信号，T_2WI 呈等信号，增强后呈明显均匀强化

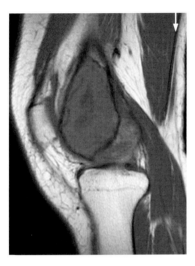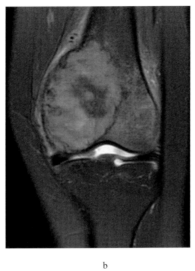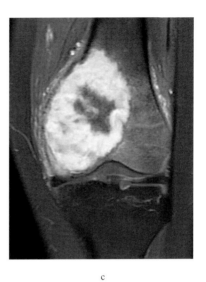

a	b	c

图 7-95　左股骨远端巨细胞瘤

a. 左膝 MRI 矢状位 T_1WI；b. 左膝 MRI 冠状位抑脂 T_2WI；c. 左膝 MRI 冠状位抑脂 T_1WI 增强。（a～c）示左股骨内侧髁膨胀性破坏异常信号灶，T_1WI 呈低信号，T_2WI 呈高信号，信号不均匀，增强后病灶呈明显不均匀强化

68. 骨巨细胞瘤甚少见到钙化，出现钙化要注意可能合并有动脉瘤样骨囊肿（图 7-96）。

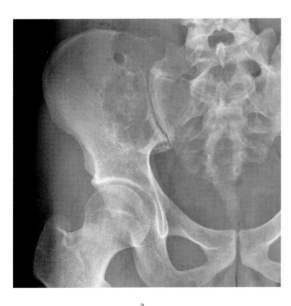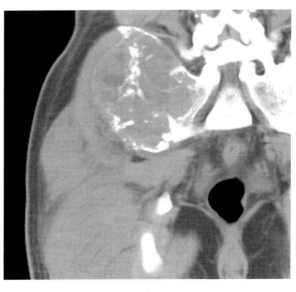

a	b

图 7-96　右髂骨巨细胞瘤合并动脉瘤样骨囊肿

a. 右髂骨正位片；b. 右髂骨 CT 冠状位重建；

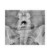

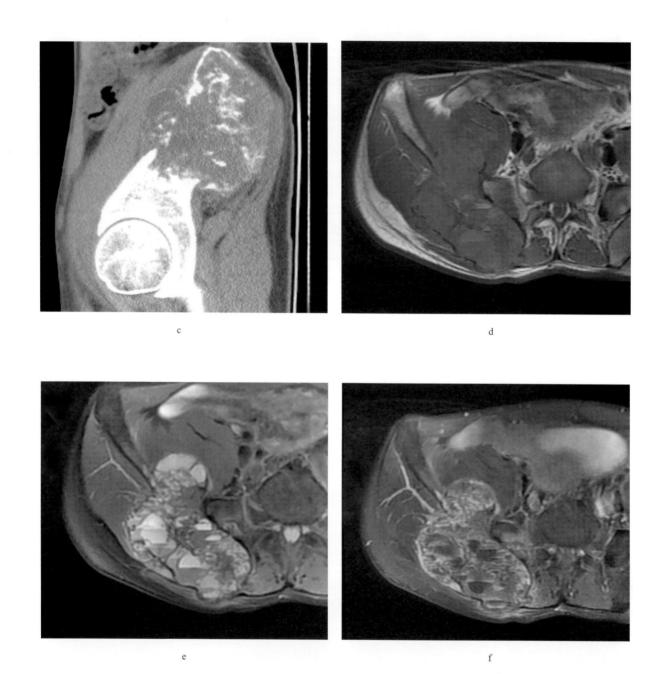

c

d

e

f

图 7-96　右髂骨巨细胞瘤合并动脉瘤样骨囊肿（续）

c. 右髂骨 CT 矢状位重建。（a～c）示右髂骨膨胀性破坏，局部骨壳欠完整，病灶内可见斑片状钙化。d. 右髂骨 CT 横轴位 T_1WI；e. 右髂骨 CT 横轴位抑脂 T_2WI；f. 右髂骨 CT 横轴位抑脂 T_1WI 增强。（d～f）示病灶 T_1WI 呈低信号，T_2WI 呈高信号，其中可见多个液-液平面，增强后囊壁及间隔强化，提示合并动脉瘤样骨囊肿

69. 骶骨的巨细胞瘤常偏心生长并侵犯骶髂关节（图7-97）。

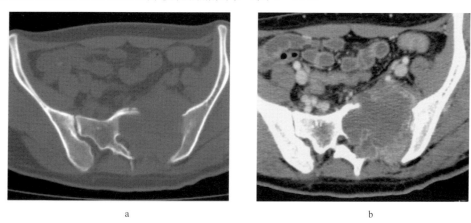

图 7-97　骶骨巨细胞瘤

　　a. 骶骨 CT 横轴位平扫骨窗；b. 骶骨 CT 横轴位增强软组织窗。（a～b）示骶骨偏左侧膨胀性破坏，内充满软组织密度影，病灶侵犯左侧骶髂关节，增强后呈明显不均匀强化

70. 骨巨细胞瘤常合并动脉瘤样骨囊肿，合并动脉瘤样骨囊肿可靠征象是增强后病灶囊腔壁及间隔呈明显强化（图7-98c～d，图7-99d）。

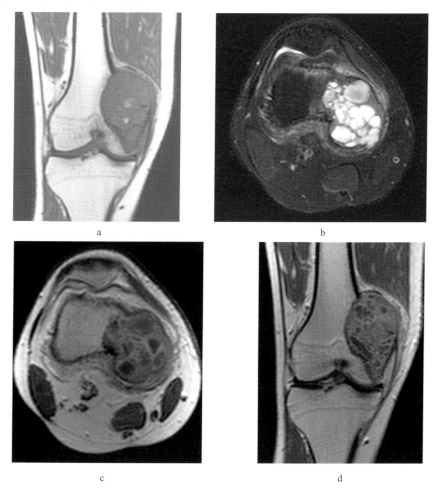

图 7-98　右股骨远端巨细胞瘤合并动脉瘤样骨囊肿

　　a. 右膝 MRI 冠状位 T_1WI；b. 右膝 MRI 横轴位抑脂 T_2WI；c～d. 右膝 MRI 横轴位抑脂 T_1WI 增强。（a～d）示右股骨内侧髁膨胀性破坏异常信号灶，T_1WI 呈等信号夹杂少许高信号，T_2WI 抑脂呈高低混杂信号，增强扫描病灶囊腔壁及间隔明显强化

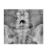

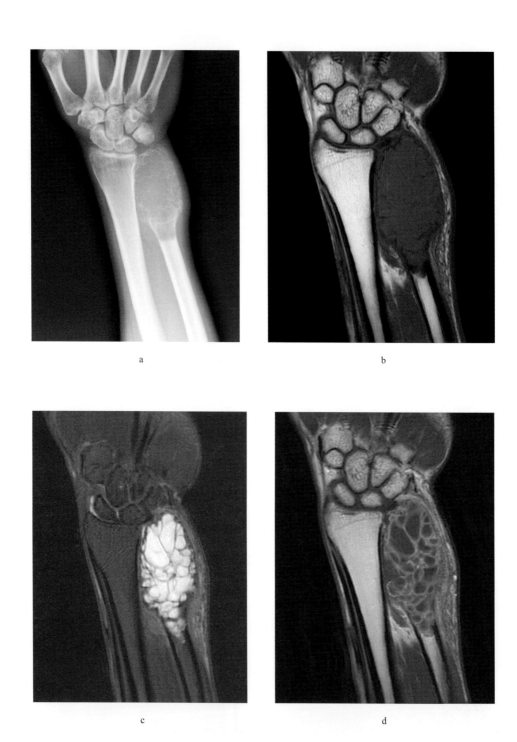

a

b

c

d

图7-99 左尺骨远端巨细胞瘤合并动脉瘤样骨囊肿

男，44岁，左腕关节肿胀1年余。a. 左腕正位片，示左尺骨远端膨胀性破坏，其中可见多数分隔。b. 左腕关节MRI冠状位 T_1WI；c. 左腕关节MRI冠状位抑脂 T_2WI；d. 左腕关节MRI冠状位 T_1WI 增强。（c～d）示左尺骨远端膨胀破坏异常信号灶，T_1WI 呈低信号，抑脂 T_2WI 呈高低混杂信号，其中可见大小不等低信号分隔，增强扫描病灶囊腔壁及间隔明显强化

71. 股骨头颈偏内侧关节面下囊状膨胀性破坏，长轴与股骨颈走行一致，骨壳断续不连，要想到骨巨细胞瘤（图 7-100）。

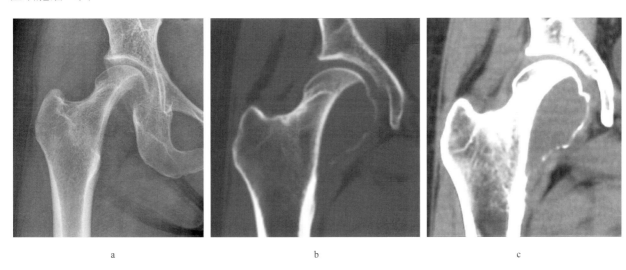

图 7-100 右股骨头颈部巨细胞瘤

a. 右髋关节正位；b. 右髋关节 CT 冠状位重建骨窗；c. 右髋关节 CT 冠状位重建软组织窗。（a～c）示右股骨头颈偏内侧可见与股骨颈走行一致之膨胀性破坏，内为软组织密度，病灶内侧可见硬化边缘，外侧骨壳断续不连

72. 胫骨近端的骨巨细胞瘤（图 7-101、图 7-103）与良性纤维组织细胞瘤（图 7-102、图 7-104）有时影像很相似难以分清，观察肿瘤的边缘、生长方式、膨胀程度等有利于两者的鉴别。通常前者膨胀程度明显，边缘无硬化，骨壳断续不连，后者膨胀程度不如骨巨细胞瘤，边缘粗糙有硬化，骨壳相对较完整。

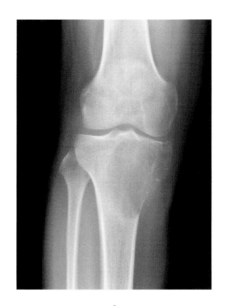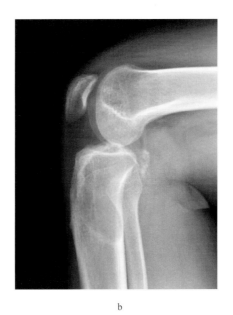

图 7-101 右胫骨近端骨巨细胞瘤

男，25 岁，右膝关节肿痛 2 月余。a. 右膝关节正位片；b. 右膝关节侧位片。（a～b）示右胫骨内侧髁膨胀性破坏，边缘清楚，大部分无硬化边，部分骨壳断续不连，病灶内可见骨嵴分隔

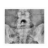

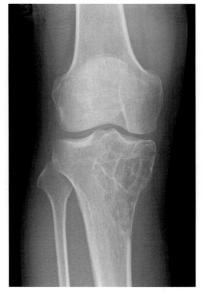
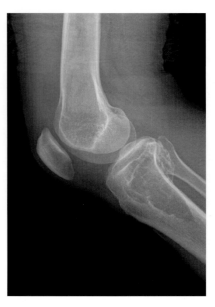

a   b

图 7 - 102　右胫骨良性纤维组织细胞瘤

男，40 岁，右膝部疼痛不适 3 月余。a. 右膝关节正位片；b. 右膝关节侧位片。（a～b）示右胫骨内侧髁地图样骨质破坏，膨胀程度不明显，其中可见骨性间隔将病灶分隔呈多房状，边缘可见轻度硬化

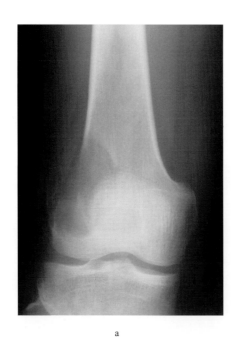
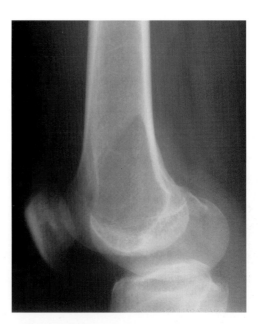

a   b

图 7 - 103　右股骨远端巨细胞瘤

男，33 岁，右膝关节疼痛不适 4 月余。a. 右膝正位片；b. 右膝侧位片。（a～b）示右股骨外侧髁膨胀性破坏，边缘无硬化，病灶可见纤细分隔

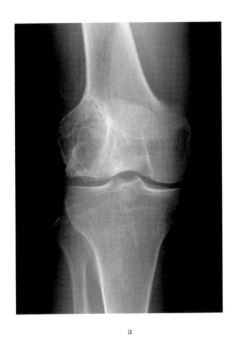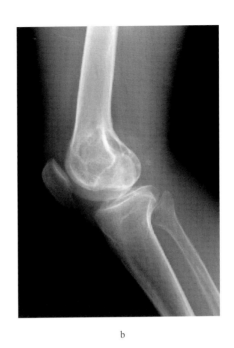

a   b

图 7-104　右股骨良性纤维组织细胞瘤

男，52 岁，右膝关节疼痛 2 年。a. 右膝正位片；b. 右膝侧位片。（a～b）示右股骨外侧髁轻度膨胀性破坏，其中可见粗糙骨性
间隔，前内侧缘可见明显硬化

73. 未分化多形性肉瘤（图 7-105）和溶骨性转移瘤（图 7-106）有时两者影像表现十分相似难以区分时，若病灶内见到营养不良钙化，诊断应倾向前者。

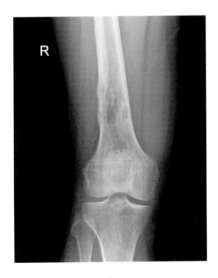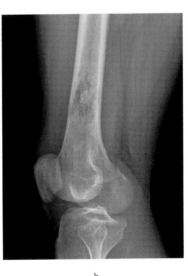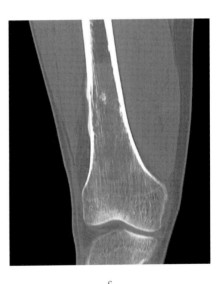

a   b   c

图 7-105　右股骨未分化多形性肉瘤

男，50 岁，右膝疼痛 10 月余。a～b. 右股骨下段 X 线平片；c. 右股骨下段 CT 冠状位重建。（a～c）示右股骨下段溶骨性破坏，
边缘不清，其中可见不定形营养不良性钙化

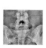
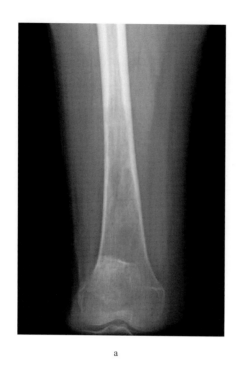

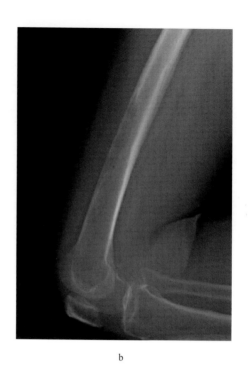

图 7-106　乳腺癌右股骨中远端转移

女，60 岁，乳腺癌术后 20 余年。a. 右股骨正位片；b. 右股骨侧位片。（a～b）示右股骨中下段松质骨溶骨性破坏，前外侧皮质吸收变薄

74. 骨尤因肉瘤（图 7-107）与骨淋巴瘤都可形成明显软组织肿块，甚至有包绕病骨趋势，但前者软组织肿块密度不均，常可见大片坏死，而后者密度或信号相对均匀。

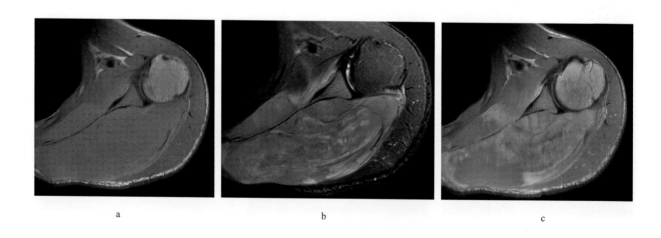

图 7-107　左肩胛骨尤因肉瘤

a. 左肩关节 MRI 横轴位 T_1WI；b. 左肩关节横轴位抑脂 T_2WI；c. 左肩关节横轴位抑脂 T_1WI 增强。（a～c）示左肩胛骨体破坏异常信号灶，周围形成包绕肩胛骨的软组织肿块，软组织肿块信号不均，增强扫描后肿块明显强化，其中可见大片无强化坏死灶

75. 儿童颅骨破坏伴软组织肿块及针状骨膜反应，要想到 PNET（图 7-108）。

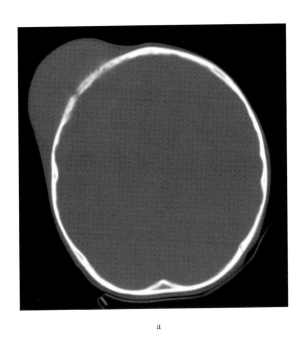 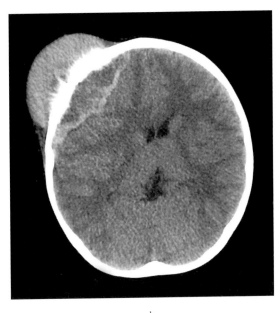

a   b

图 7-108　右额骨 PNET

男，6 岁，外伤致头晕头痛 2 个月。a. 头颅 CT 平扫骨窗；b. 头颅 CT 平扫软组织窗。（a～b）示右额骨浸润性破坏伴软组织肿块，同时可见针状骨膜反应

76. 儿童胸壁软组织肿块伴钙化要想到 Askin 瘤（图 7-109）。

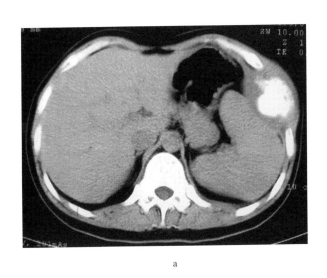 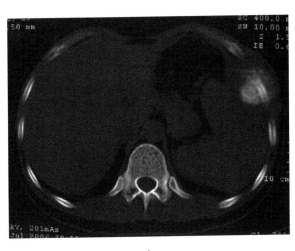

a   b

图 7-109　左胸壁 Askin 瘤

a. 胸部 CT 平扫软组织窗，示左胸第 8 前肋骨周围软组织肿块伴团块状钙化影；b. 胸部 CT 平扫骨窗，示第 8 前肋可见骨质破坏

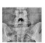

77. 骨血管瘤病灶周围大部分未见反应性骨质增生硬化，但少数也可见反应性骨质增生硬化（图 7-110）。

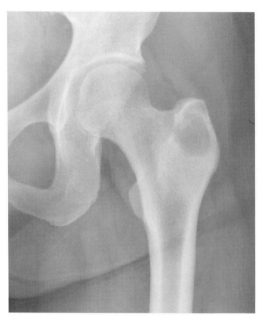

图 7-110　左股骨大转子血管瘤

左髋正位片，示左股骨大转子类圆形囊状破坏，周围可见大片反应性骨质增生硬化

78. 松质骨骨质破坏残留骨小梁代偿性增粗呈"栅栏状"（图 7-111）或"蜂窝状"（图 7-112）要想到骨血管瘤可能。

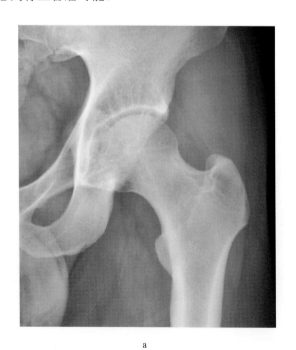

a

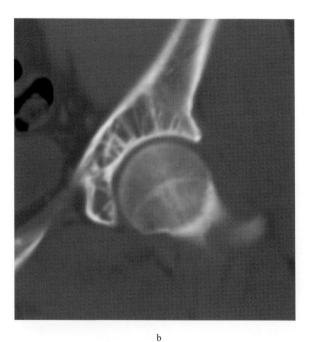

b

图 7-111　左髂骨体及坐骨支髋臼血管瘤

a. 左髋正位片；b. 左髋 CT 平扫冠状位重建。（a～b）示左髂骨体及坐骨支"地图样"破坏，其中残留骨小梁代偿性增粗呈"栅栏状"

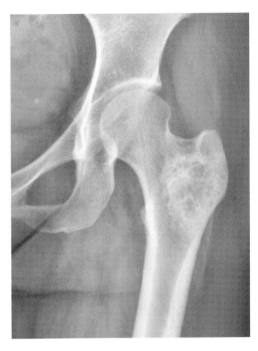
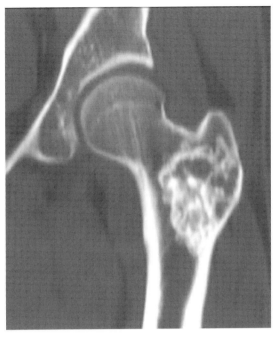

a   b

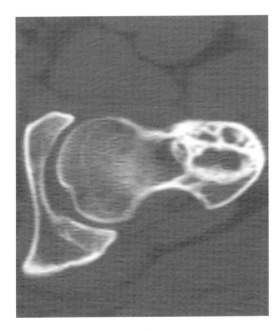
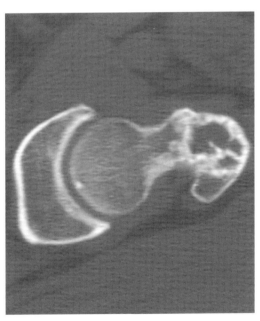

c   d

图 7 - 112 左股骨转子间血管瘤

a. 左髋正位片；b. 左髋 CT 平扫冠状位重建；c～d. 左髋 CT 平扫斜矢状位重建。（a～d）示左股骨转子间囊状略膨胀性破坏，
其中残留骨小梁代偿性增粗分隔呈"蜂窝状"，边缘硬化

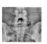
79. 长骨血管瘤可造成类似骨脓肿的窦道样裂隙改变（图7-113、图7-114）。

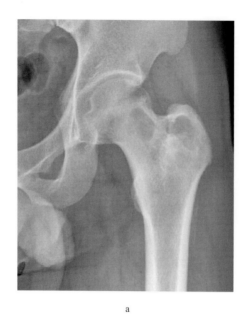
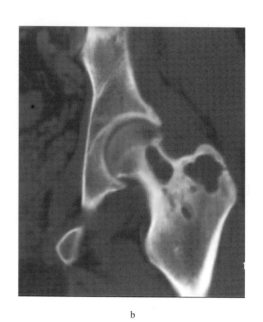

a   b

图7-113　左股骨转子间血管瘤

男，41岁，左髋疼痛1年，症状反复。a. 左髋正位片；b. 左髋CT平扫冠状位重建。（a～b）示左股骨头颈至大转子不规则破坏，邻近骨质硬化，病灶大转子外侧可见窦道样裂隙

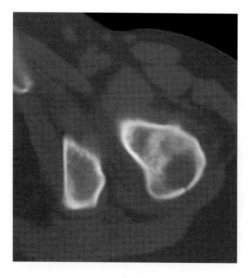
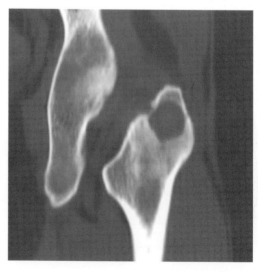

a   b

图7-114　左股骨大转子血管瘤

a. 左髋CT横轴位平扫；b. 左髋CT冠状位重建。（a～b）示左股骨大转子类圆形囊状破坏，病灶后外侧可见窦道样裂隙，周围可见反应性增生硬化

80. 骨内蔓状血管瘤因具有侵袭性，病灶皮质内常有"筛孔样"改变（图7-115c～e），借助此征象可与其相似的囊性纤维异常增殖症、非骨化性纤维瘤、动脉瘤样骨囊肿等鉴别。

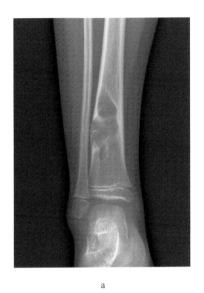

a

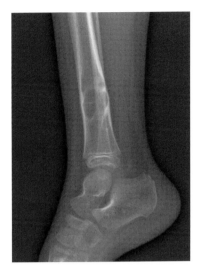

b

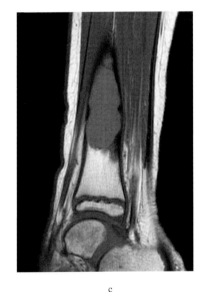

c

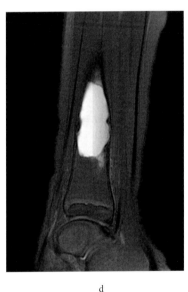

d

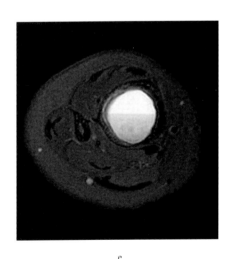

e

图 7-115　右胫骨蔓状血管瘤

男，6岁，右小腿疼痛不适1月余。a. 右胫骨下段正位片；b. 右胫骨下段侧位片。（a～b）示右胫骨下段囊状略膨胀破坏，边缘轻度硬化，其中可见分隔，局部皮质变薄。c. 右胫骨下段MRI矢状位 T_1WI；d. 右胫骨下段矢状位抑脂 T_2WI；e. 右胫骨下段横轴位抑脂 T_2WI。（c～e）示平片所见病灶 T_1WI 呈低信号，抑脂 T_2WI 呈明显高信号，其中可见液-液平面，病灶周围皮质可见"筛孔样"改变

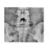

81. MRI 上骨蔓状血管瘤病灶周围棘状突起及显著"网眼状"强化（图 7-116d～f）对诊断有重要提示作用。

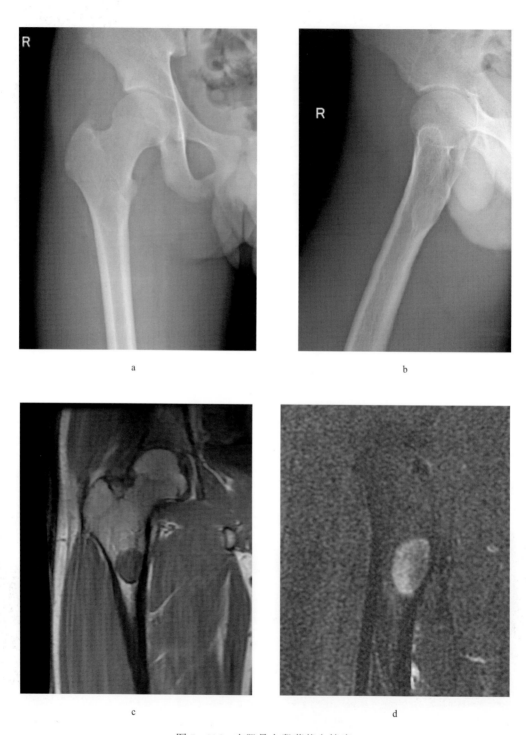

a

b

c

d

图 7-116　右股骨上段蔓状血管瘤

男，18 岁，右股骨隐痛 1 月余。a. 右髋正位片；b. 右髋侧位片，示右股骨转子下可见一椭圆形地图样破坏，边界清楚，有轻度硬化。c. 右髋关节 MRI 冠状位 T_1WI；d. 右髋关节 MRI 矢状位抑脂 T_1WI

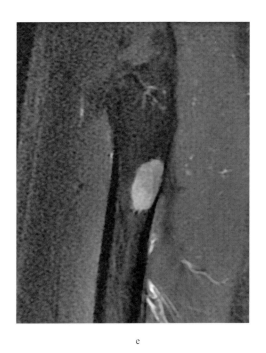
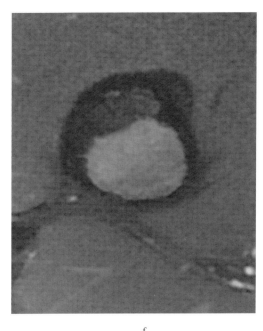

e　　　　　　　　　　　　　f

图 7-116　右股骨上段蔓状血管瘤（续）

e. 右髋关节矢状位抑脂 T_1WI 增强；f. 右髋关节 MRI 横轴位抑脂 T_1WI 增强。（c～f）示平片所见病灶 T_1WI 呈低信号，T_2WI 抑脂呈不均匀高信号，增强后病灶显著"网眼状"强化，周围可见多个棘状突起

82. 椎体海绵状血管瘤典型征象为椎体内粗大骨小梁形成"灯芯绒"征（图 7-117c），此外多数病灶可检测到脂肪成份。

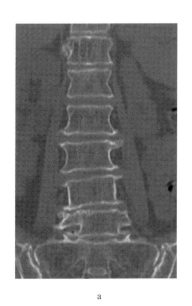
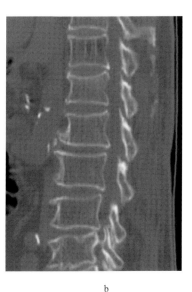
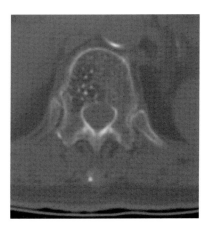

a　　　　　　　　　　b　　　　　　　　　　c

图 7-117　椎体海绵状血管瘤

a. 胸腰椎 CT 冠状位重建；b. 胸腰椎 CT 矢状位重建；c. T_{12} 椎体横轴位平扫。（a～c）示 T_{12} 椎体松质骨密度降低，其中可见粗大骨小梁于冠状位和矢状位重建形成栅栏状、横轴位形成灯芯绒状外观

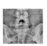

83. 椎体海绵状血管瘤 MRI 上 T_1WI 显示病灶内的高信号（图 7-118a）对诊断非常重要，因为除黑色素瘤外，其他骨内肿瘤内部 T_1WI 上极少出现高信号。

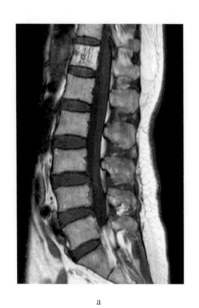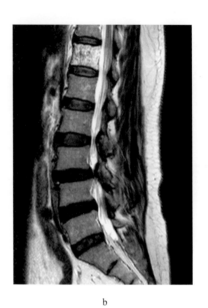

a   b

图 7-118　椎体海绵状血管瘤

a. 胸腰椎 MRI 矢状位 T_1WI；b. 胸腰椎 MRI 矢状位 T_2WI。（a～b）示 T_{12} 椎体异常信号，T_1WI 和 T_2WI 均呈高信号，信号不均，呈栅栏状改变

84. 囊状血管瘤（图 7-119）好发于胸腰椎、肋骨、肩胛骨、四肢骨近端及头颅等部位，病灶常呈多发性，若上述其中一个部位发现可疑病灶，要检查其他部位，以免漏诊。

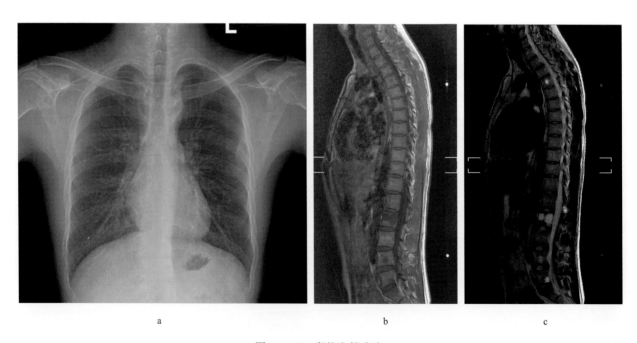

a   b   c

图 7-119　囊状血管瘤病

此例阅胸片（a）时发现左胸第 4 肋骨囊状膨胀破坏，同时左肱骨头及右肩胛骨可见类圆形小囊状破坏；当时高度怀疑囊状血管瘤病，遂建议患者进一步脊椎 MRI 检查。从脊椎 MRI 矢状位 T_1WI（b）和矢状位 T_2WI（c）来看，T_4、L_2、L_4、L_5 椎体及 L_1 椎附件均见长 T_1 长 T_2 囊状破坏异常信号灶，符合囊状血管瘤病表现

85. 骨囊状血管瘤病常伴有肝、脾和颈部相同性质的病灶（图 7 - 120）。

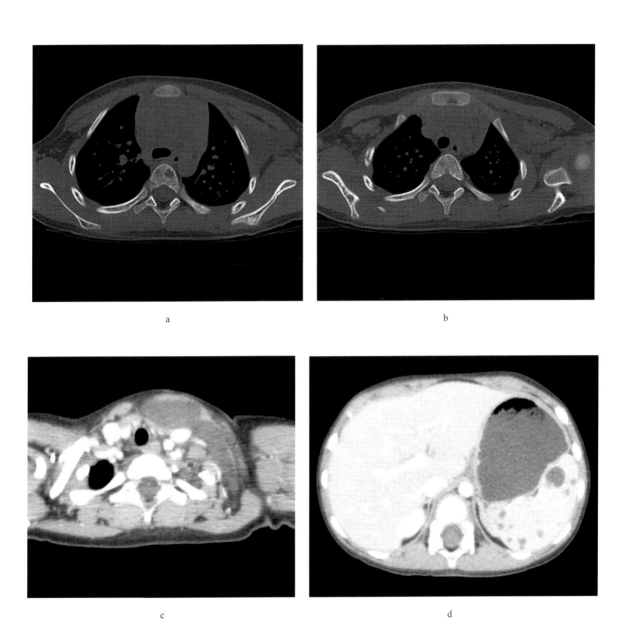

图 7 - 120　囊状血管瘤病

a～b. 胸部 CT 平扫，示胸椎及胸骨囊状破坏；c. 颈部 CT 增强扫描，示颈部左侧不强化囊状包块；d. 上腹部 CT 增强，示脾脏多发囊状无强化灶

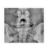

86. 跟骨窦（图 7-121）与跟骨骨内脂肪瘤（图 7-122）都含有脂肪成分，但前者属正常变异，有固定位置，病灶内未见钙化，后者为一种骨的原发性良性肿瘤，病灶无固定位置，其中可见不定形钙化。

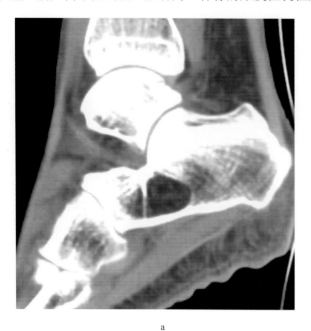
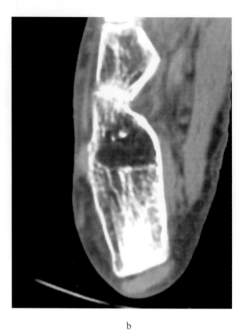

a   b

图 7-121　跟骨窦

a. 左跟骨 CT 矢状位重建；b. 左跟骨横轴位 CT 平扫。（a～b）示左跟骨窦区域呈囊状低密度区，内为脂肪密度，其中可见分隔

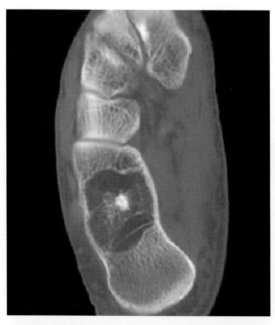

图 7-122　跟骨骨内脂肪瘤

跟骨横轴位 CT 平扫，示跟骨囊状略膨胀破坏，内可测到脂肪密度，同时可见到不定形钙化

87. 骨内脂肪瘤钙化（图 7-123）与软骨类肿瘤钙化（图 7-124）不同，前者属营养不良性钙化，钙化常呈不规则斑块状，后者为瘤软骨钙化，钙化常呈环状、弧状或斑点状。

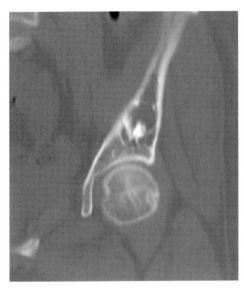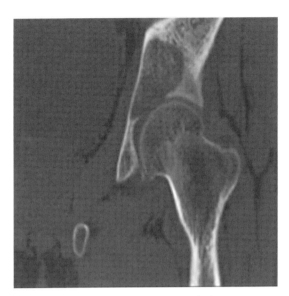

图 7-123　左髂骨骨内脂肪瘤

左髋关节 CT 冠状位重建，示左髂骨囊状破坏，内为脂肪密度，其中可见不规则斑块状钙化

图 7-124　左髂骨软骨肉瘤

左髋关节 CT 平扫冠状位重建，示左髂骨体大片溶骨破坏，累及髋臼关节面，边缘清楚，无硬化，病灶内可见斑点状及环形钙化

88. 婴幼儿肋骨囊状膨胀破坏伴钙化，要想到胸壁软骨间叶性错构瘤（图 7-125）的可能。

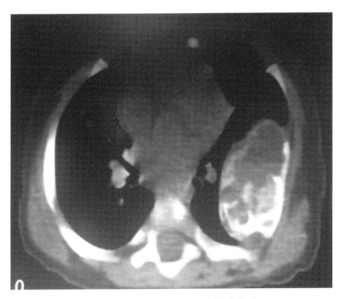

图 7-125　胸壁软骨间叶性错构瘤

胸部 CT 平扫，示左胸肋可见突向胸腔内囊状膨胀性破坏，其中可见钙化

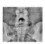

89. 成人单纯枢椎出现骨质破坏伴钙化或骨化，首先要想到脊索瘤（图7-126）可能。

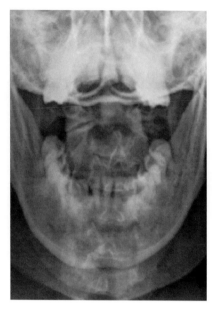

a

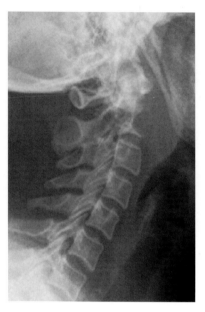

b

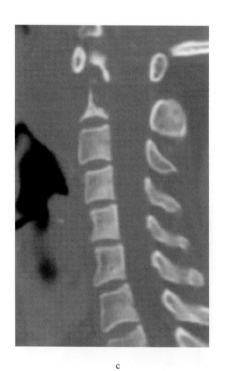

c

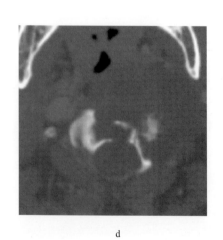

d

图7-126 枢椎脊索瘤

a. 寰枢关节张口位片；b. 颈椎侧位片；c. 寰枢关节 CT 矢状位重建；d. 寰枢椎横轴位 CT 平扫。（a～d）示枢椎体骨质破坏，周围可见软组织肿块伴钙化

90. 骶尾部脊索瘤多位于第 3 骶椎以下中线呈膨胀性或溶骨性破坏，病灶常向前突出并与骶骨形成锐角，内可见不规则钙化和横板征（图 7-127）。

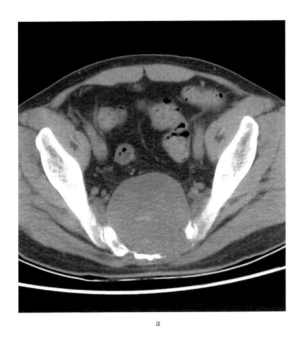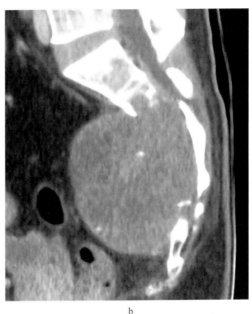

a   b

图 7-127 骶骨脊索瘤

a. 骶椎 CT 横轴位平扫；b. 骶椎 CT 矢状位重建。（a～b）示骶骨中下部骨质破坏，其中可见钙化，病灶向前突出与骶骨形成锐角，同时可见横板征

91. 脊索瘤由于肿瘤组织由长弛豫 T_2 时间的黏液间质和分泌黏液的液滴样细胞构成，因此 MRI T_2WI 呈明显高信号（图 7-128b～c）。

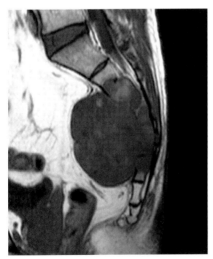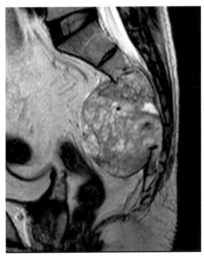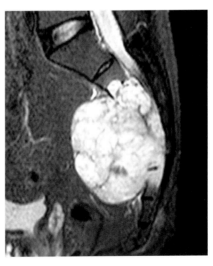

a   b   c

图 7-128 骶椎脊索瘤

男，43 岁，骶尾部疼痛麻木 6 个月。a. 骶尾椎 MRI 矢状位 T_1WI；b. 骶尾椎 MRI 矢状位 T_2WI；c. 骶尾椎 MRI 矢状位抑脂 T_2WI。（a～c）示骶椎可见膨胀破坏异常信号灶，T_1WI 主要呈低信号，T_2WI 呈稍高信号并夹杂斑片状更高信号，抑脂 T_2WI 病灶呈明显高信号

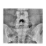
92. 发生于骶骨的神经鞘瘤（图 7-129）和骨巨细胞瘤有相似的发病部位，当两者需要鉴别时，若观察到骶孔扩大则有利于前者的诊断。

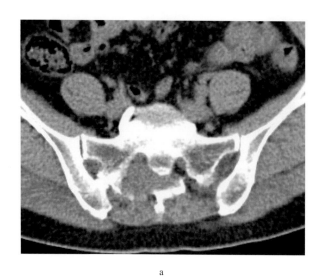

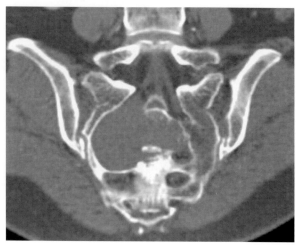

a

b

图 7-129　骶骨神经鞘瘤

a. 骶椎 CT 平扫；b. 骶椎 CT 冠状位重建。（a～b）示骶椎右侧囊状膨胀性破坏，边缘光滑伴轻度硬化，右侧骶孔扩大

93. 发生于下颌角的囊状膨胀性破坏，若其内分房大小不等差异较大，同时牙根有截断现象，强烈提示造釉细胞瘤（图 7-130）。

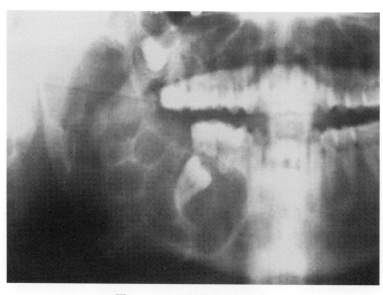

图 7-130　下颌骨造釉细胞瘤

颌面骨正位片，示右下颌角囊状膨胀性破坏，内可见分隔使病灶呈大小不等多房状，同时可见一牙根有截断

94. 中老年人脊椎平片发现椎弓根环消失，第一时间要想到骨转移瘤（图 7-131）。

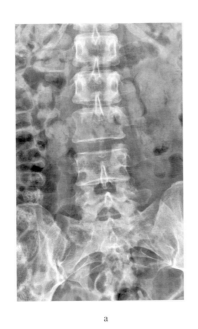
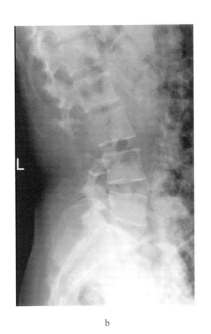

a   b

图 7-131 腰椎骨转移瘤

女，37 岁，腰痛 4 月余，既往有肺癌病史。腰椎正位片（a）示第 3 腰椎椎弓环破坏消失，腰椎侧位片（b）示第 3 腰椎体及椎板、椎弓、下关节突及棘突溶骨性破坏，同时第 4 腰椎上关节突亦见溶骨性骨质破坏

95. 老年性中轴骨或四肢近端骨出现多发骨质破坏，至少要想到骨转移瘤（图 7-132、图 7-133、图 7-134）。

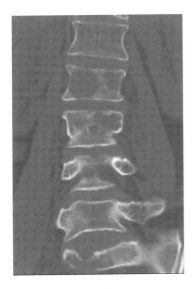
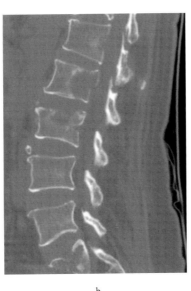
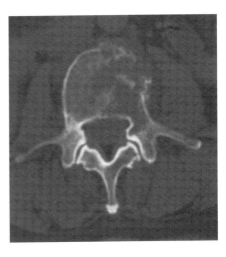

a   b   c

图 7-132 腰椎多发骨转移瘤

女，51 岁，患有乳腺癌病史。a. 腰椎 CT 冠状位重建；b. 腰椎 CT 矢状位重建；c. 腰椎 CT 平扫。（a～c）示第 2、3 腰椎及第 1 骶椎溶骨性破坏，边缘欠清

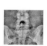

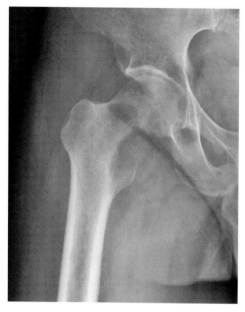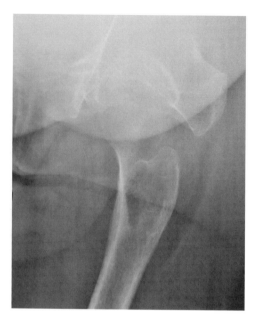

图 7-133　右股骨近端骨转移瘤

男，50 岁，右髋关节疼痛，既往有直肠癌病史。a. 右髋正位片；b. 右髋侧位片。（a～b）示右股骨头颈部及大转子斑片状溶骨性破坏，内侧皮质缺损，边界模糊不清，未见骨膜反应

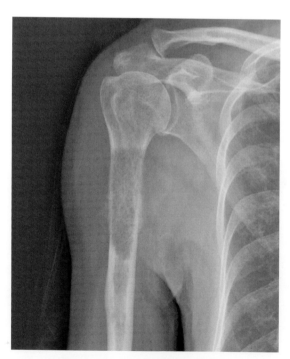

图 7-134　前列腺癌多发骨转移

男，76 岁，右上臂疼痛活动受限 2 月余。右肱骨正位片，示右肱骨上段溶骨性破坏，皮质变薄，外侧可见轻度骨膜反应，肱骨中段另见小片溶骨性破坏，术前考虑多发骨转移瘤，术后病理证实为前列腺癌骨转移

96. 骨转移瘤主要发生于四肢骨近端，越是远端越少见，但手指末端是个例外，因此成人手指末端骨质破坏，应高度警惕骨转移瘤（图7-135）可能。

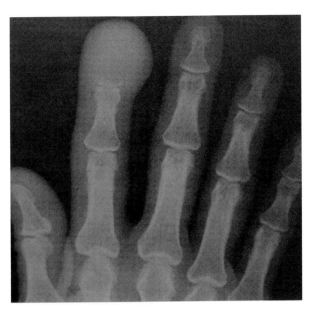

图7-135 右食指末节骨转移瘤

右手正位片，示右手食指末节大部分骨质吸收破坏，周围形成软组织肿块

97. 成人椎体偏侧性溶骨性破坏，特别是同时累及后方椎弓时，要考虑到转移瘤（图7-136）。

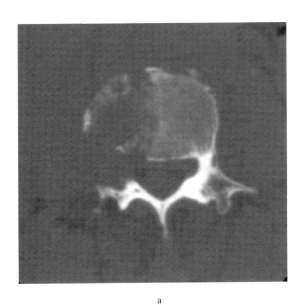
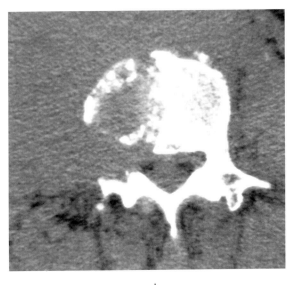

a   b

图7-136 腰椎转移瘤

女，49岁，腰部疼痛活动受限5月余，既往有子宫颈癌病史。a.腰椎横轴位平扫骨窗；b.腰椎横轴位平扫软组织窗。（a～b）示腰椎体右份溶骨性破坏，病变累及同侧椎弓

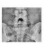

98. 骨转移瘤破坏灶周围基本无硬化边，但个别低度恶性肿瘤如滤泡型甲状腺癌的骨转移灶周围可有硬化边（图 7-137）。

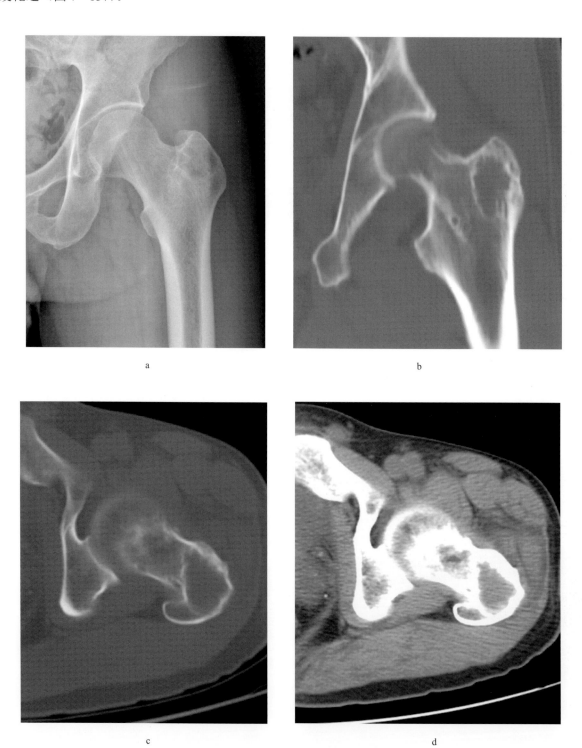

a

b

c

d

图 7-137 左股骨大转子囊状转移瘤

男，65 岁，左髋疼痛一周余，既往有滤泡型甲状腺癌病史。a. 左髋正位片；b. 左髋 CT 冠状位重建；c. 左髋 CT 平扫骨窗；d. 左髋 CT 平扫软组织窗。（a～d）示左股骨大转子囊状破坏，边界清楚，CT 清楚显示厚薄不均硬化边，内为软组织密度影

99. 既往有原发恶性肿瘤病史者，不管其病史有多长，若出现中轴骨破坏，首先要考虑到骨转移瘤（图7-138）。

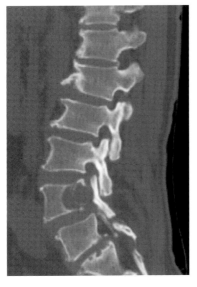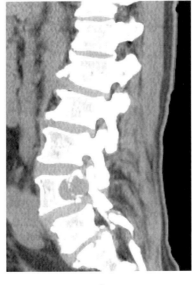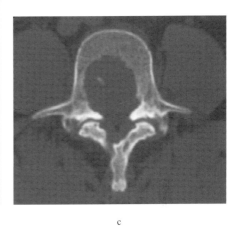

a   b   c

图7-138 第4腰椎转移瘤

男，72岁，23年前曾因肾癌切除右肾。a. 腰椎CT矢状位重建骨窗；b. 腰椎CT矢状位重建软组织窗；c. 腰椎横轴位平扫。（a～c）示第4腰椎后部溶骨性破坏，边缘清楚，前缘有轻度硬化，病灶内可见数枚残留骨影

100. 脊椎弥漫性成骨型骨转移瘤（图7-139），MRI上T_1WI和T_2WI信号均普遍降低，因无信号差别，若对正常影像表现认识不足，阅片容易视而不见而漏诊。

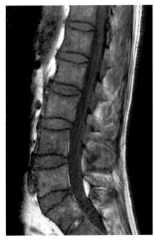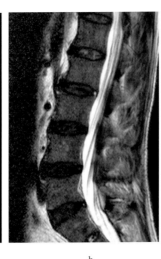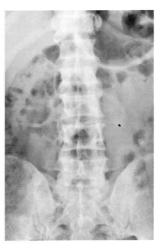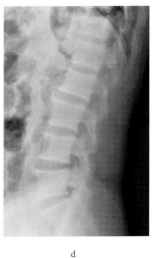

a   b   c   d

图7-139 腰椎成骨型转移

男，57岁，既往有肺癌病史。a. 腰椎MRI矢状位T_1WI；b. 腰椎MRI矢状位T_2WI。（a～b）示腰椎T_1WI和T_2WI信号均降低，但MRI诊断报告未见异常改变。后来摄腰椎正位（c）和侧位（d）片，示腰椎各椎体密度增高，因患者有肺癌病史，故诊断为成骨型骨转移瘤。此例MRI漏诊原因是腰椎T_1WI和T_2WI信号均普遍降低，因无信号差别对比，故阅片时被忽视

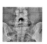

101. 单椎体密度增高，中老年要想到转移瘤（图 7-140）和淋巴瘤（图 7-141），青少年要想到尤因肉瘤（图 7-142）。

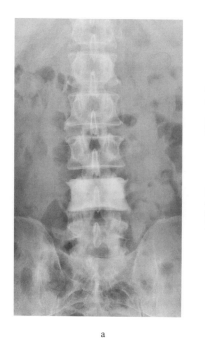
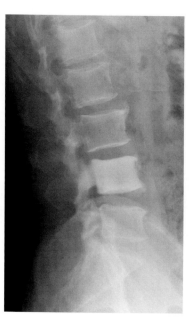

a   b

图 7-140　第 4 腰椎骨转移瘤

a. 腰椎正位片；b. 腰椎侧位片。（a～b）示第 4 腰椎椎体及附件密度均匀增高，未见溶骨破坏

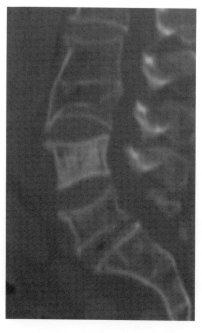
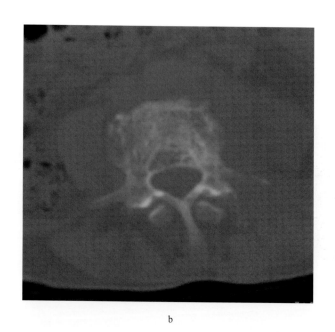

a   b

图 7-141　第 4 腰椎淋巴瘤

a. 腰椎 CT 矢状位重建；b. 腰椎 CT 横轴位平扫。（a～b）示第 4 腰椎体密度非均匀增高，周围可见软组织肿块围绕

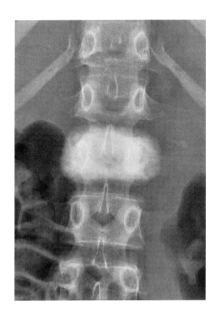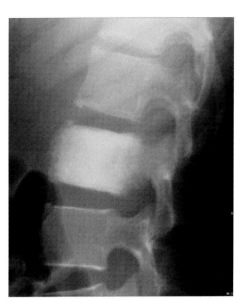

图 7 - 142　尤因肉瘤

女，14 岁。a. 腰椎正位片；b. 腰椎侧位片。（a～b）示第 4 腰椎椎体及附件密度均匀增高，未见溶骨破坏

102. 中老年人平片出现中轴骨或四肢近端边缘不清的骨质破坏时，不要急于让患者做 CT 或 MRI 检查，而要详细询问有无原发肿瘤病史，并拍摄胸部平片，以寻找引起骨转移最常见的肺癌（图 7 - 143）。

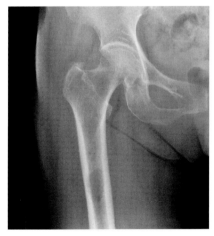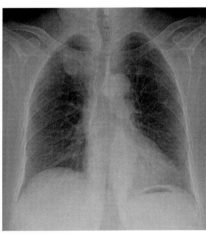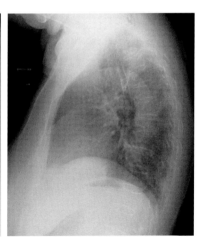

a　　　　　　　　　　b　　　　　　　　　　c

图 7 - 143　肺癌伴右股骨上段转移瘤

女，74 岁，右大腿疼痛约 2 个月。右髋正位片（a）示右股骨上段溶骨破坏，边缘尚清，高度怀疑骨转移瘤而加照胸部正位片（b）和侧位片（c），结果发现右上肺尖后段肺癌

103. 椎体 PVP 成形术后椎体局部密度增高（图 7-144），若临床不提供手术病史，很容易误诊为骨转移瘤或骨肉瘤等成骨性改变。

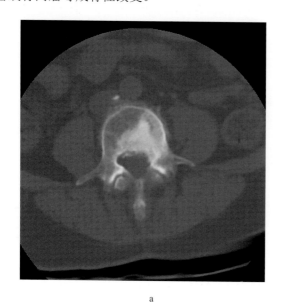

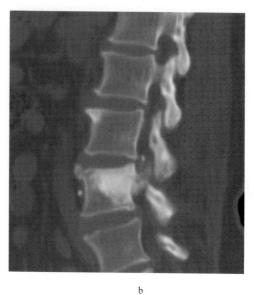

a

b

图 7-144　第 4 腰椎椎体血管瘤经皮椎体成形术后改变

女，52 岁，左下肢麻木、疼痛无力 1 年。a. 腰椎 CT 平扫；b. 腰椎 CT 平扫矢状位重建。（a～b）示第 4 腰椎椎体局部密度增高，初诊考虑为骨转移瘤，后审片询问病史获悉患者因血管瘤行椎体成形术，才明白椎体及椎管内高密度影为置入骨水泥所致

104. 青少年干骺端囊状破坏伴骨片陷落征，要想到单纯性骨囊肿（图 7-145、图 7-146）。

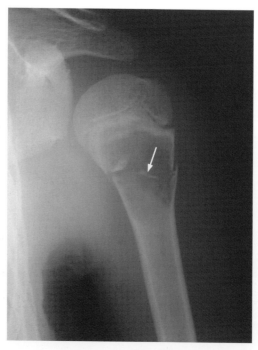

图 7-145　左肱骨近端单纯性骨囊肿并病理性骨折

左肩正位片，示左肱骨近侧干骺端囊肿破坏，皮质断裂呈病理性骨折，病灶内可见陷落骨折片（白箭头）

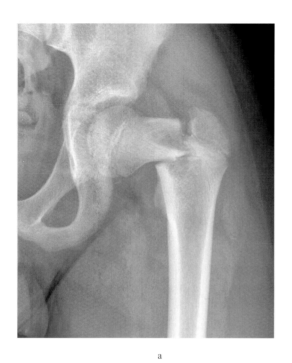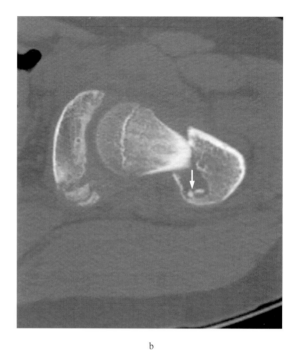

a　　　　　　　　　　　　　　　　　b

图 7-146　左股骨近端单纯性骨囊肿并病理性骨折

a. 左髋正位片；b. 左髋 CT 横轴位平扫。（a～b）示左股骨近侧囊肿破坏伴病理性骨折，病灶内可见陷落骨折片（白箭头）

105. 手指末节类圆形囊状破坏，要考虑上皮样骨囊肿（图 7-147）。

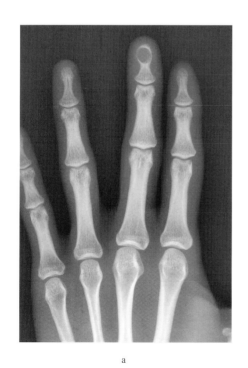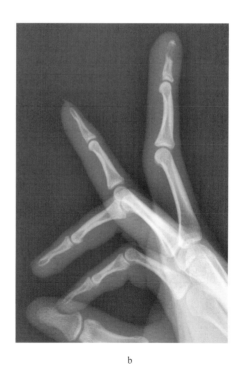

a　　　　　　　　　　　　　　　　　b

图 7-147　左手中指上皮样骨囊肿

a. 左中指正位片；b. 左中指侧位片。（a～b）示左手中指末节远端类圆形囊状略膨胀破坏，内部密度均匀，骨皮质变薄

106. 动脉瘤样骨囊肿病灶远端与正常交界处出现扶壁状骨膜反应（图7-148、图7-149）对该病定性诊断有较高价值。

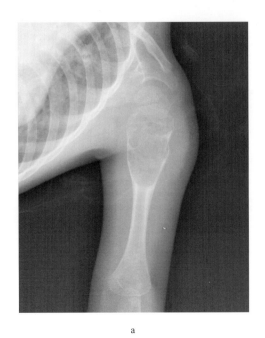
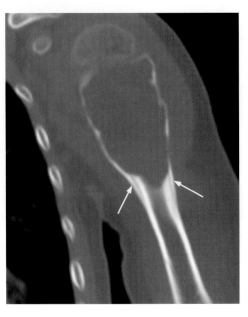

a   b

图7-148　左肱骨近端动脉瘤样骨囊肿

a. 左肱骨正位片；b. 左肱骨CT冠状位重建。（a～b）示左肱骨近侧干骺端囊肿膨胀性破坏，病灶远端与正常交界处可见扶壁状骨膜反应（白箭头）

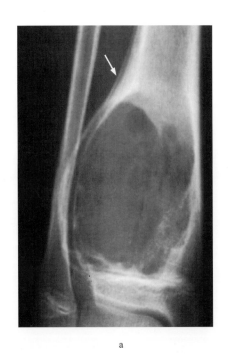
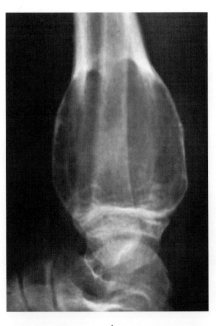

a   b

图7-149　右胫骨远端动脉瘤样骨囊肿

a. 右踝关节正位片；b. 右踝关节侧位片。（a～b）示右胫骨远侧干骺端明显膨胀性破坏，病灶近端与正常交界处可见扶壁状骨膜反应（白箭头）

107. 动脉瘤样骨囊肿除了可伴有骨膜反应外，邻近肌肉软组织有时也可伴水肿信号（图 7 - 150）。

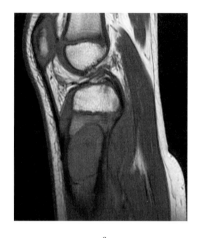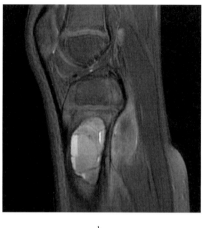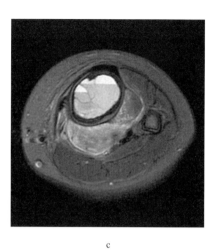

a　　　　　　　　　　　b　　　　　　　　　　　c

图 7 - 150　左胫骨动脉瘤样骨囊肿

a. 左膝关节 MRI 矢状位 T_1WI；b. 左膝关节矢状位 T_2WI；c. 左膝关节横轴位 T_2WI。（a～c）示左胫骨干骺端可见一椭圆形长轴与胫骨平行囊状破坏异常信号灶，T_1WI 呈低信号，T_2WI 呈高低混杂信号，其中可见多个液－液平面，邻近腓肠肌可见长 T_1 长 T_2 水肿影

108. 动脉瘤样骨囊肿 MRI 上 T_1WI 上液面上层相对于下层可呈低信号、中等信号或高信号，而 T_2WI 上通常呈高信号同时上层的信号通常要高些（图 7 - 151）。

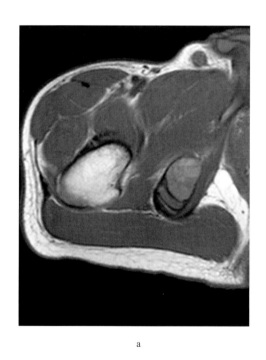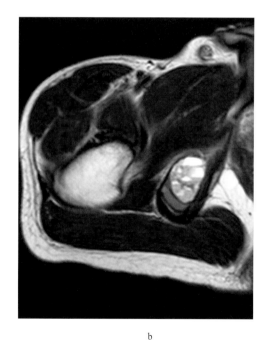

a　　　　　　　　　　　　　　　　　b

图 7 - 151　右坐骨支动脉瘤样骨囊肿

a. 右坐骨 MRI 横轴位 T_1WI；b. 右坐骨横轴位 T_2WI。（a～b）示右坐骨支囊状病灶于 T_1WI 呈稍低信号，隐约见液－液平面，T_2WI 呈不均匀高信号，可见多个液－液平面，液面上层信号更高

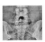

109. 发生于椎体的动脉瘤样骨囊肿常位于椎体后部且呈偏心性生长（图 7-152）。

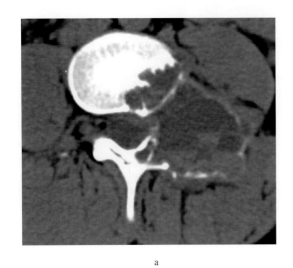
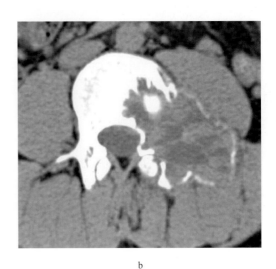

a

b

图 7-152　第 4 腰椎动脉瘤样骨囊肿

男，17 岁，腰部疼痛不适 1 年余，近来加剧。a. 腰椎横轴位平扫骨窗；b. 腰椎横轴位平扫软组织窗。（a～b）示第 4 腰椎左侧椎板及椎体后部明显膨胀性破坏，包壳断续不连，其中可见液-液平面

110. 单纯性骨囊肿非常见部位如椎体、肱骨远侧干骺端（图 7-153）、肱骨近侧干骺端（图 7-148）、肩胛骨、掌骨（图 7-154）及耻骨支（图 7-155）等恰好是动脉瘤样骨囊肿好发部位，这些部位若出现囊状膨胀破坏，尤其膨胀明显者，要想到动脉瘤样骨囊肿。

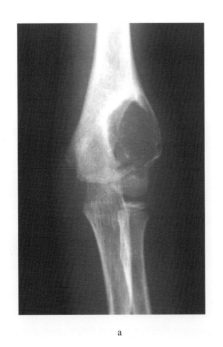
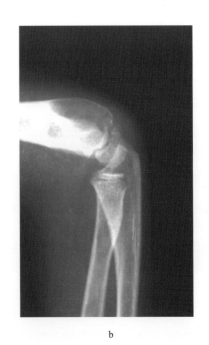

a

b

图 7-153　左肱骨远端动脉瘤样骨囊肿

a. 左肘正位片；b. 左肘侧位片。（a～b）示左肱骨远端外侧干骺端囊肿略膨胀破坏，包壳完整，未见钙化及骨化影

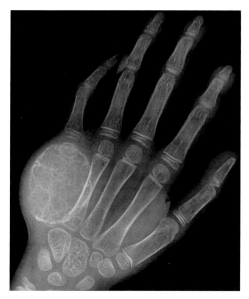

图 7-154 左手掌骨动脉瘤样骨囊肿

左手正位片，示左手第 5 掌骨体明显膨胀性破坏，骨壳基本完整，病灶内可见细小骨性分隔

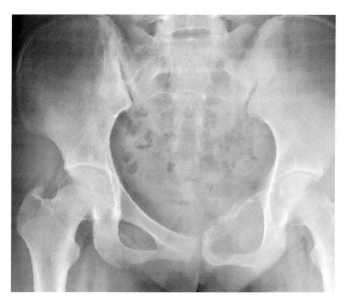

图 7-155 左耻骨支动脉瘤样骨囊肿

骨盆正位片，示左耻骨上肢膨胀性破坏，骨壳断续不连，病灶内可见细小骨性分隔

111. 长骨干骺端纵向生长且呈明显膨胀性破坏，第一时间要想到动脉瘤样骨囊肿（图 7-156）。

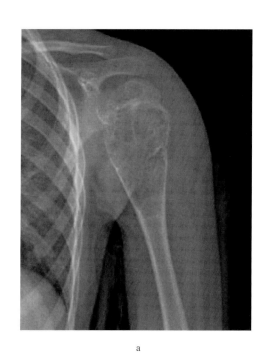

a   b

图 7-156 左肱骨动脉瘤样骨囊肿

女，6 岁，外伤致左肩疼痛 2 天余。a. 左肩关节正位片；b. 左肩关节穿胸位片。（a～b）示左肱骨干骺端显著膨胀性破坏伴分隔，同时可见病理性骨折

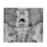

112. 动脉瘤样骨囊肿 MRI 增强扫描囊壁及分隔可有明显强化（图 7-157e～f），而单纯性骨囊肿 MRI 增强则无强化或仅有囊壁线样强化，因此当平片动脉瘤样骨囊肿与单纯性骨囊肿两者表现相似难以区分时，可借助 MRI 增强扫描并根据上述强化特点进行鉴别。

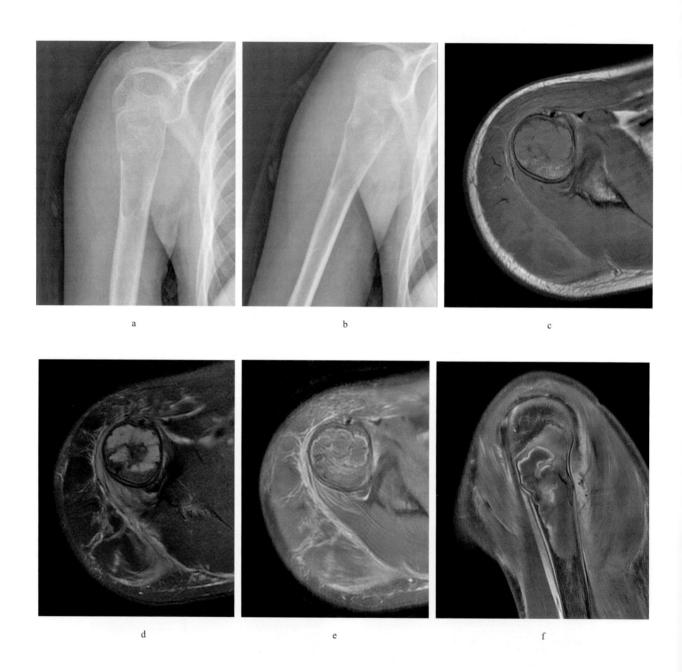

a   b   c

d   e   f

图 7-157　右肱骨上段动脉瘤样骨囊肿

男，12 岁，外伤致右肩关节疼痛伴活动受限 2 天。a. 右肩正位片；b. 右肩侧位片。（a～b）示右肱骨近侧干骺端囊状破坏伴病理性骨折。c. 右肩 MRI 横轴位 T_1WI；d. 右肩 MRI 横轴位抑脂 T_2WI；e. 右肩 MRI 横轴位抑脂 T_1WI 增强；e. 右肩 MRI 矢状位抑脂 T_1WI 增强。（c～f）示右肱骨近侧干骺端囊状破坏异常信号灶，T_1WI 呈稍高信号，T_2WI 呈高信号，内可见分隔，增强后病灶囊壁及分隔明显强化

113. 骨内腱鞘囊肿也可见液–液平面（图7–158b），不要误诊为动脉瘤样骨囊肿。诊断注意要结合发病年龄、部位和其他征象综合考虑。

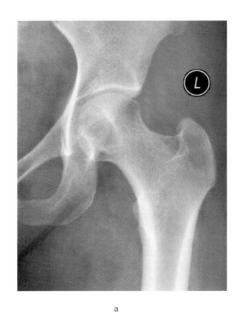
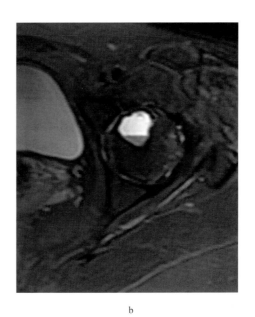

a   b

图7–158　左股骨头骨内腱鞘囊肿

女，37岁，左髋酸痛1年余。a. 左髋正位片，示左股骨头前内份囊状破坏伴边缘硬化；b. 左髋 MRI 横轴位抑脂 T_2WI，示病灶内可见液–液平面

114. 骨内腱鞘囊肿特征性改变为病灶内可见气体密度影及与关节腔相通的裂隙（图7–159），CT 及其三维重建对显示上述征象有优势，可作为首选的检查方法。

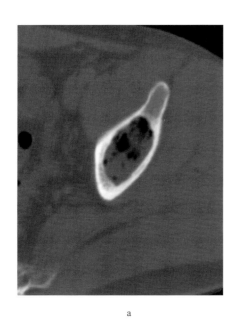
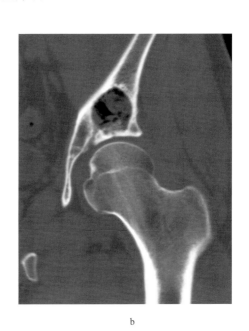

a   b

图7–159　左髋臼骨内腱鞘囊肿

a. 左髋 CT 横轴位平扫；b. 左髋 CT 冠状位重建。（a～b）示左髋臼顶关节下可见囊状破坏，内可见气体与液体混杂密度影，同时可见裂隙与关节腔相通

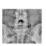

115. 对于女性骨纤维异常增殖症患者，需同时询问并检查是否有性早熟和咖啡样色素斑，以除外 Albright 综合征（图 7-160）。

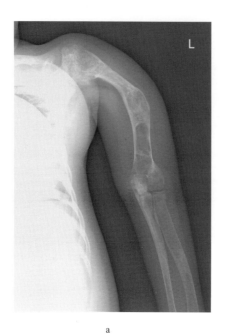

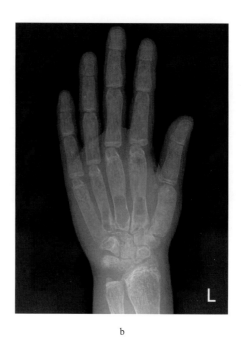

a

b

图 7-160　Albright 综合征

女，10 岁，生后背部皮肤可见咖啡样色素斑，阴道出血 9 年。a. 左前臂正位片，示左肱骨弯曲变形，肱骨及桡尺骨可见囊状及磨砂玻璃样密度改变；b. 左手正位片，示左手各掌指骨密度增高，呈磨砂玻璃样密度改变

116. 畸形性骨炎分层骨皮质与正常骨皮质呈 V 形分界（图 7-161）有特异性。

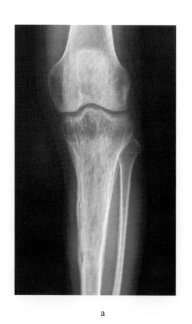

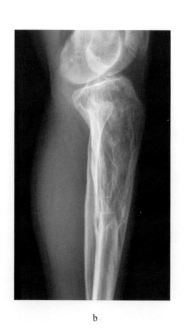

a

b

图 7-161　畸形性骨炎

a. 右膝正位片；b. 右膝侧位片。（a～b）示右胫骨上段增粗，骨小梁增粗紊乱，骨皮质失去正常结构呈分层状，其与正常骨皮质呈 V 形分界

117. 畸形性骨炎不同部位的特征性表现是椎体呈"画框征"（图 7 - 162a），头颅呈"羊绒头征"（图 7 - 162b）。

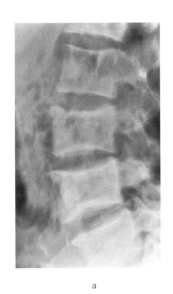
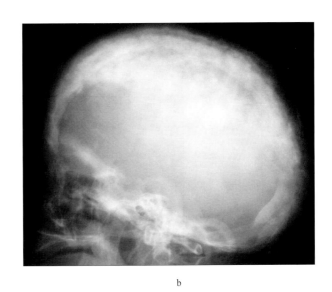

a

b

图 7 - 162　畸形性骨炎

a. 腰椎侧位片，示第 4 腰椎椎体较相邻椎体增大，椎体四周增白致密呈"画框征"；b. 头颅侧位片，示颅骨内外板增厚，并可见棉花团样密度增高影，导致头颅呈"羊绒头征"

118. 骨盆畸形性骨炎除表现为骨质密度不均匀增高、骨纹粗糙和骨盆变形外，髂耻线或髂坐线皮质增厚（图 7 - 163）是诊断该病的可靠征象。

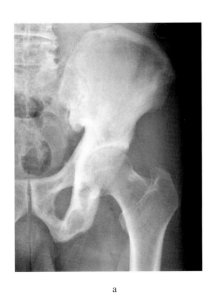
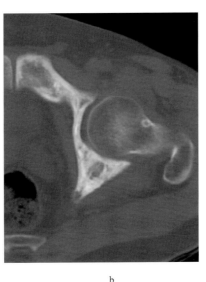
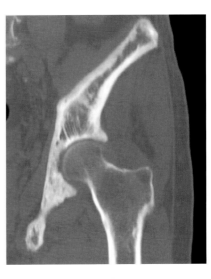

a

b

c

图 7 - 163　左骨盆畸形性骨炎

男，64 岁，左髋疼痛不适 10 余天。a. 左髋骨正位片；b. 左髋 CT 横轴位平扫；c. 左髋 CT 冠状位重建。（a～c）示左髂骨、耻骨及坐骨支密度增高，骨纹粗糙，髂坐线及外缘骨皮质显著增厚

119. 发生于颅骨的畸形性骨炎除了骨密度增高、骨纹粗糙表现外，内板致密增厚（图7-164）为可靠征象。

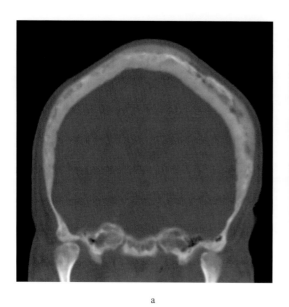
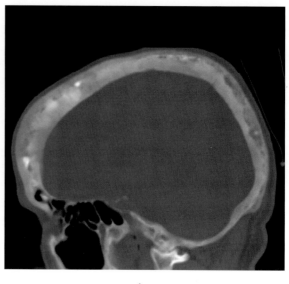

a
b

图7-164 颅骨畸形性骨炎

a. 头颅 CT 平扫冠状位重建；b. 头颅 CT 平扫矢状位重建。（a～b）示颅盖骨骨密度增高，骨纹粗糙，内板致密增厚

120. 畸形性骨炎有多骨发病倾向，发现一骨有病变，应注意其他部位尤其是头颅、骨盆和脊柱好发部位有无相同性质病变（图7-165）。

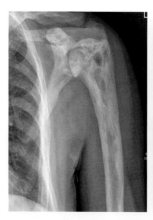
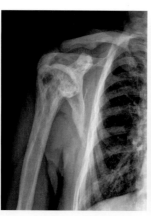
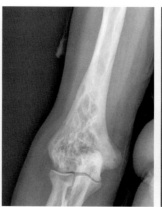
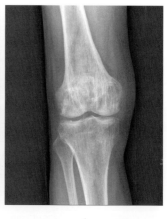

a   b   c   d

图7-165 畸形性骨炎

a. 左肱骨正位片；b. 右肱骨正位片；c. 右肱骨中下段正位片。（a～c）示左右肱骨增粗，髓腔变窄模糊不清，骨纹结构增粗紊乱，皮质增厚呈分层状。d. 右膝关节正位片，示右股骨远端骨小梁增粗紊乱

第八章 骨坏死与骨软骨病

1. 双线征（图 8-1b）是 MRI 诊断早期股骨头缺血性坏死最可靠的征象，单纯出现此征象便可确诊。

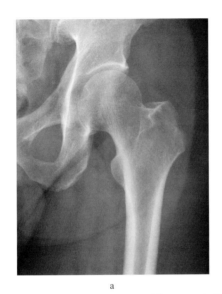

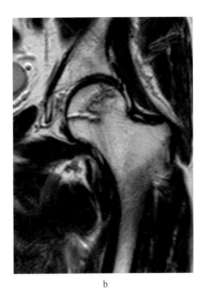

图 8-1 左股骨头缺血性坏死

a. 左髋正位片，示左股骨头未见坏死征象；b. MRI 冠状位 T2WI；示左股骨头持重区弧形带状异常信号影呈双线征，其中外侧低信号带为增生硬化骨质所致，内侧高信号带则为肉芽组织修复的结果

2. 裂隙征（图 8-2）是 X 线平片或 CT 诊断股骨头缺血性坏死可靠影像学征象之一。

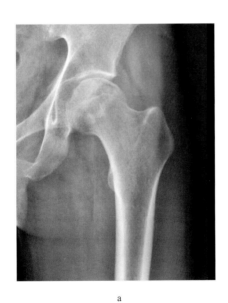

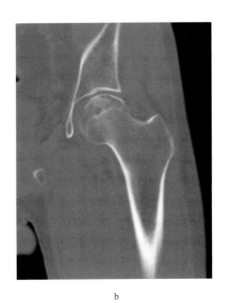

图 8-2 左股骨头缺血性坏死

a. 左髋正位片；b. 左髋 CT 冠状位重建。（a～b）示左股骨头密度不均匀增高，外围可见反应硬化带，关节面下可见裂隙状透亮线

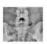
3. 激素性或酒精性股骨头缺血性坏死常为双侧性，若上述因素导致一侧股骨头缺血性坏死，便要高度提防另一侧股骨头缺血性坏死的可能（图8-3）。

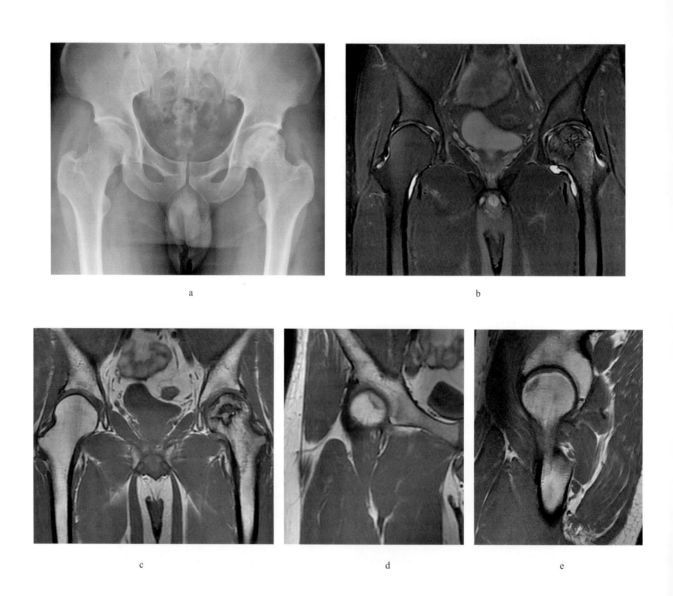

a　　　　　　　　　　　　　　　b

c　　　　　　　　　　　　d　　　　　　　　　　　e

图8-3　双侧股骨头缺血性坏死

a. 双髋正位片，示左股骨头缺血坏死而右侧未见异常。b. 双髋 MRI 冠状位抑脂 T_2WI；c. 双髋 MRI 冠状位 T_1WI；d. 右髋 MRI 冠状位 T_1WI；e. 右髋 MRI 矢状位 T_1WI。（b～e）示左股骨头可见大面积地图状异常信号，而右股骨头可见局限性线状低信号

4. 平片诊断股骨头缺血性坏死可靠征象为股骨头关节面塌陷及病灶外围出现"海湾状"反应性骨质增生硬化带（图 8-4）。

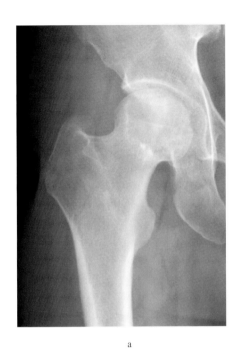 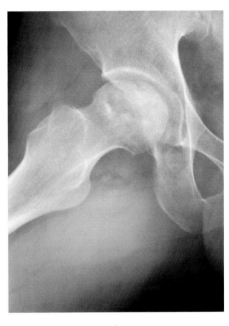

a   b

图 8-4　右股骨头缺血性坏死

a. 右髋正位片；b. 右髋蛙位片。（a～b）示右股骨头密度非均匀增高，外围可见"海湾状"反应性增生硬化带，关节面同时塌陷

5. 观察股骨头缺血性坏死关节面有无塌陷一定要有髋关节正位片和蛙位片，仅有正位片或蛙位片观察到的将是片面的（图 8-5）。

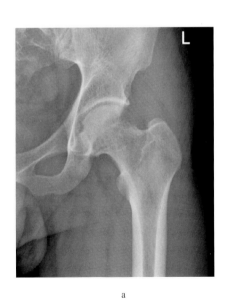 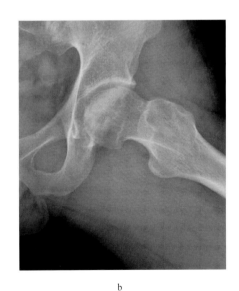

a   b

图 8-5　左股骨头缺血性坏死

男，29 岁，左侧股骨头缺血性坏死。a. 左髋正位片，示左股骨头关节面未见塌陷；b. 左髋蛙位片，示左股骨头关节面塌陷

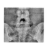
6. 与其他因素比较，酒精性股骨头缺血性坏死关节面塌陷进展较快，股骨头毁损相对较为严重，同时髋臼可伴骨质吸收改变（图8-6）。

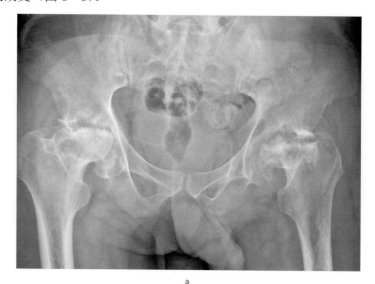

a

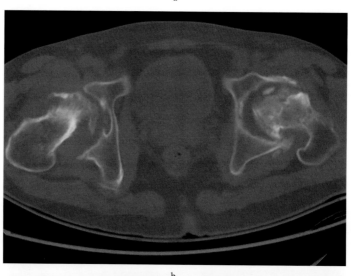

b

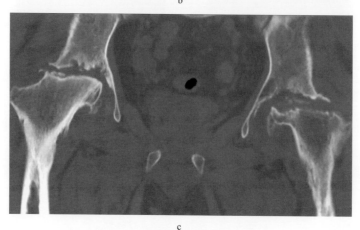

c

图8-6 酒精性股骨头缺血性坏死

男，44岁，双髋疼痛2年余，酗酒史30年，每天1斤白酒。a. 双髋正位片；b. 双髋CT横轴位；c. 双髋CT冠状位重建。示双侧股骨头坏死，关节面严重塌陷并碎裂，同时髋臼可见骨质吸收

7. 股骨头缺血性坏死引起的疼痛原因多为股骨头骨内静脉压增高所致，影像学表现为患侧股骨头颈至转子间骨髓水肿（图 8-7）。

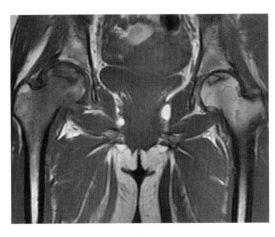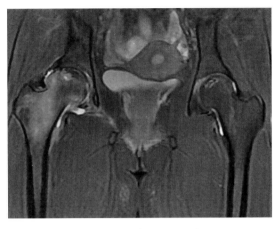

a   b

图 8-7　双侧股骨头缺血性坏死伴右侧股骨近端骨髓水肿

女，21 岁，右髋疼痛 3 月余，既往有红斑狼疮并服用激素病史。a. 双髋 MRI 冠状位 T_1WI；b. 双髋 MRI 冠状位抑脂 T_2WI。（a～b）示双侧股骨头缺血坏死，右股骨头颈部可见长 T_1 长 T_2 骨髓水肿信号

8. 激素性或酒精性股骨头缺血性坏死基本都是双侧发生，严重者还伴有多部位骨梗死表现（图 8-8）。

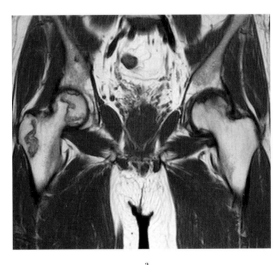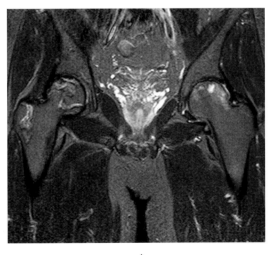

a   b

图 8-8　双侧股骨头缺血性坏死伴骨梗塞

a. 双髋 MRI 冠状位 T_1WI；b. 双髋 MRI 冠状位抑脂 T_2WI。示双侧股骨头缺血性坏死，同时右股骨大转子见地图样梗死表现

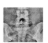

9. 酒精或激素所致股骨远端及胫骨近端骨梗死，许多时候都同时伴有双侧股骨头缺血性坏死。因此，若发现一侧或双侧股骨远端及胫骨近端骨梗死（图8−9a～b），一定要常规加照双髋平片（图8−9c～d）或行MRI检查。

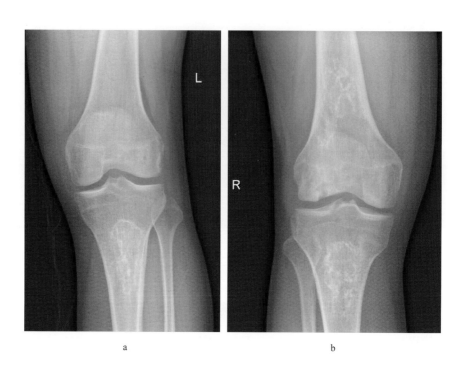

a　　　　　　　　　　　b

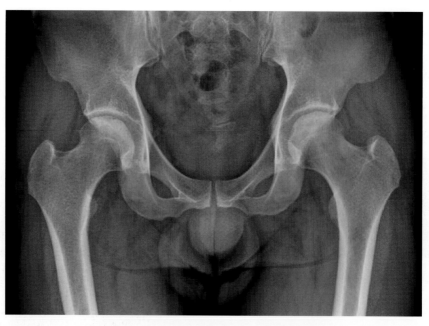

c

图8−9　骨梗死伴双侧股骨头缺血性坏死

a. 左膝关节正位片；b. 右膝关节正位片。（a～b）示右股骨下段及双侧胫骨上段髓腔内骨梗死表现；加照双髋正位（c）及

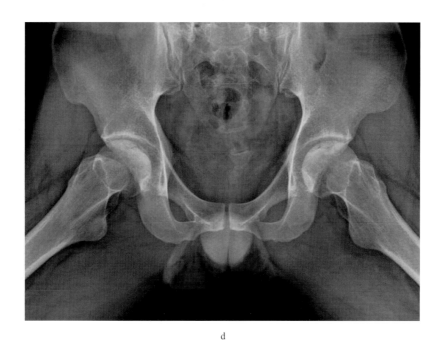

d

图 8-9　骨梗死伴双侧股骨头缺血性坏死（续）

蛙位片（d），发现双股骨头缺血性坏死表现

10. 股骨头坏死有时表现为股骨头密度均匀增高（图 8-10a），若观察不全面，特别是未留意到病灶周围骨质增生硬化带（图 8-10b）时容易诊断为骨转移瘤。

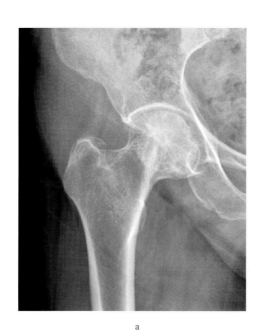
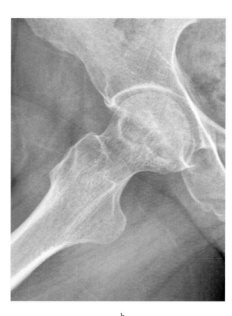

a　　　　　　　　　　　　　　　　　b

图 8-10　右侧股骨头缺血性坏死

女，80 岁，反复右髋疼痛 4 月余。右髋正位片（a）示右股骨头密度不均匀增高，可能患者年纪较大，影像科初诊为骨转移瘤，但注意蛙位片（b）病灶周围可见反应增生硬化带，这在骨转移瘤甚为少见

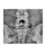

11. 股骨头缺血性坏死个别可同时伴发骨转移瘤（图 8-11）或化脓性关节炎（图 8-12）等其他病变，阅片时需留意病史并全面观察方不会漏诊。

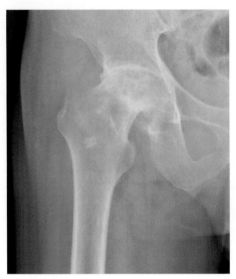

图 8-11　右侧股骨头缺血性坏死并右股骨转移瘤

右髋关节正位片，示右股骨头密度增高，间隙变窄，同时股骨大转子及股骨颈尚见溶骨性破坏

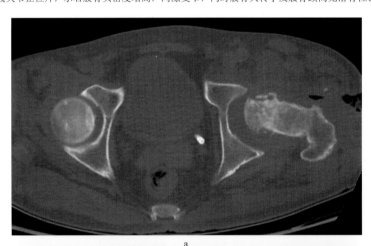

a

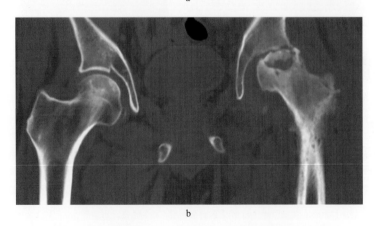

b

图 8-12　双侧股骨头缺血性坏死并左髋化脓性关节炎

a. 双髋关节 CT 平扫；b. 双髋关节 CT 冠状位重建。（a～b）示双侧股骨头密度增高，可见反应修复硬化带，同时左股骨头可见死骨，左髋关节面吸收，左股骨上段可见骨膜反应，关节囊肿胀伴气体影

12. 股骨头骨骺缺血坏死愈合后常遗留股骨头蕈状变形、股骨颈缩短外，夏普角也增大（图 8-13），此种情形勿误诊为成人髋臼发育不良，后者股骨颈无缩短表现（图 8-14）。

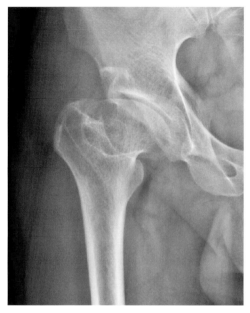

图 8-13　右侧股骨头骨骺缺血坏死后遗留畸形
右髋正位片，示右股骨头变扁呈蕈状，股骨颈变短，
髋臼变浅，夏普角增大

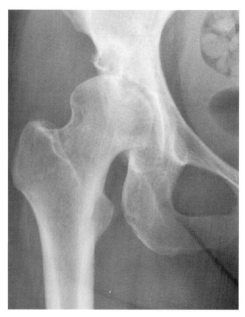

图 8-14　右侧髋臼发育不良
右髋正位片，示右侧髋臼变浅，夏普角增大，髋臼及股骨头关节
面下均见囊变透亮区，关节间隙变窄，股骨颈未见缩短表现

13. 股骨头骨骺缺血性坏死有时干骺端可伴有囊变透亮区（图 8-15、图 8-16），勿误诊为合并有肿瘤病变。

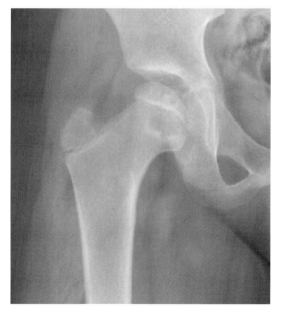

图 8-15　右股骨头骨骺缺血性坏死
右髋正位片，示右股骨头骨骺变扁，密度增高，同时
干骺端可见囊状破坏，边缘轻度硬化

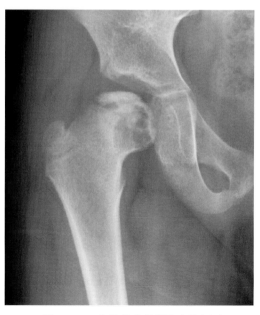

图 8-16　右股骨头骨骺缺血性坏死
右髋正位片，示右股骨头骨骺变扁，密度增高，干骺
端增粗并见一囊状破坏，边缘清楚

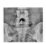
14. 髋臼发育不良伴骨性关节炎（图 8-17），因股骨头关节面下可见多数囊性变，极易误诊为股骨头缺血性坏死。

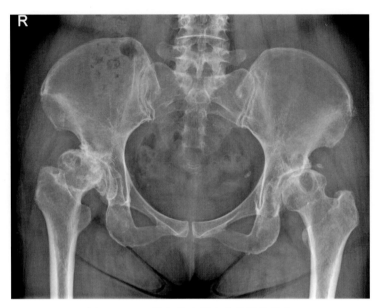

图 8-17　双髋臼发育不良伴骨性关节炎

女，63 岁，双髋疼痛伴跛行半年余，外院诊断为双侧股骨头缺血性坏死。双髋正位片，示双侧髋臼表浅，夏普角增大。股骨头稍变扁，关节面下可见囊变透亮区，申通线不连续，呈半脱位表现

15. 双侧股骨头骨骺同时坏死相对少见，发现双侧股骨头骨骺骨质改变，很多时候是晚发型脊柱骨骺发育不良累及股骨头（图 8-18）所致。

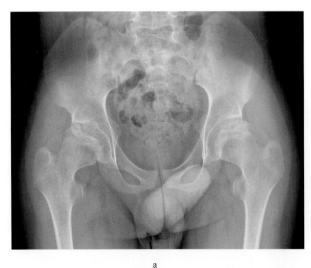
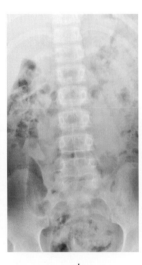
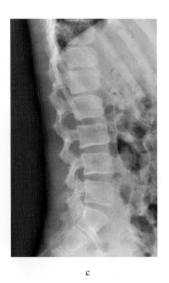

a　　　　　　　　　　　b　　　　　　　　　　　c

图 8-18　晚发型脊柱骨骺发育不良

男，13 岁，外院诊断为双侧股骨头骨骺缺血性坏死 2 年余。a. 双髋正位片，示双侧股骨头骨骺变扁，右侧股骨头关节面局限性缺损，干骺端增粗。b. 腰椎正位片；c. 腰椎侧位片。（b～c）示各腰椎体形态欠规则，前上角磨平

16. 克汀病股骨头骨骺可变小并呈碎裂状（图 8 – 19），勿误诊为股骨头骨骺缺血性坏死。

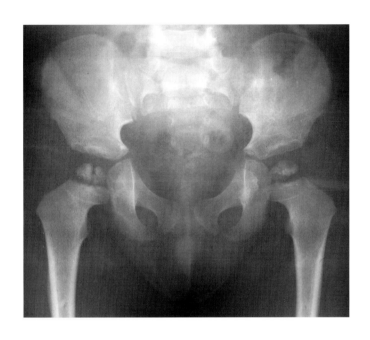

图 8 – 19 克汀病

女，8 岁，出生后发育迟缓，身材矮小伴智力低下。双髋正位片，示双股骨头骨骺较同龄人细小，密度不均呈碎裂状

17. Van Neck 也称坐骨耻骨结合处骨软骨炎（图 8 – 20），大部分可自行修复至正常而不留痕迹。

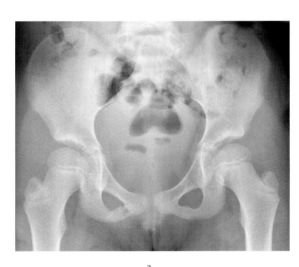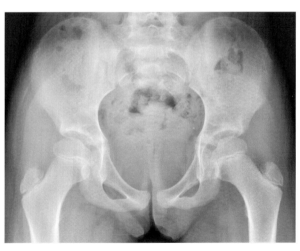

a   b

图 8 – 20 右坐骨耻骨骨软骨炎

a. 双髋正位片，示右坐骨耻骨交界处囊变，密度增高；b. 双髋正位片，半年后复查，病变修复至正常

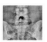

18. 老年人股骨头和髋臼在较短时间内发生吸收破坏，股骨颈残端呈短柄斧状，要想到快速破坏性髋关节病（图 8-21、图 8-22）。

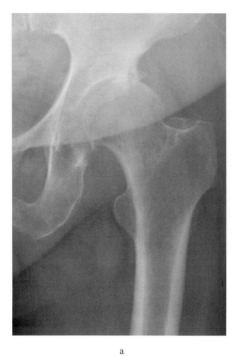
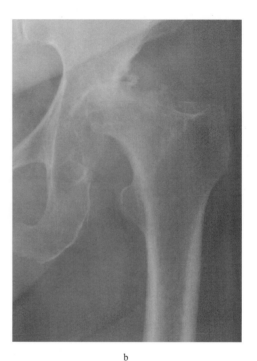

a   b

图 8-21 左侧快速破坏性髋关节病

a. 左髋正位片，示左髋关节边缘轻度增生，股骨头未见明显骨质破坏，关节面完整，关节间隙稍狭窄；b. 同一病例 8 个月后摄片，示左股骨头向外上方移位，头臼关系不对称，承重区关节面明显变扁凹陷，髋臼骨结构无变化

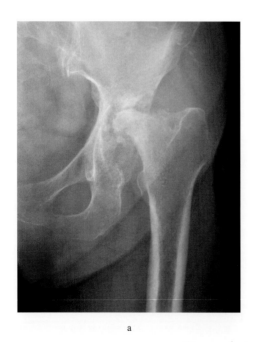
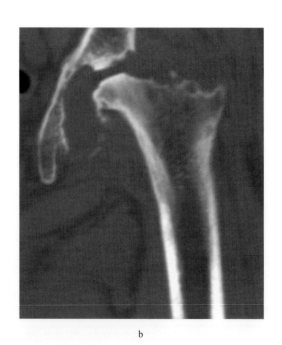

a   b

图 8-22 左侧快速破坏性髋关节病

a. 左髋正位片；b. 左髋 CT 冠状位重建。示左股骨头大部分吸收破坏伴轻度硬化，残端呈短柄斧状畸形并向外上方移位，髋臼亦骨质吸收而增宽加深，关节内为软组织密度影充填，并可见游离条状骨碎片

19. 椎体骺板骨软骨炎大多伴有许莫结节（图 8-23），有许莫结节者要留意有无椎体骺板骨软骨炎。

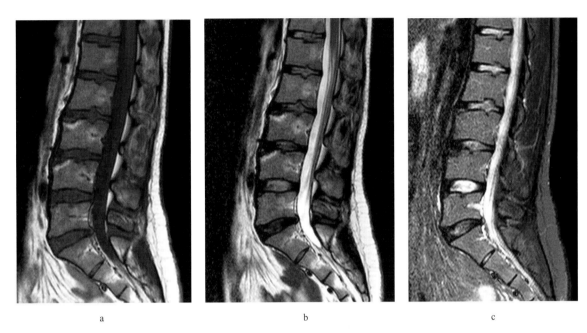

图 8-23　腰椎骺板缺血性坏死

a. 腰椎 MRI 矢状位 T₁WI；b. 腰椎 MRI 矢状位 T₂WI；c. 腰椎 MRI 矢状位脂抑 T₂WI。（a～c）示 L₃、L₄ 椎体前上缘局限性缺损，信号异常，T₁WI 及 T₂WI 均呈高信号，脂抑 T₂WI 呈低信号，同时腰椎上下缘可见多发许莫结节

20. 椎体骺板骨软骨炎也称青年性驼背（图 8-24），因此对于青少年脊椎后凸者，要高度警惕有无椎体骺板骨软骨炎改变。

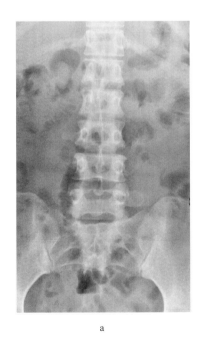
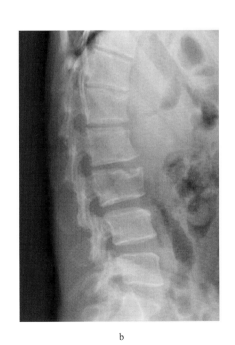

图 8-24　腰椎骺板缺血性坏死

女，39 岁，腰痛 4 年余。a. 腰椎正位片；b. 腰椎侧位片。（a～b）示胸腰椎脊椎呈弧形后凸，第 1、3、4 腰椎椎体前上缘局限性凹陷，第 3 腰椎椎体前后径增大

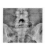

21. 胫骨结节骨软骨炎除了骨密度增高伴周围游离骨碎片外，髌韧带肿胀肥厚也是其重要征象（图 8-25）。

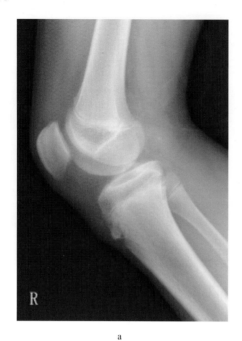
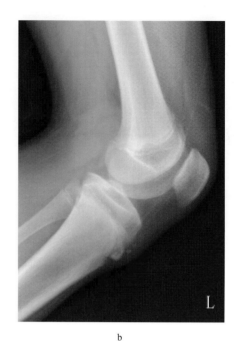

a

b

图 8-25　双侧胫骨结节骨软骨炎

男，14 岁，双侧胫骨结节部疼痛一年余。a. 右膝关节侧位片；b. 左膝关节侧位片。（a～b）示双侧胫骨结节密度增高，髌韧带附着处肿胀，内可见小骨化影

22. 耻骨联合缺血性坏死（图 8-26）与耻骨联合结核（图 8-27）表现颇为相似，都可表现为耻骨联合面吸收伴耻骨联合增宽及死骨，但前者无软组织脓肿，而后者大多伴有软组织脓肿及干酪性钙化。

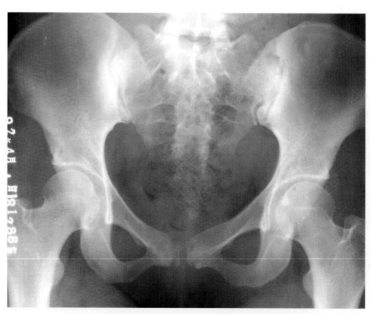

图 8-26　耻骨联合缺血性坏死

骨盆正位片，示耻骨联合稍增宽，其中可见条状死骨影，周围未见软组织肿胀

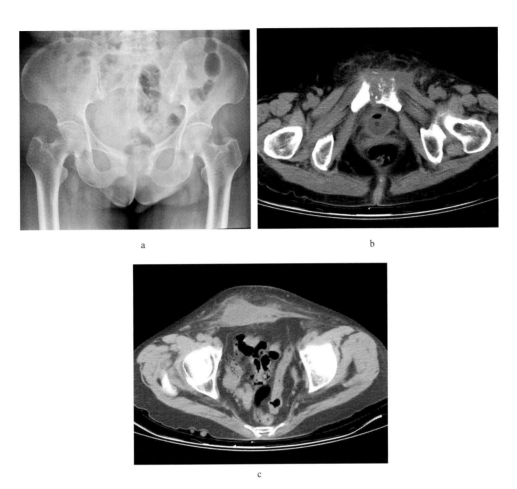

图 8-27 耻骨联合结核

a. 骨盆正位片，示双侧耻骨联合间隙增宽；b～c. 骨盆 CT 轴位平扫，示耻骨联合骨质破坏伴碎屑状死骨，邻近可见软组织脓肿形成

23. 发现腕月骨骨密度增高同时体积变小，诊断缺血坏死几乎没有悬念（图 8-28）。

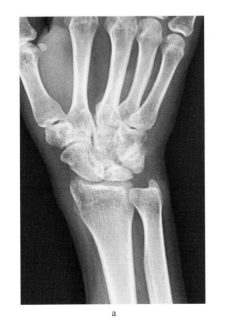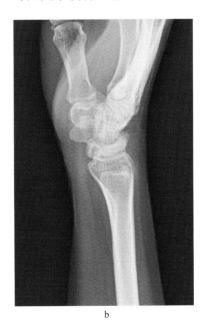

图 8-28 右腕月骨缺血性坏死

女，48 岁，右腕疼痛无力 8 个月。a. 右腕正位片；b. 右腕侧位片。（a～b）示右腕月骨体积变小，密度增高，其中可见囊性透亮区

24. 足舟骨缺血坏死（图8-29）需与发育期舟骨发育变异（图8-30）鉴别。

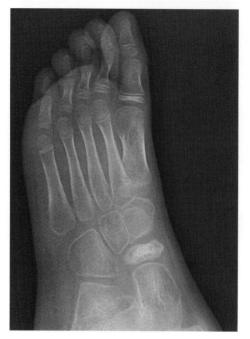 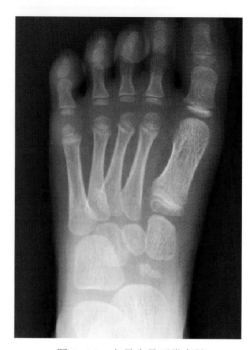

图8-29 左足舟骨缺血性坏死

左足斜位片，示左舟骨体积变小，密度增高

图8-30 左足舟骨正常变异

左足正位片，示左舟骨由多个骨化中心构成，密度未见异常改变

25. 跖骨头缺血性坏死又称 Freiberg 病，为跖骨二次骨化中心的缺血性坏死，常发生于第2跖骨（图8-31），也可见第3跖骨（图8-32）。

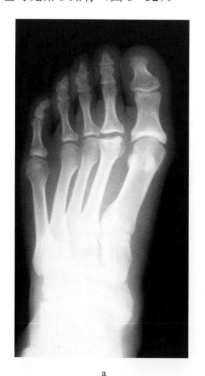 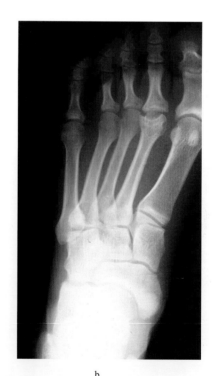

a   b

图8-31 左足第2跖骨头缺血性坏死

女，28岁，左足第2跖骨头疼痛，活动后症状加重。a. 左足正位片；b. 左足斜位片（a～b）示左足第2跖骨头增宽，密度增高，关节面凹陷，相应跖趾关节间隙增宽

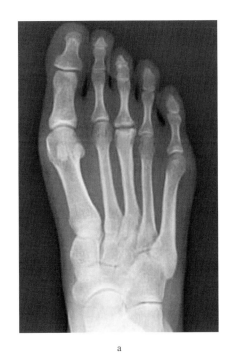
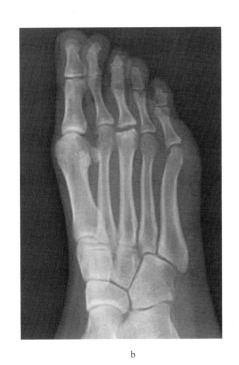

a

b

图 8-32 右足第 3 跖骨头缺血性坏死

a. 右足正位片；b. 右足斜位片。（a～b）示右足第 3 跖骨头增宽扁平、密度增高，相应跖趾关节间隙增宽

26. 骨梗死的钙化多位于周边，呈"地图样"或"匍行样"（图 8-33、图 8-35），诊断需注意与内生软骨瘤（图 8-34、图 8-36）鉴别，后者钙化主要在中心，周围为低密度环绕。

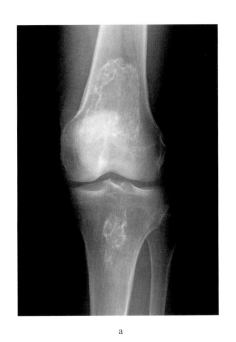
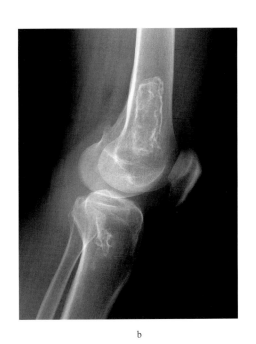

a

b

图 8-33 多发骨梗死

a. 左膝关节正位片；b. 左膝关节侧位片。（a～b）示左股骨远端及胫骨近端可见条带状钙化影，围绕成不规则"地图样"

229

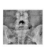

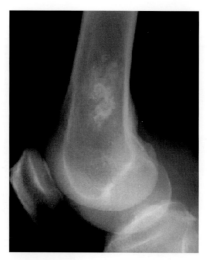

图 8-34　右股骨内生软骨瘤

右膝关节侧位片，示右股骨远端髓腔内可见簇状分布斑点状及环形钙化

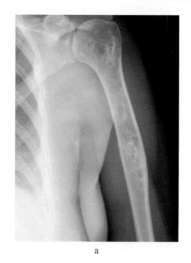

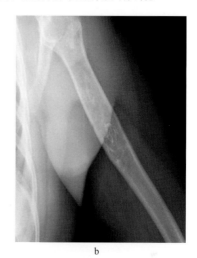

a　　　　　　　　　　　　　　　b

图 8-35　左肱骨骨梗死

a. 左肱骨正位片；b. 左肱骨侧位片。（a～b）示左肱骨中上端髓腔可见"地图样"钙化影

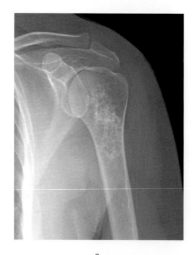

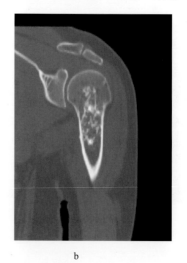

a　　　　　　　　　　　　　　　b

图 8-36　左肱骨近端内生软骨瘤

a. 左肩正位片；b. 左肩CT冠状位重建。（a～b）示左肱骨近端髓腔内密集分布斑点状及环形钙化

27. 持重关节面尤其是股骨内侧髁、距骨滑车内侧关节面出现局限性凹陷缺损包含或不包含死骨，要想到剥脱性骨软骨炎（图 8-37、图 8-38）。

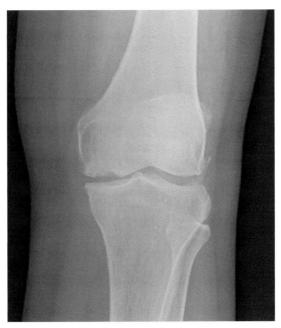

图 8-37　左股骨内侧髁剥脱性骨软骨炎

左膝关节正位片，示左股骨内侧髁关节面局限性凹陷缺损，边缘毛糙，其中可见一块小死骨

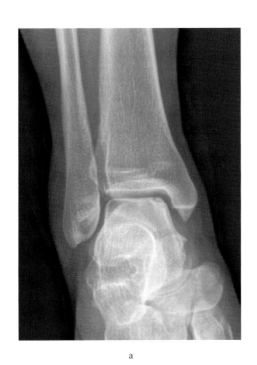 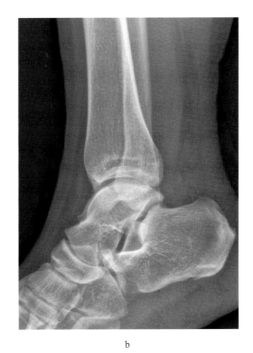

a　　　　　　　　　　　　　　　　b

图 8-38　右距骨滑车剥脱性骨软骨炎

女，40 岁，右踝关节疼痛 2 年。a. 右踝正位片；b. 右踝侧位片。（a～b）示右距骨滑车内侧关节面局部缺损伴死骨形成

第九章　关节及关节周围疾病

1. 双侧掌指关节、近端指间关节及尺骨头内侧三个部位同时软组织肿胀，诊断早期类风湿关节炎几乎没问题（图9-1）。

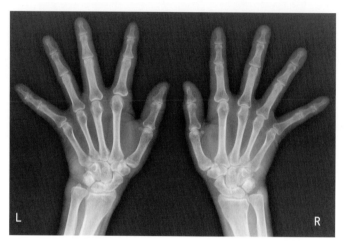

图9-1　双手早期类风湿关节炎

女，65岁，双手关节疼痛1月余。双手正位片，示双侧掌指关节、近端指间关节及尺骨头内侧软组织肿胀，未见骨质侵蚀破坏

2. 髋或膝等大关节怀疑类风湿关节炎而诊断有困难时，可先了解双手是否患过此病，若双手有过类风湿关节炎病史，诊断可能性较大（图9-2、图9-3）。

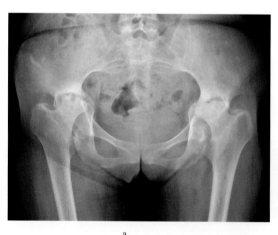
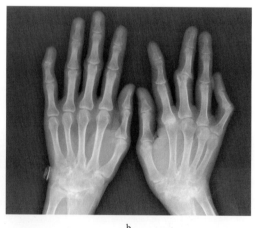

a　　　　　　　　　　　　　　　　　　　　b

图9-2　双手、双髋类风湿关节炎

女，44岁，反复四肢关节肿痛17年。外院摄双髋照片会诊病例，所见双髋正位片（a）显示股骨头关节面及关节下骨质吸收，髋臼同时骨质吸收加深并内突，髋关节呈中心性脱位，外院诊断为双髋骨性关节炎，会诊时高度怀疑类风湿关节炎而建议加照双手正位片（b），照片所见双手腕关节及右手食指掌指关节间隙变窄，关节面吸收破坏，同时右手中指近侧指间关节破坏并半脱位，结合双手所见，双髋关节亦诊断为类风湿关节炎

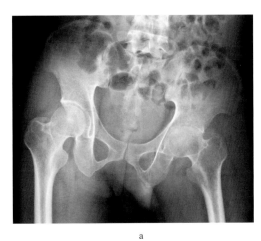
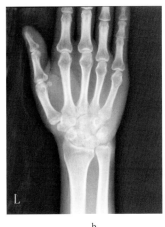
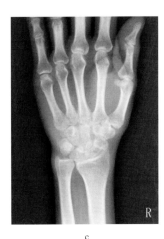

图9-3 双手双髋类风湿关节炎

男，39岁，左髋疼痛1年余。双髋正位片（a）示左髋关节构成骨骨密度减低，间隙均匀变窄，关节面隐约见轻度骨质吸收破坏，初诊怀疑不典型类风湿髋关节炎而加照双手正位片（b～c），示双手腕骨质密度减低，桡腕关节间隙变窄，周围软组织肿胀，因此考虑左髋和双手类风湿关节炎可能性大，术后病理证实上述诊断

3. 双手类风湿关节炎骨质侵蚀最常累及腕关节、掌指关节及近端指间关节，若远端指间关节出现骨质被侵蚀，肯定不是类风湿关节炎（图9-4）。

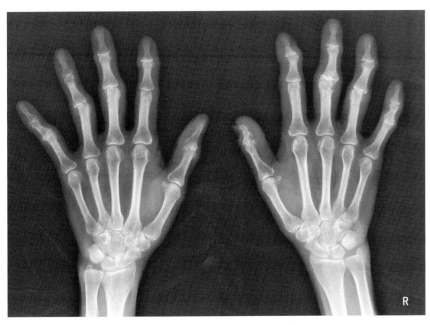

图9-4 双手侵袭性骨性关节炎

女，68岁，双手关节肿痛2年，无晨僵，实验室检查RA因子阴性。双手正位片，示双手近端及远端指间关节可见不同程度关节间隙狭窄，关节面骨质增生，关节面下可见小囊状改变，部分关节呈半脱位，各掌指关节及双腕关节未见异常

4. 儿童类风湿关节炎累及髋关节和膝关节其骨骺常增大（图9-5），凭此可与强直性脊柱炎累及髋关节和膝关节鉴别，后者相应骨骺无增大表现。

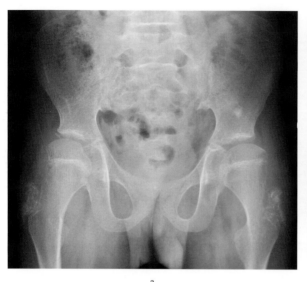
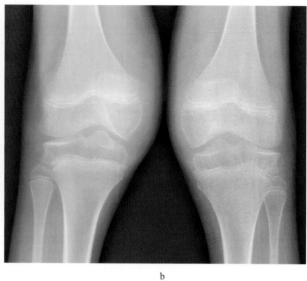

a   b

图 9-5　儿童类风湿关节炎

男，15岁，反复四肢关节疼痛10余年。a. 双髋正位片；b. 双膝正位片。(a～b)示双侧股骨头骨骺、股骨远端及胫骨近端骨骺均增大，同时双髋及双膝构成骨骨质疏松

5. 类风湿关节炎累及髋关节炎时，特征性表现是双侧骨盆壁内突且并发股骨头中心性脱位（图9-6）。

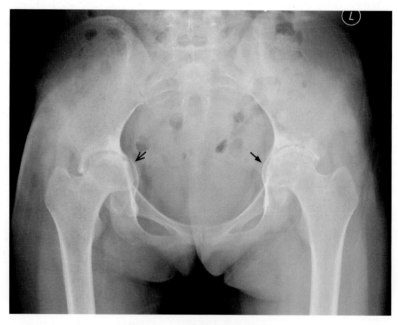

图 9-6　双髋类风湿关节炎

双髋正位片，示双髋关节间隙狭窄，髋臼加深，骨盆侧壁内突（黑箭头）并发股骨头中心性内移，股骨头及髋臼同时可见骨质增生硬化

6. 高度怀疑类风湿关节炎而影像诊断征象不够典型时，应密切结合临床询问病史并结合 RA 因子、抗 CCP 抗体、C-反应蛋白和血沉等化验指标（图9-7）。

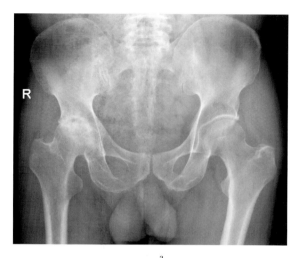

a

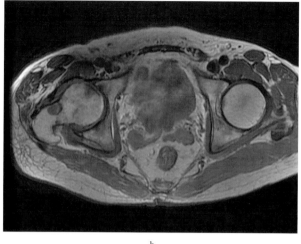

b

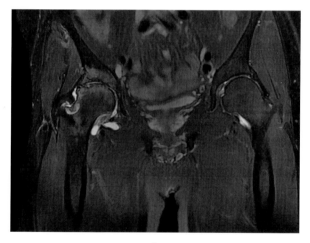

c

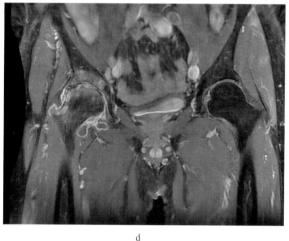

d

图 9-7　右髋类风湿关节炎

男，64 岁，右髋关节疼痛伴跛行 1 年余。a. 双髋正位片，示右髋关节间隙变窄，关节面糜烂伴硬化。b. 双髋 MRI 横轴位 T_1WI；
c. 双髋 MRI 冠状位抑脂 T_2WI；d. 双髋 MRI 冠状位增强扫描。（b～d）示右侧髋臼及股骨头关节面糜烂，髋关节滑膜轻度增厚，
T_1WI 呈低信号，T_2WI 呈稍高信号，增强后显著强化。此例仅右髋一侧发病，从平片到 MRI 表现考虑类风湿关节炎均不典型，
后来询问病史，获知患者 4 年前双手曾诊断为类风湿关节炎，同时查住院相关实验室检查，发现类风湿因子 88.7IU/mL、抗
环瓜氨酸肽抗体＞200U/mL 和 C－反应蛋白 42.2mg/L 均升高，故最后右髋改变诊断为类风湿关节炎

7. 平片怀疑类风湿关节炎而征象不十分典型时，进一步行 MRI 检查有助于确诊，MRI 上，类风湿关节炎典型表现为对称性滑膜增厚，增强后明显强化（图9-8）。

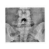

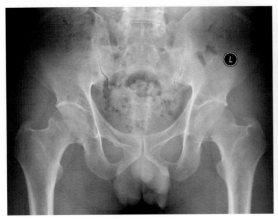

a

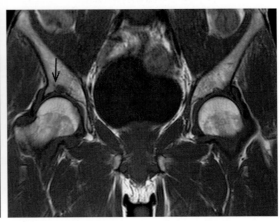

b

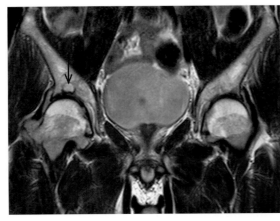

c

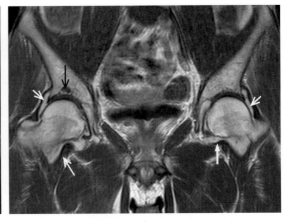

d

图 9-8　双髋类风湿关节炎

a. 双髋正位片，示双侧髋关节密度减低，股骨头基底部及髋臼缘轻度骨质增生，右髋臼缘可见一囊性透亮区；b. 双髋 MRI 冠状位 T_1WI；c. 双髋 MRI 冠状位 T_2WI；d. 双髋 MRI 冠状位增强扫描。（b~d）示双侧髋关节滑膜条带状增厚，T_1WI 呈低信号，T_2WI 呈稍高信号，增强后显著强化（白箭头）；髋臼关节面糜烂，右髋臼关节面下可见长 T_1、长 T_2 小囊状信号影（黑箭头），增强后无明显强化

8. 类风湿关节炎有时病理穿刺结果可报告为化脓性关节炎，因此最后诊断需紧密结合影像、临床和实验室检查（图 9-9）。

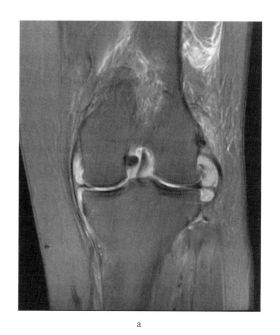
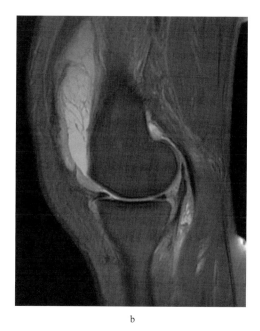

a　　　　　　　　　　　　　　　　　　　　b

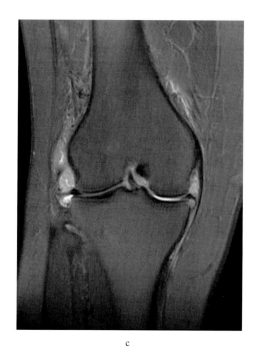
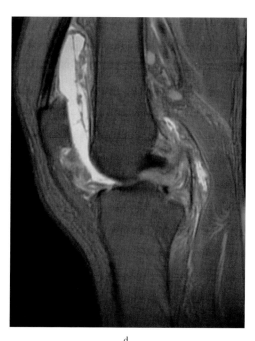

c　　　　　　　　　　　　　　　　　　　　d

图 9-9　双膝类风湿关节炎

女，50 岁，双膝关节肿痛 4 年余，加重 2 个月。a. 左膝 MRI 冠状位抑脂 PDWI；b. 左膝 MRI 矢状位抑脂 PDWI；c. 右膝 MRI 冠状位抑脂 PDWI；d. 右膝 MRI 矢状位抑脂 PDWI。（a～d）示双侧膝关节滑膜均增厚，结合患者病史及化验结果（类风湿因子：441 IU/ml、抗环瓜氨酸多肽抗体：89.9U/ml），提示双侧类风湿关节炎，但穿刺活检病理报告为化脓性关节炎，后与病理科及临床医生讨论后认为化脓性关节炎不成立而修正为类风湿关节炎诊断

9. 与类风湿关节炎不同，系统性红斑狼疮可以病程很长而没有骨质侵蚀改变（图 9-10）。

10. 系统性红斑狼疮手部缺乏侵蚀的轴线异常包括尺偏、半脱位（图 9-11）、"纽扣样"和"鹅颈样"畸形对诊断具有特征性。

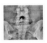

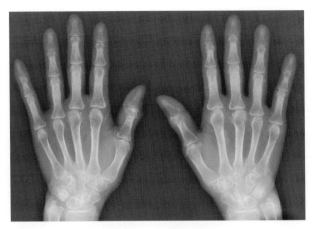

图 9-10　双手系统性红斑狼疮

女，69 岁，全身系统性红斑狼疮 31 年。双手正位片，示双手诸骨骨质疏松，部分间隙变窄，但未见骨质侵蚀破坏表现

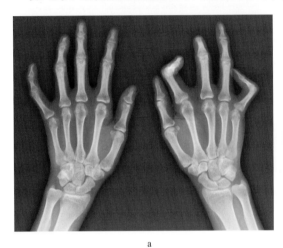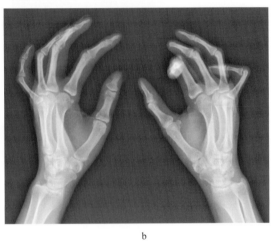

a　　　　　　　　　　　　　　　　　b

图 9-11　双手系统性红斑狼疮

女，43 岁，有系统性红斑狼疮病史 20 年余。a. 双手正位片；b. 双手斜位片。(a~b) 示双手轻度骨质疏松，未见骨质侵袭破坏，右手第 2 指近侧指间关节半脱位并呈尺偏，同时第 5 指近节指间关节呈半脱位并屈曲畸形

11. 手指骨末节远端骨质吸收变短伴周围软组织内钙化，第一时间要想到硬皮病所致（图 9-12）。

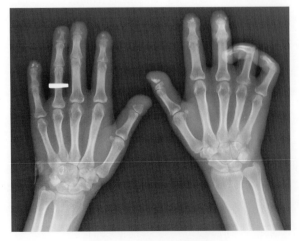

图 9-12　硬皮病骨改变

双手正位片，示双手指骨质轻度骨质疏松，远节指骨骨质吸收变短，大多数仅残留基底部，残端软组织内可见斑点状钙化

12. 髂骨致密性骨炎无一例外都发生于女性，男性髂骨致密性十分罕见，因此对于男性平片诊断为髂骨致密性骨炎者，要高度怀疑其诊断的正确性（图9-13）。

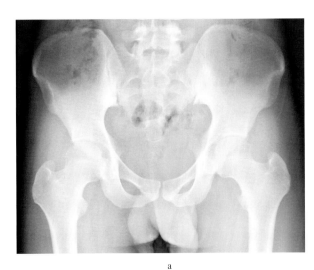
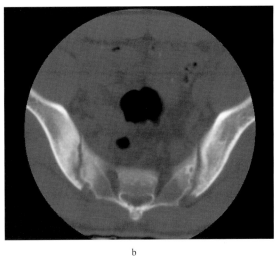

a b

图9-13 强直性脊柱炎

男，25岁，腰椎不适就诊。骨盆正位片（a）初诊为双侧髂骨致密性骨炎，审片时认为男性罹患致密性髂骨炎甚为少见，怀疑初诊的正确性而让患者行骶髂关节CT检查（b），结果发现骶髂关节面有侵袭破坏而修正为强直性脊柱炎诊断

13. 髂骨致密性骨炎（图9-14）大多数患者为生育后妇女，未生育者甚为少见。

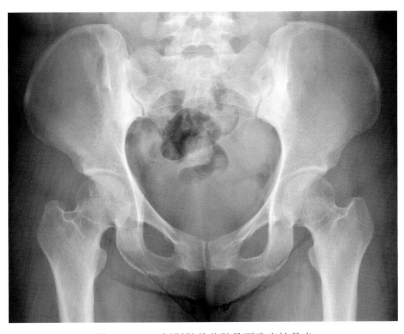

图9-14 双侧骶髂关节髂骨面致密性骨炎

女，39岁，反复腰骶部疼痛2年余。骨盆正位片，示双侧髂骨耳状面骨质增生硬化，呈对称三角状，内缘以骶髂关节为界，外缘边界清楚，骶髂关节未受累

14. 女性强直性脊柱炎相对少见，骶髂关节骨质侵蚀常不典型且不对称（图 9-15）。

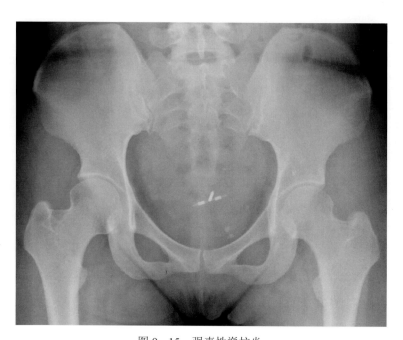

图 9-15 强直性脊柱炎

女，29 岁，腰痛不适 1 年余。骨盆正位片，示双侧骶髂关节骨质不对称侵蚀破坏

15. 青年人 MRI 发现椎体前缘局部水肿，极有可能是强直性脊柱炎表现，遇到此情形需进一步行骶髂关节平片或 CT 检查以观察骨质有无侵蚀破坏（图 9-16、图 9-17）。

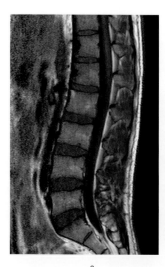 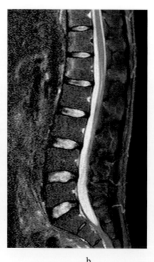 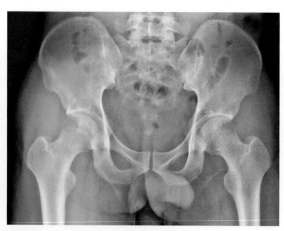

a   b   c

图 9-16 强直性脊柱炎

男，28 岁，腰骶部疼痛伴晨僵 3 年。a. 腰骶椎 MRI 矢状位 T_1WI；b. 腰骶椎 MRI 矢状位抑脂 T_2WI。（a~b）示 $T_{11~12}$ 和 L_1 椎体前缘长 T_1、长 T_2 水肿信号影，高度怀疑强直性脊柱炎而加照骨盆正位片，从骨盆正位（c）来看，双侧骶髂关节面见骨质侵袭破坏伴反应增生，结合临床病史而确诊为强直性脊柱炎

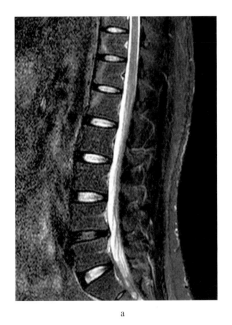
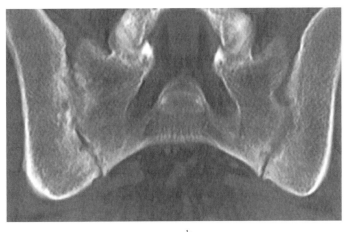

a　　　　　　　　　　　　b

图 9-17　强直性脊柱炎

男，29 岁，腰部酸痛伴晨僵 3 年余。MRI 矢状位抑脂 T_2WI（a）示 T_{11-12} 和 L_1 椎体前缘局限性长 T_2 水肿信号影，怀疑强直性脊柱炎而建议对骶髂关节进一步检查，结果双侧骶髂关节 CT（b）显示双侧骶髂关节面骨质侵蚀而诊断为强直性脊柱炎

16. 方椎或桶状椎为正常椎体前缘侵蚀加上前纵韧带骨化所致，出现方椎（图 9-18）或桶状椎（图 9-19）是强直性脊柱炎累及脊柱特有的表现。

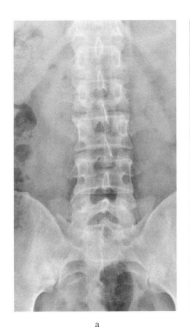
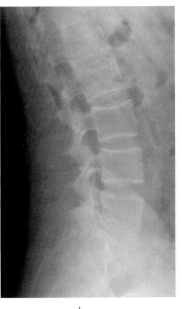

a　　　　　　　　　　b

图 9-18　强直性脊柱炎

a. 腰椎正位片；b. 腰椎侧位片。（a～b）示双侧骶髂关节面侵蚀破坏，同时腰椎体呈方椎表现

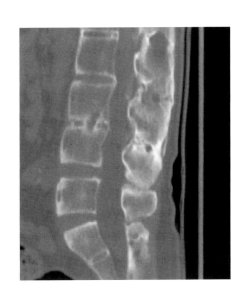

图 9-19　强直性脊柱炎

腰椎 CT 矢状位重建，示腰椎体呈桶状，各椎间小关节融合

17. 强直性脊柱炎累及髋关节时，股骨颈项圈状骨质增生（图 9 - 20）是其重要征象。

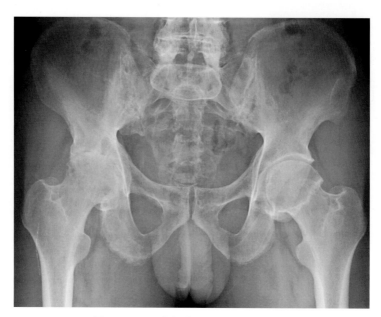

图 9 - 20 强直性脊柱炎累及双髋关节

骨盆正位片，示双侧骶髂关节对称性侵蚀破坏，间隙显著变窄，右髋关节间隙一致性狭窄伴边缘骨质增生，髋臼软骨下囊性变，
左髋关节间隙存在，股骨颈可见项圈状骨质增生，另外，两侧坐骨结节显示花边状侵蚀破坏

18. 双侧跟骨骨质侵蚀伴骨质增生呈羽毛状外观，至少要想到可能为强直性脊柱炎（图 9 - 21）、类
风湿关节炎（图 9 - 22）或银屑病关节炎（图 9 - 23）等其中一种疾病所致。

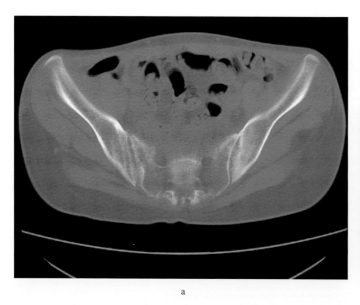
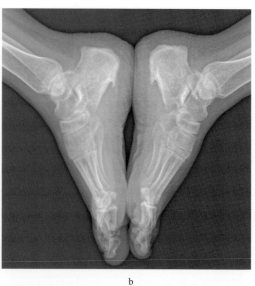

a   b

图 9 - 21 强直性脊柱炎

a. 骶髂关节 CT 横轴位平扫，示双侧骶髂关节面对称性侵袭破坏；b. 双侧跟骨侧位片，示双侧跟骨跖筋膜附着处出现不规则羽
毛状骨质增生

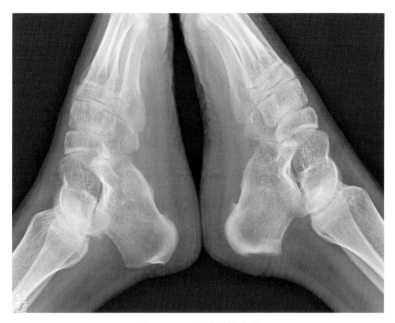

图 9 – 22　类风湿关节炎

患者既往有类风湿关节炎病史多年。双侧跟骨侧位片，示双侧跟骨跖筋膜附着处不规则骨质增生

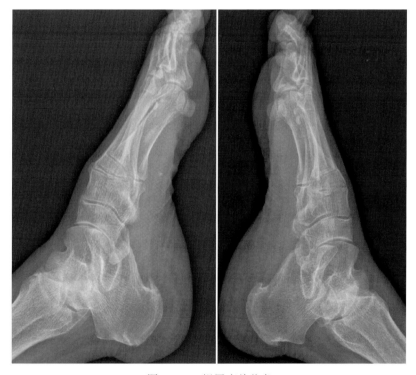

图 9 – 23　银屑病关节炎

患者既往有银屑病病史多年。双侧跟骨侧位片，示双侧跟骨跖筋膜附着处刺样骨质增生

19. 强直性脊柱炎骶髂关节骨质侵蚀破坏，主要见于骶髂关节下 1/3 处，若该处关节面完整，间隙清晰不窄（图 9 – 24），基本可不考虑该病。

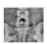

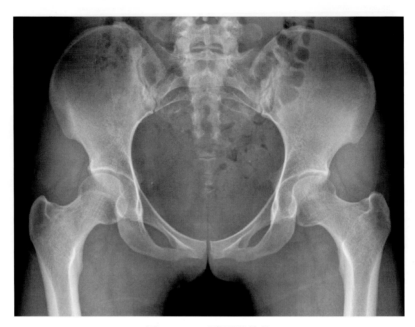

图 9-24　正常骶髂关节

骨盆正位片，示双侧骶髂关节面下 1/3 骨质完整，未见侵袭性骨质破坏

20. 脊柱型银屑病性关节炎（图 9-25）晚期椎旁韧带骨化与强直性脊柱炎十分相似，但前纵韧带可始终未见骨化，椎体也没有出现方椎或桶状椎改变。

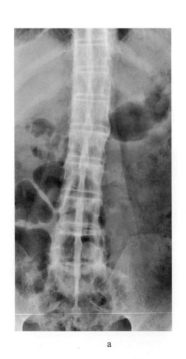

a

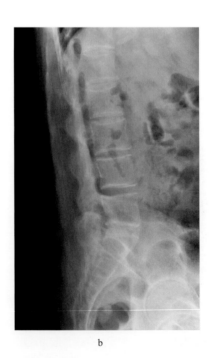

b

图 9-25　银屑病性关节炎

男，39 岁，有银屑病史。a. 腰椎正位片；b. 腰椎侧位片。（a～b）示腰椎黄韧带、横突间韧带及棘上韧带广泛骨化，小关节融合，椎体未见方椎改变

21. 脊柱型银屑病性关节炎（图 9-26）与强直性脊柱炎（图 9-27）单从影像学表现来看两者几乎无法区别，诊断一定要结合临床，尤其要询问有无皮疹病史。

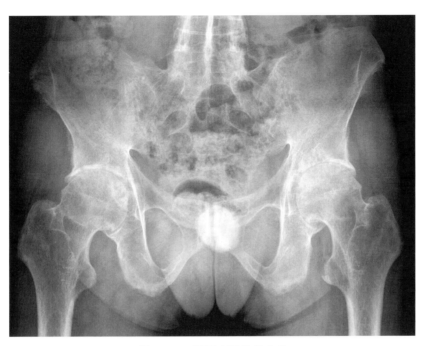

图 9-26　银屑病性髋关节炎

男，42 岁，银屑病病史 10 余年。骨盆正位片，示骨盆呈出口位，骨盆诸骨骨质疏松，双侧骶髂关节及下腰椎小关节骨性融合，双髋关节间隙均匀狭窄，关节面轻度侵蚀破坏，髋臼及股骨头边缘骨质增生，双侧坐骨结节亦见侵蚀破坏

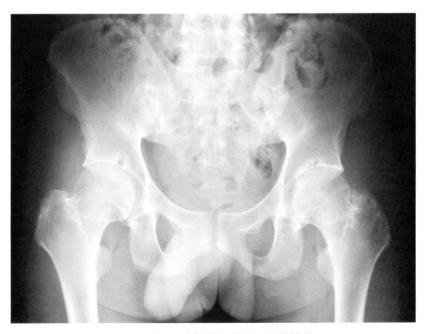

图 9-27　强直性脊柱炎累及双髋关节

男，24 岁，腰骶部疼痛 8 年，伴夜间翻身困难。骨盆正位片，示双侧骶髂关节基本消失，双髋关节间隙一致性狭窄，髋臼软骨下囊性变，股骨颈见项圈状骨质增生，两侧坐骨结节及双侧股骨大转子同时见附着端炎

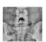

22. Romanus 损害（图 9-28）是指没有椎间盘受累的椎体前角侵蚀破坏，为强直性脊柱炎较特异表现。

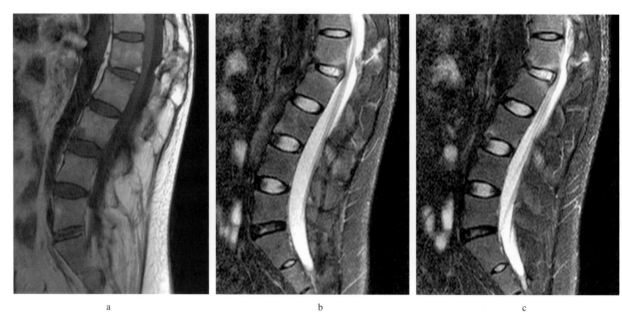

图 9-28　强直性脊柱炎伴 Romanus 损害

男，33 岁，反复颈腰部疼痛 10 余年，加重 4 个月，既往有强直性脊柱炎病史。a. 腰椎 MRI 矢状位 T_1WI；b. 腰椎 MRI 矢状位抑脂 T_2WI；c. 腰椎 MRI 矢状位抑脂 T_2WI。（a～c）示 L_1、L_3 椎体前下角侵蚀破坏缺损，周围伴长 T_1、长 T_2 水肿信号，相应椎间盘未见异常

23. Andersson 损害（图 9-29）是指椎间盘以及椎体上下缘邻近椎间盘终板的破坏，此为强直性脊柱炎中晚期较特异性的表现。

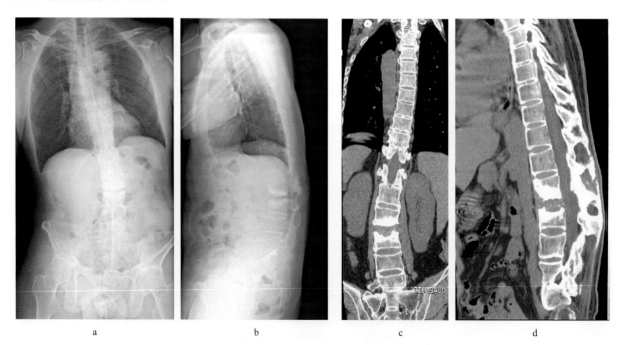

图 9-29　强直性脊柱炎伴 Andersson 损害

男，37 岁，强直性脊柱炎 10 余年，腰部疼痛加重活动受限 2 年余。a. 全脊柱正位片；b. 全脊柱侧位片；c. 胸腰椎 CT 冠状位重建；d. 胸腰椎 CT 矢状位重建。（a～d）示 L_2、L_3 椎体相对终板及相应椎间盘破坏

24. Andersson 损害分为分离型、炎症型（图 9-30）和介于两者的混合型，其中炎症型和混合型椎旁伴有软组织肿胀与边缘型脊柱结核（图 9-31）很相似，因此两者鉴别十分重要，前者一定有强直性脊柱炎病史，后者没有强直性脊柱炎而常有结核中毒症状及多有肺部结核等表现。

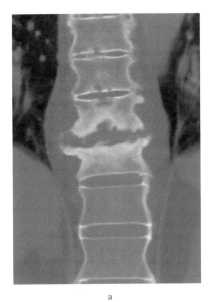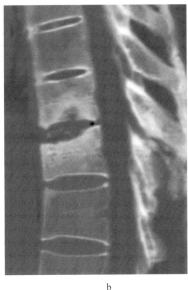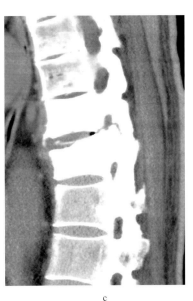

a b c

图 9-30 强直性脊柱炎伴 Andersson 损害

男，60 岁，既往有强直性脊柱炎病史 30 多年。a. 胸腰椎 CT 冠状位重建；b. 胸腰椎 CT 矢状位重建骨窗；c. 胸腰椎 CT 矢状位重建软组织窗。（a～c）示 T$_{9～10}$ 椎体相对终板及相应椎间盘破坏，椎旁可见梭形软组织肿胀，此例一直诊断为胸椎结核合并椎旁脓肿，后来手术后病理未见结核及化脓性脊柱炎表现，结合有强直性脊柱炎病史，最后修正诊断为强直性脊柱炎伴 Andersson 损害

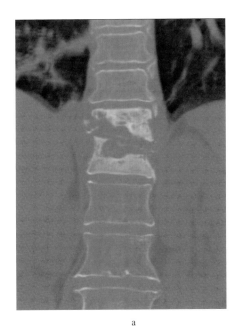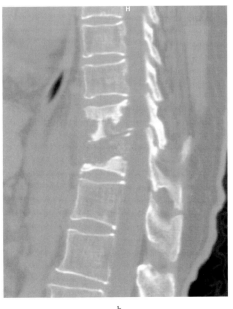

a b

图 9-31 胸椎结核（边缘型）

女，58 岁，腰背痛 1 年余。a. 胸椎 CT 平扫冠状位骨窗；b. 胸椎 CT 平扫矢状位骨窗。（a～b）示 T$_{10～11}$ 椎间隙狭窄，椎体相对缘明显骨质破坏伴斑点状死骨，椎旁可见脓肿形成

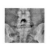

25. SAPHO 综合症累及脊柱导致"竹节样"改变（图 9-32）与强直性脊柱炎晚期脊椎"竹节样"改变（图 9-33）很相似，若不仔细观察很容易误诊。观察锁骨及骶髂关节改变有利于两者的鉴别，通常前者有锁骨肥厚而无骶髂关节侵蚀改变，后者则相反。

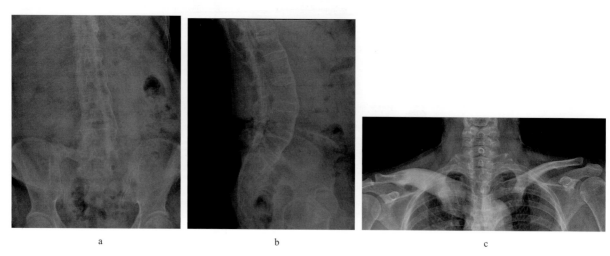

图 9-32　SAPHO 综合征

女，57 岁，全身关节、脊柱不适多年。a. 腰椎正位片；b. 腰椎侧位片。（a～b）示腰椎前纵韧带、黄韧带及横突间韧带广泛骨化形成"竹节样"改变。此例仅从腰椎"竹节样"改变很容易诊断为强直性脊柱炎，但注意骶髂关节未见侵袭破坏，此外，双侧锁骨正位片（c）显示双侧锁骨肥大，由于上述所见与强直性脊柱炎明显不同故诊断为 SAPHO 综合征

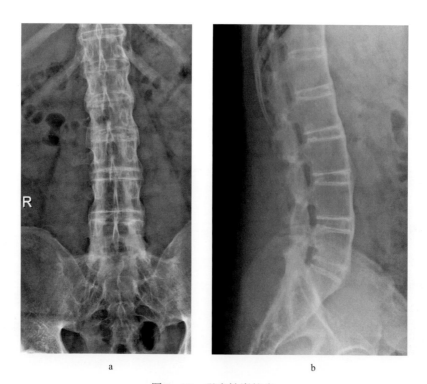

图 9-33　强直性脊柱炎

a. 腰椎正位片；b. 腰椎侧位片。（a～b）示腰椎前纵韧带、黄韧带及横突间韧带广泛骨化形成"竹节样"改变，同时骶髂关节及椎间小关节间隙消失呈骨性融合

26. 第 1 跖趾关节为痛风首当其冲部位，因此怀疑痛风者首先应拍摄足部正斜位，以观察第 1 跖趾关节有无软组织肿胀和第 1 跖骨头内侧有无"穿凿样"骨质破坏（图 9－34）。

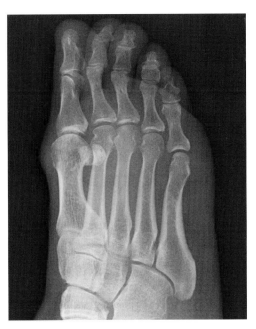

图 9－34　痛风性关节炎

男，76 岁。右足正位片，示右足第 1 跖骨头内侧"穿凿样"骨质侵蚀破坏，同时第 1 跖趾关节软组织肿胀

27. 痛风性关节炎既往多见于中老年男性，但需注意近年来发病有年轻化倾向（图 9－35）。

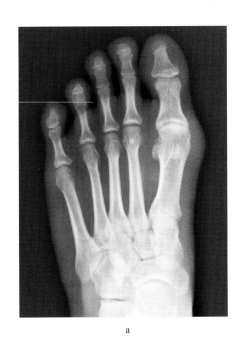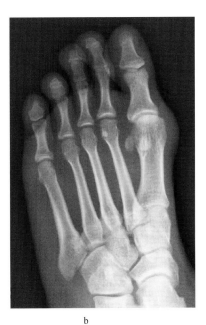

a　　　　　　　　　　　　b

图 9－35　痛风性关节炎

男，26 岁，左足第 1 跖趾关节肿痛 20 天。a. 左足正位片；b. 左足斜位片。（a～b）示左足第 1 跖趾关节软组织肿胀伴第 1 跖骨头内侧"穿凿样"骨质破坏

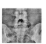

28. 手部痛风性关节炎骨质破坏除累及关节边缘外，也侵犯骨干部，范围相对较大，同时软组织可见痛风结节突出（图9-36），根据这些特点可与类风湿关节炎区分。

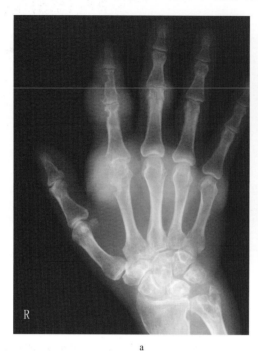
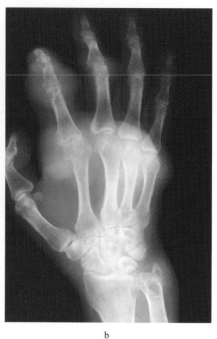

a   b

图9-36 右手痛风性关节炎

a. 右手正位片；b. 右手斜位片。（a~b）示右手除拇指外，多个掌指关节及近侧指间关节周围可见痛风结节，关节边缘可见"穿凿样"破坏，掌骨及指骨体部亦见"穿凿样"破坏

29. 中年男性大关节软组织肿胀伴斑点状钙化，首先要想到痛风（图9-37）。

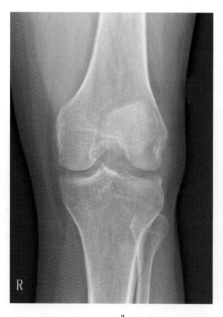
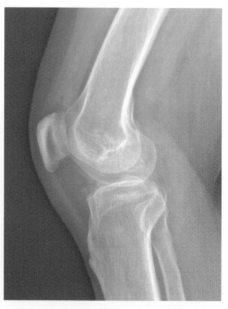

a   b

图9-37 右膝及踝关节痛风性关节炎

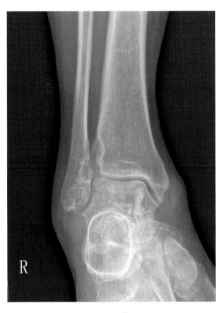
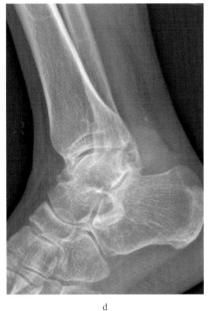

c　　　　　　　　　　　　　　　d

图 9－37　右膝及踝关节痛风性关节炎（续）

男，44 岁，右膝及踝关节肿痛伴活动受限 1 年。a. 右膝正位片；b. 右膝侧位片。（a～b）示右膝关节软组织肿胀，髌下脂肪垫可见斑点状钙化。c. 右踝正位片；d. 右踝侧位片。（c～d）示右踝关节周围软组织肿胀伴痛风结节形成，其中可见点状钙化

30. 悬垂边缘是痛风性关节炎特有的骨质破坏方式（图 9－38），其它疾病甚少见。

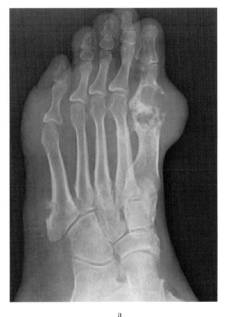
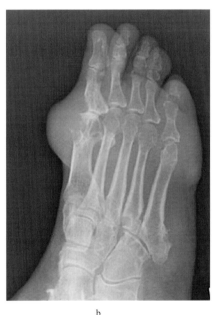

a　　　　　　　　　　　　　　　b

图 9－38　双足痛风性关节炎

a. 左足斜位片；b. 右足斜位片。（a～b）示双足第 1 跖趾关节穿凿样破坏，骨皮质呈特殊"悬垂边缘"表现，同时第 1、5 跖趾关节周围软组织可见痛风结节

31. 痛风性关节炎有时骨质破坏呈膨胀性破坏并可见"蜂窝状"分隔（图 9－39），此种情形注意勿误诊为肿瘤或其它疾病。

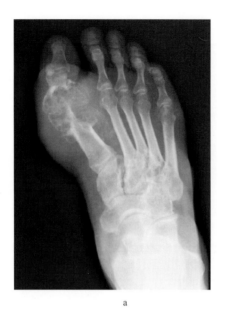 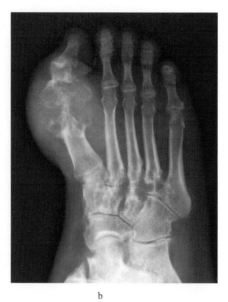

a　　　　　　　　　　　　　　b

图 9-39　右足痛风性关节炎

a. 右足正位片；b. 右足斜位片。（a~b）示右足第 1 跖骨头膨胀性破坏，其中可见"蜂窝状"分隔，第 1 跖趾关节周围软组织明显肿胀

32. 痛风性关节炎通常先累及足部第 1 跖趾关节，在此基础上再累及足部以外关节，因此足部以外关节疑痛风性关节炎诊断有困难时，应加照足部照片（图 9-40）。

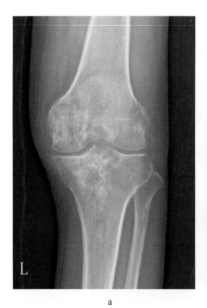 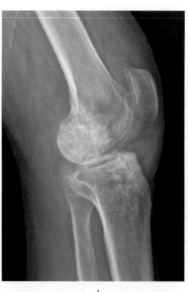 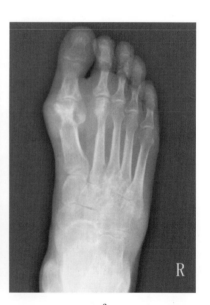

a　　　　　　　　　　　　b　　　　　　　　　　　　c

图 9-40　左膝及右足痛风性关节炎

男，38 岁，左膝关节活动受限 1 年余。左膝正位（a）及侧位（b）片，示左股骨内侧髁及胫骨平台内侧均见斑点片状钙化，髌上囊及髌下脂肪垫肿胀，怀疑痛风性膝关节炎而观阅以前右足正位片（c），发现右足第 1 跖趾关节软组织肿胀伴斑点状钙化，同时第 1 跖骨头明显穿凿样破坏，因此左膝关节所见也考虑痛风性关节炎

33. 痛风结节有时表现类似恶性肿瘤软组织肿块（图 9-41），尤其位于尺骨鹰嘴和胫骨结节部位较大的痛风结节，诊断应注意询问有无痛风病史，同时寻找有无尿酸盐沉着，若有尿酸盐沉着，便容易与恶性肿瘤鉴别。

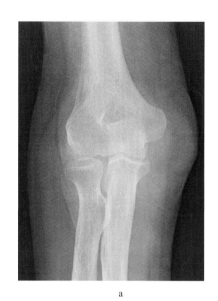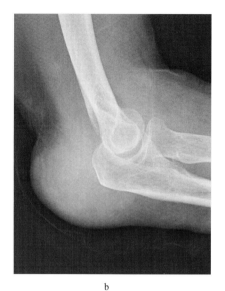

a   b

图 9-41　右肘关节痛风性关节炎

a. 右肘关节正位片；b. 右肘关节侧位片。(a～b) 示右尺骨鹰嘴后内侧三头肌肌腱附着处巨大软组织肿块，密度较高，边缘欠清，其中隐约见尿酸盐结晶沉着，同时肱骨外侧髁尚可见穿凿样破坏，初诊怀疑为恶性肿瘤，审核时询问患者有痛风病史，故考虑为痛风，后被手术病理证实

34. 双手末节跖骨远端萎缩变尖且指骨末节基底部增宽呈盘状，首先要想到银屑病所致（图 9-42）。

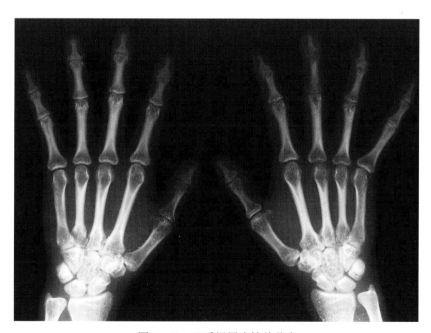

图 9-42　双手银屑病性关节炎

女，24 岁。双手指软组织轻度肿胀 2 年，既往有银屑病病史。双手正位片，示双手掌指及指间诸骨骨密度减低，各指末节指骨末端吸收变尖细；第 1～4 指骨末节基底部增宽呈盘状，右手第 3、4 指远侧指间关节呈半脱位表现

35. 夏科氏关节病也称神经营养性关节病，其特点是关节毁损严重而疼痛轻微或消失，诊断必须影像与临床结合，光有影像诊断此病可能会误诊（图 9-43、图 9-44）。

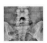

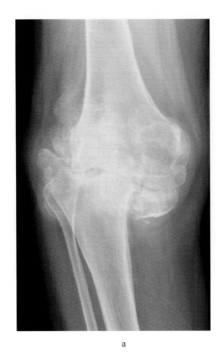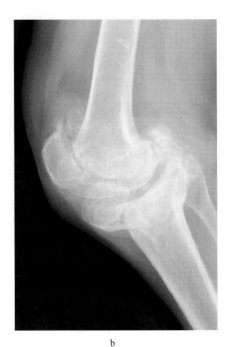

a   b

图 9 – 43   右膝神经营养性关节病

男，54 岁，右膝关节活动受限 1 年余，疼痛不明显。a. 右膝正位片；b. 右膝侧位片。（a～b）示右胫骨近端毁损，骨碎块向周围分离移位，股胫关节脱位变形，间隙变窄，关节囊肿胀

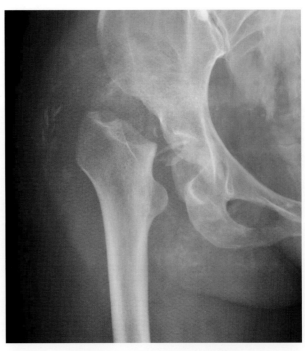

图 9 – 44   右髋神经营养性关节病

右髋正位片，示右股骨头颈缺损，破碎的骨屑呈游离状，关节周围软组织肿胀，关节内及关节旁可见不规则钙化影

36. 肩关节的夏科氏关节病多由颈胸段脊髓空洞症所致（图 9−45），因此确诊为肩关节夏科氏关节病者应加做颈胸椎 MRI 检查。

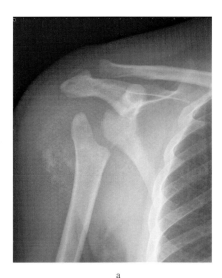
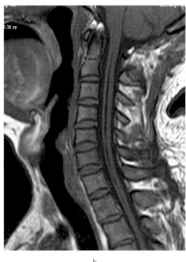
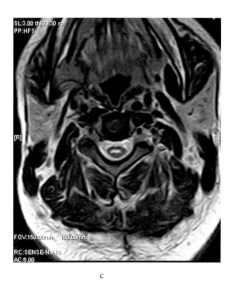

图 9−45　脊髓空洞症合并右肩夏科氏关节病

a. 右肩正位片，示右肱骨头毁损，残端如斧削状，关节周围软组织肿胀，外侧软组织内可见碎屑状钙化；b. 颈椎 MRI 矢状位 T_1WI；c. 颈椎 MRI 横轴位 T_2WI。（b～c）示颈段脊髓中央管扩张，内可见长 T_1 长 T_2 脑脊液信号

37. 成人四肢管状骨出现对称性层状骨膜反应，要想到肺性骨病的可能，此时应了解病史并加照胸部照片，以寻找佐证来证明肺性骨病诊断的依据（图 9−46）。

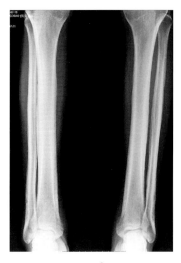
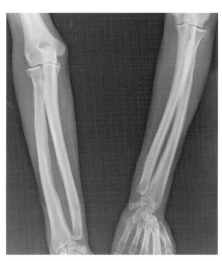
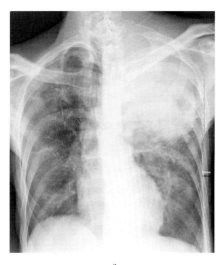

图 9−46　肺癌继发肺性骨病

双侧小腿正位片（a）和双侧前臂正位片（b）示双侧胫腓骨及桡尺骨均见层状骨膜增生，考虑肺性骨病并怀疑肺部存在某种疾病而建议加摄片，从加摄到的胸部正位片（c）来看，左上肺可见巨大肿块，故诊断肺性骨病不容置疑

38. 继发性肥大性骨关节病因大多数是肺部疾病引起，故又称肺性骨病。肺性骨病相当一部分是肺癌所致，因此肺性骨病诊断后加照胸片可发现症状不明显的肺癌（图9–47）。

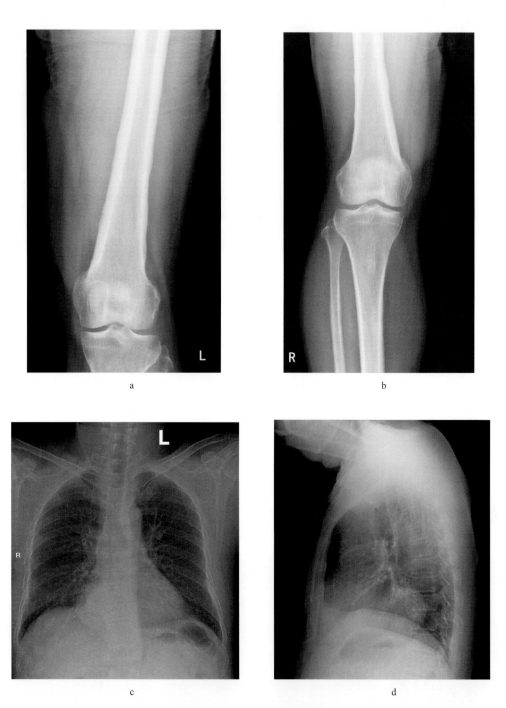

图9–47　肺癌继发肺性骨病

男，58岁，双膝疼痛伴小腿浮肿3月余。X线平片（a~b）显示左股骨中下段及右股骨下段皮质增厚，初步诊断为肺性骨病怀疑肺部有病变而加照胸部正侧位片（c~d），结果发现右下肺肺癌病灶

39. 未骨化的滑膜软骨瘤病平片或 CT 检查可完全不能显示，此时 MRI 检查便显示其独特的优势（图9–48、图9–49）。

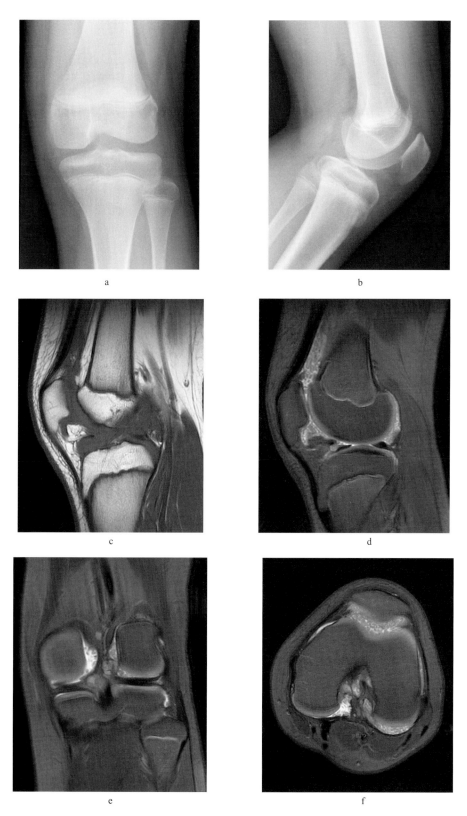

图 9-48 左膝关节滑膜软骨瘤病

a. 左膝正位片；b. 左膝侧位片。（a～b）示左膝髌上囊稍肿胀，髌下脂肪垫密度稍增高，未见钙化样结节，骨质未见压迫性缺损
表现。c. 左膝 MRI 矢状位 T_1WI；d. 左膝 MRI 矢状位抑脂 T_2WI；e. 左膝 MRI 冠状位抑脂 T_2WI；f. 左膝 MRI 横轴位抑脂 T_2WI。
（c～f）示左膝关节滑膜增厚，其中可见多个大小不等的软骨性游离体，T_1WI 呈稍低信号，与增厚的滑膜信号相同，T_2WI 抑脂
像呈稍高信号

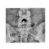

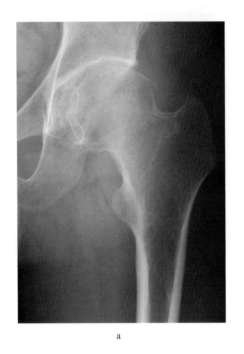

a

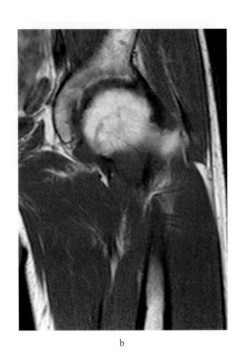

b

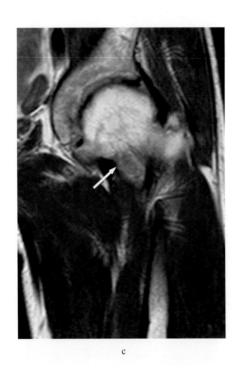

c

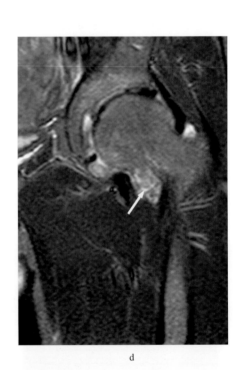

d

图9-49　左髋关节滑膜软骨瘤病

　　a. 左髋正位片，示左髋关节软组织肿胀，未见钙化样结节，间隙略变窄，股骨头边缘骨质增生。b. 左髋MRI冠状位T_1WI；c. 左髋MRI冠状位T_2WI；d. 左髋MRI冠状位抑脂T_2WI。（b～d）示左髋关节滑膜增厚，其中可见多个大小不等的软骨性游离体，T_1WI呈稍低信号，与增厚的滑膜信号相同，T_2WI及抑脂像呈稍高信号（白箭头），同时股骨头欠光滑，提示合并髋关节骨性关节炎

　　40. 股骨头颈部或髋臼出现压迹样骨质缺损，至少要想到可能为滑膜软骨瘤病（图9-50）或色素沉着绒毛结节性滑膜炎（图9-51）所致。

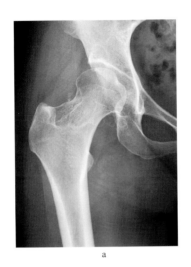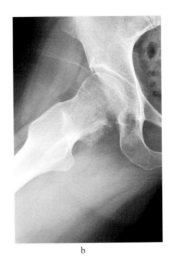

图 9－50　右髋关节滑膜软骨瘤病

a. 右髋正位片；b. 右髋蛙位片。（a～b）示右股骨颈周缘可见多个钙化结节，相应股骨颈可见压迹样骨质缺损伴硬化

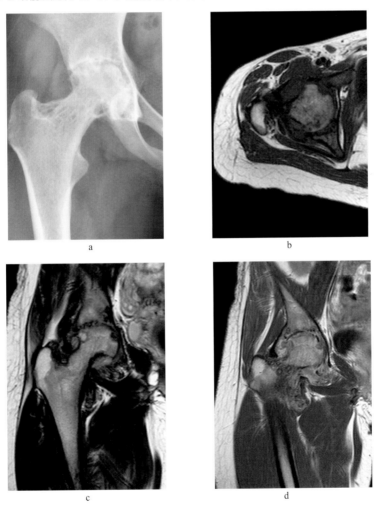

图 9－51　右髋关节色素沉着绒毛结节性滑膜炎

a. 右髋正位片，示右侧股骨颈、股骨头及髋臼见小囊状透亮影及压迹样骨质缺损，间隙变窄，关节囊稍肿胀。b. 右髋 MRI 横轴位 T_1WI；c. 右髋 MRI 冠状位 T_2WI；d. 右髋 MRI 增强扫描。（b～d）示右髋关节滑膜明显不均匀增厚，T_1WI 呈低信号，T_2WI 呈稍高信号，其内可见散在低信号结节，股骨头、股骨颈及髋臼可见压迹样骨质缺损，缺损区信号与增厚滑膜一致，增强后增厚滑膜及缺损区病灶均呈不均匀强化

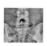

41. 多发性肌炎和皮肌炎是各种病因引起的骨骼肌间质性炎症改变和肌纤维变性的疾病，前者改变仅限于骨骼肌，后者（图9-52）则有骨骼肌改变同时出现皮疹，他们共同最具特征性改变是软组织内广泛性钙化。

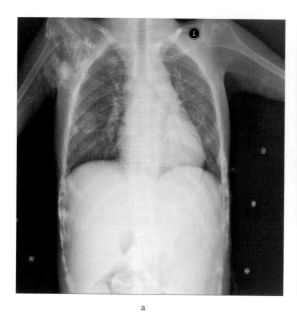
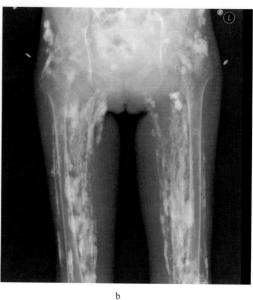

a   b

图9-52　皮肌炎

女，14岁，全身散在分布皮疹伴疼痛8年。a. 胸部正位片，示右肩部、腋窝、双侧上臂近端及双侧胸壁广泛软组织团块状、条片状钙化；b. 双大腿正位片，示双侧骨盆区及大腿广泛皮下、肌肉间结节状、团片状及条片状钙化

42. SAPHO综合征的皮肤病变包括脓疱疮和重度痤疮，但即便无皮肤病，单独依靠特征性的X线平片或CT表现，也可对本病作出诊断（图9-53）。

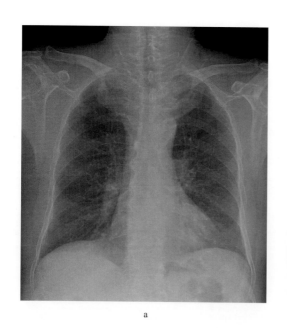
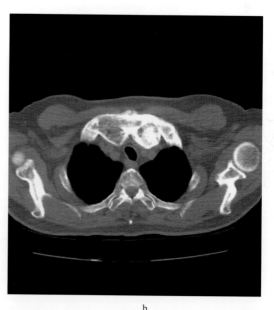

a   b

图9-53　SAPHO综合征

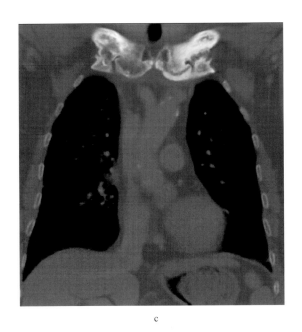
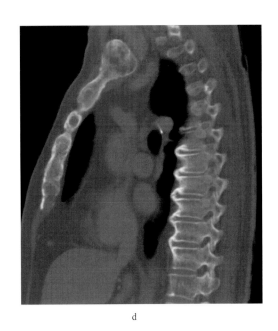

c d

图 9-53 SAPHO 综合征（续）

a. 胸部正位片，示双侧锁骨近端及第 1 肋骨增粗，密度增高，胸锁关节及第 1 肋软骨－锁骨间隙消失，呈骨性融合。b. 胸部 CT
横轴位；c. 胸部 CT 冠状位重建；d. 胸部 CT 矢状位重建。（b～d）示锁骨近段、胸骨柄增厚增大，胸骨－第 1 肋软骨－锁骨间
韧带骨化、胸锁关节、第 1 胸肋间隙消失，呈骨性融合。胸椎前缘骨质密度增高，前纵韧带骨化

43. 骶髂关节侵袭破坏结合年龄和实验室检查不符合强直性脊柱炎等脊柱关节病表现时，要想到
SAPHO 综合征（图 9-54）可能，此时要加照胸片并检查有无痤疮和脓疱疮。

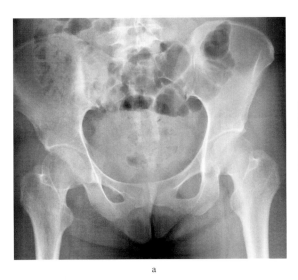
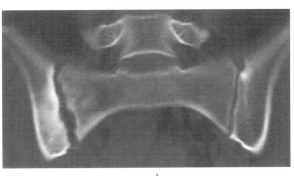

a b

图 9-54 SAPHO 综合征累及骶髂关节

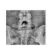
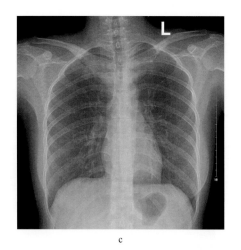

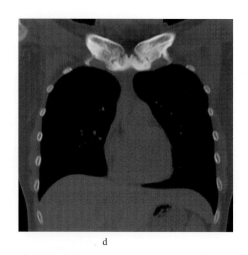

c   d

图 9-54   SAPHO 综合征累及骶髂关节（续）

女，26 岁，右骶髂关节反复疼痛 1 年余。骨盆正位片（a），示双侧骶髂关节面尤其是右侧可见侵蚀破坏，起初诊断为强直性脊柱炎，后进一步行骶髂关节 CT 检查（b）发现右侧骶髂关节面破坏及关节间隙增宽程度与强直性脊柱炎表现不太符合，怀疑之前诊断可能有误而复习之前胸片（c），结果发现双侧锁骨近端及第 1 肋骨增粗，胸锁关节及第 1 肋软骨－锁骨间隙消失呈骨性融合而诊断 SAPHO 综合征，后来胸部 CT 检查（d）示锁骨近段、胸骨柄增厚增大，胸锁关节呈骨性融合

44. 当 MRI 检查发现股骨头颈部及转子间弥漫性骨髓水肿时，要想到髋关节一过性骨质疏松（图 9-55）的可能，此时需要加照 X 线平片，以观察患侧是否有骨质疏松表现，同时需注意与股骨头缺血性坏死（图 9-56）鉴别，后者除可出现水肿外，股骨头尚有局灶性异常信号改变，典型者可出现"双线征"。

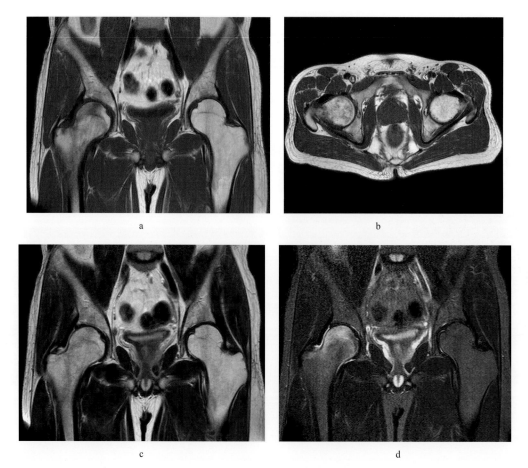

a   b

c   d

图 9-55   右侧髋关节一过性骨质疏松

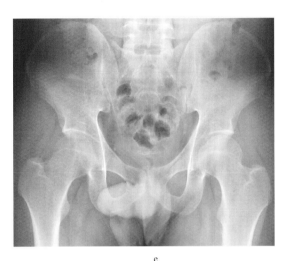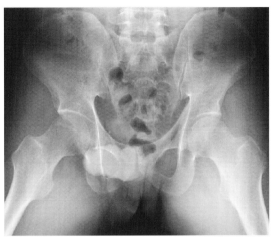

e　　　　　　　　　　　　　　　　　　　　　f

图 9-55　右侧髋关节一过性骨质疏松（续）

患者因右髋不适就诊。双髋 MRI 检查（a. 冠状位 T_1WI；b. 横轴位 T_1WI；c. 冠状位 T_2WI；d. 冠状位抑脂 T_2WI）显示右髋关节少量积液，右股骨头颈至转子间呈长 T_1、长 T_2 均匀一致骨髓水肿信号，高度怀疑一过性骨质疏松而加照双髋正位片（e）及蛙位片（f），结果显示右股骨头颈至转子间弥漫性骨密度减低，因此诊断右侧髋关节一过性骨质疏松不容置疑

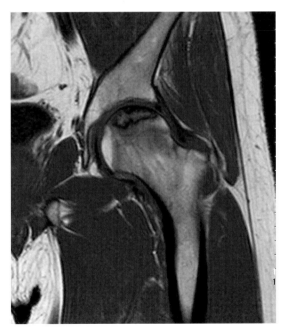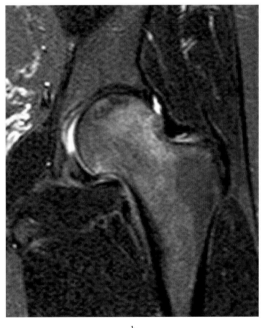

a　　　　　　　　　　　　　　　　　　　　b

图 9-56　左侧股骨头缺血性坏死并股骨近端骨髓水肿

a. 左髋关节 MRI 冠状位 T_1WI；b. 左髋关节冠状位抑脂 T_2WI。（a～b）示左股骨头持重区局灶性异常信号影，T_1WI 中央呈等信号、外围呈低信号，同时头颈至转子下可见长 T_1 长 T_2 骨髓水肿

45. 髋关节一过性骨质疏松属自限性疾病，患病半年至八个月后病变可吸收而不留痕迹（图9-57）。

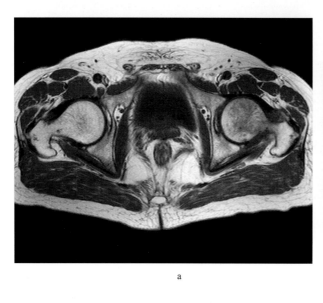

a

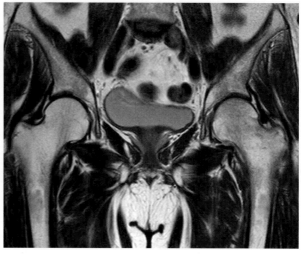

b

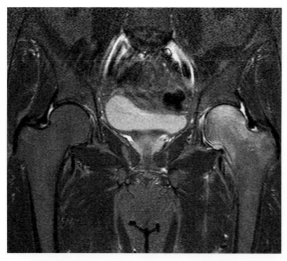

c

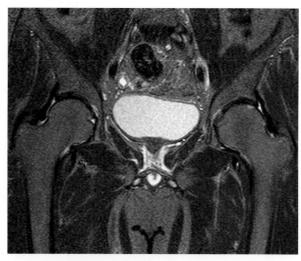

d

图9-57 左侧髋关节一过性骨质疏松

a. 左髋关节 MRI 横轴位 T₁WI，示左股骨头外观正常，头颈部弥漫性信号减低。b. 左髋关节 MRI 冠状位 T₂WI。c. 左髋关节 MRI 冠状位 STIR 像。（b~c）示左股骨头颈部信号强度增高，呈均匀一致高信号，未见灶性改变，关节内见少量积液。d. 3 个月后复查左髋关节冠状位 STIR 像；示左侧股骨头颈部高信号骨髓水肿消失，信号强度与健侧相同

46. 色素沉着绒毛结节性滑膜炎因含铁血黄素沉积，MRI T₂WI 于弥漫增厚滑膜中可见明显低信号结节为该病的特征性表现（图9-58、图9-59）。

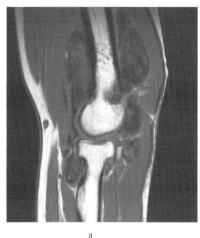
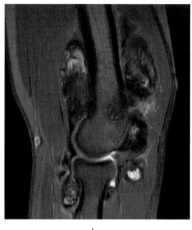
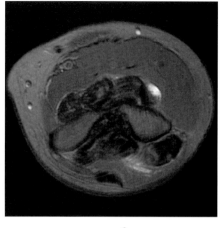

a   b   c

图 9 - 58 右肘关节色素沉着绒毛结节性滑膜炎

a. 右肘关节 MRI 矢状位 T₁WI；b. 右肘关节 MRI 矢状位抑脂 T₂WI，c. 右肘关节 MRI 横轴位抑脂 T₂WI。（a～c）示右肘关节滑膜呈弥漫结节样增厚，抑脂 T₂WI 于增厚滑膜中可见多发低信号结节

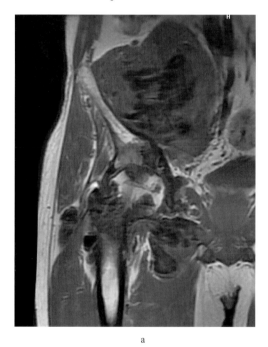
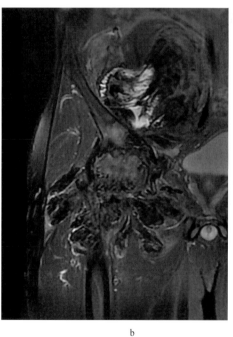

a   b

图 9 - 59 右髋关节色素沉着绒毛结节性滑膜炎

a. 右髋关节 MRI 冠状位 T₁WI；b. 右髋关节 MRI 冠状位抑脂 T₂WI。（a～b）示右髋关节滑膜弥漫性增厚，其中可见多发大小不等结节，T₁WI 呈等信号为主夹杂低信号，T₂WI 也呈低信号，右髂窝可见较大类似信号肿块

第十章 营养代谢性及内分泌性骨病

1. 骨质疏松（图10-1）与骨质软化（图10-2，图10-3）是既相似又不同的两种基本影像学表现，前者平片表现为骨密度减低，骨皮质变薄，骨小梁变细变小但结构清晰，后者平片虽也表现骨密度减低，骨小梁纤细，但骨结构模糊不清，同时因负重关系下肢骨常发生弯曲变形，并常出现对诊断有特异作用的假骨折线。

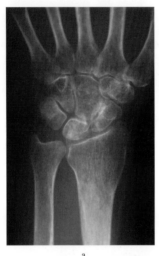 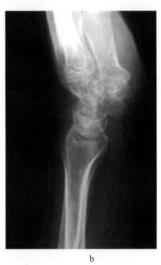

a   b

图10-1 骨质疏松

a. 右腕正位片；b. 右腕侧位片。（a～b）示右腕关节诸骨骨密度减低，皮质变薄，骨小梁稀疏变细，但边缘清晰

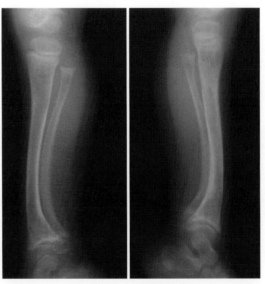

图10-2 骨质软化

双小腿侧位片，示双侧胫腓骨密度减低，骨纹模糊，干骺端增宽凹陷呈"杯口状"，骨干弯曲变形

266

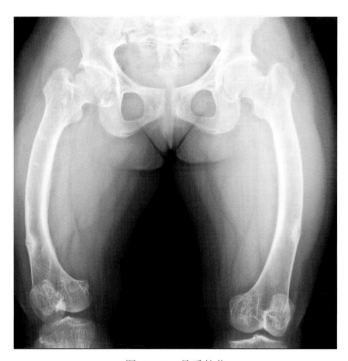

图 10 – 3 骨质软化

X线平片，示骨盆诸骨及双侧股骨骨密度普遍减低，骨小梁模糊，两侧股骨弯曲，下段外侧均可见假骨折线

2. 维生素 D 缺乏性佝偻病较早出现可靠的 X 线征象是干骺端先期钙化带模糊伴边角突出（图 10–4），此征像以桡骨远端最为典型，因此怀疑该病应首先拍摄腕关节正位片。

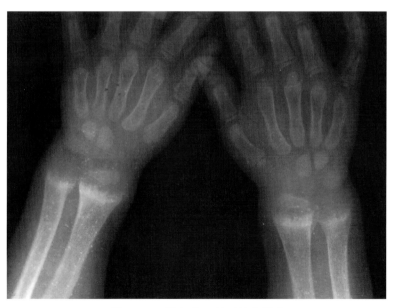

图 10 – 4 维生素 D 缺乏性佝偻病

双腕正位片，示双腕部普遍骨质密度减低，骨纹模糊，皮质变薄，桡尺骨远端先期钙化带模糊，边角突出，骨骺与干骺端距离加
大，干骺端增宽凹陷呈"杯口状"，骨小梁呈"毛刷状"

3. 维生素 D 缺乏性佝偻病要重点加照下肢膝关节，以判断是否合并膝内翻或膝外翻畸形（图 10–5）。

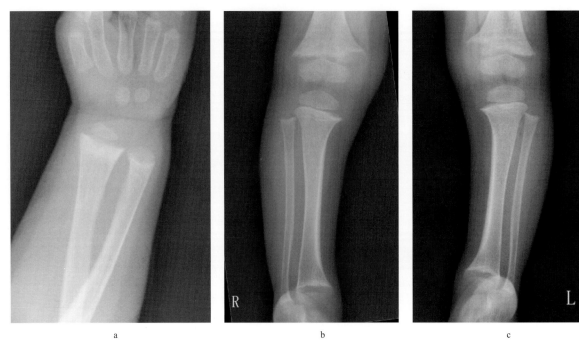

图 10-5 维生素 D 缺乏性佝偻病并膝内翻

女，1 岁 9 个月，左下肢畸形 1 年余。a. 左腕关节正位片，示左桡尺骨远端干骺端增宽并呈"杯口状"变形。b. 右小腿正位片；
c. 左小腿正位片。（b～c）示双侧股骨远端干骺端、胫腓骨近侧及远侧干骺端增宽并呈"杯口状"变形，膝关节同时呈内翻畸形表现

4. 维生素 C 缺乏症平片表现为骨骺中心密度减低，周围绕以密度较高的白线，使骨骺呈指环状（图 10-6）。

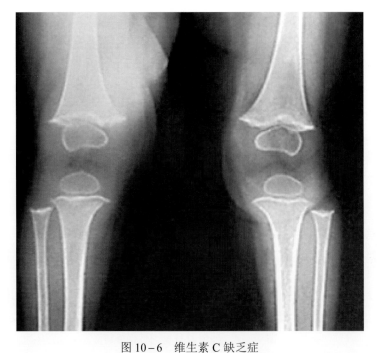

图 10-6 维生素 C 缺乏症

双膝关节正位片，示骨骺中心密度减低，周围绕以密度较高的白线，使骨骺呈指环状

5. 甲状旁腺功能亢进性骨病呈现的骨密度降低往往不是单纯的骨质疏松，而是骨质疏松间杂有骨质软化和纤维性骨炎，因此骨纹看起来总有一种毛毛糙糙、模糊不清的感觉（图 10-7）。

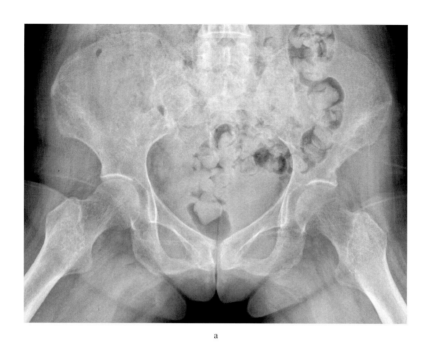

a

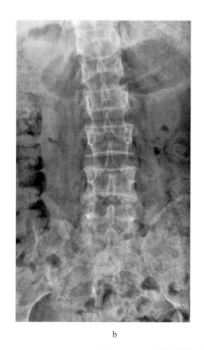

b

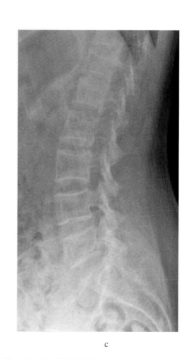

c

图 10-7 原发性甲状旁腺功能亢进性骨病

女，27 岁，双髋关节及腰部疼痛 1 个月，加重 5 天。a. 骨盆正位片；b. 腰椎正位片；c. 腰椎侧位片。（a～c）示骨盆及腰椎诸
骨骨质密度减低，骨纹模糊不清

6. 怀疑甲状旁腺功能亢进性骨病明确诊断最简易的做法是拍摄双手正位片，以观察掌、指骨有无骨膜下骨质吸收（图 10-8、图 10-9）。

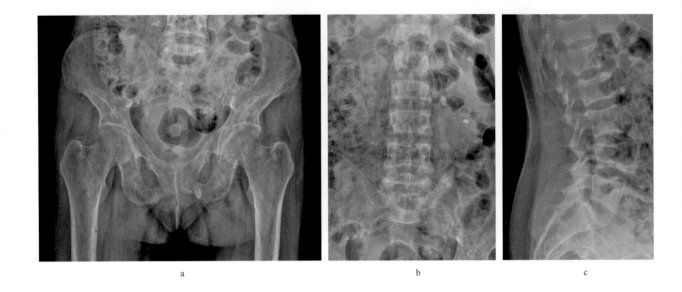

a   b   c

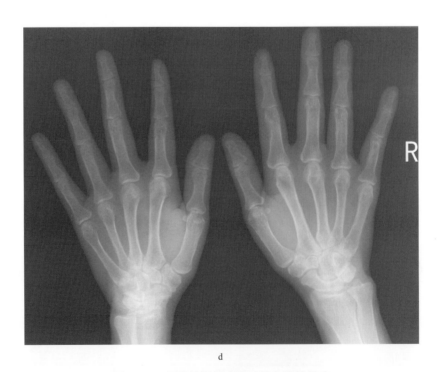

d

图 10-8　原发性甲状旁腺功能亢进性骨病

a. 骨盆正位片；b. 腰椎正位片；c. 腰椎侧位片。（a～c）示骨盆及腰椎诸骨显著密度减低，小骨盆变形内陷，左耻骨上下支衰竭骨折，右股骨上段可见假骨折线。d. 双手正位片，示双手多个指骨骨膜下骨质吸收

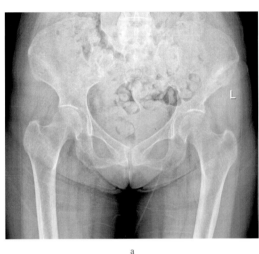
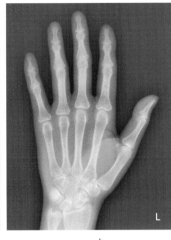
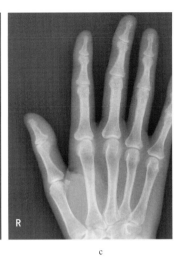

图 10-9 原发性甲状旁腺功能亢进性骨病

女，26岁，反复双髋部疼痛1月余，碱性磷酸酶2695U/L，血清钙4.43mmol/L。a. 骨盆正位片，示骨盆构成骨显著密度减低，骨小梁模糊不清。b. 左手正位片；c. 右手正位片。(b～c)示双手多个指骨骨膜下骨质吸收

7. 甲状旁腺功能亢进由于破骨增加导致骨质疏松和骨质软化的同时常伴骶髂关节软骨下骨质吸收（图10-10、图10-11），这种情形许多时候容易误诊为强直性脊柱炎。

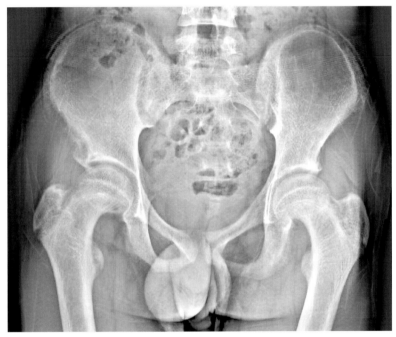

图 10-10 原发性甲状旁腺功能亢进性骨病

骨盆正位片，示骨盆诸骨密度减低，骨纹模糊，双侧骶髂关节骨质吸收伴轻度反应硬化

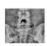
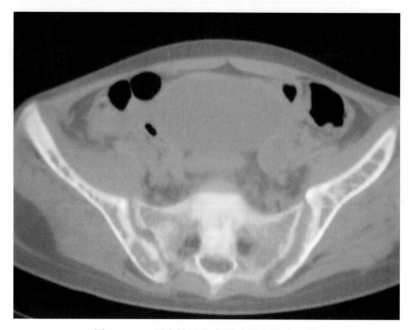

图 10-11 原发性甲状旁腺功能亢进性骨病

CT 横轴位平扫，示骨盆诸骨密度减低，骨纹模糊，左侧骶髂关节间隙增宽，双侧骶髂关节骨质吸收伴轻度反应硬化

8. 甲状旁腺功能亢进性骨病部分可出现一侧或双侧股骨远侧或胫骨近侧干骺端骨质密度增高（图 10-12、图 10-13），此种情形若一侧发生在青少年，容易诊断为骨肉瘤。

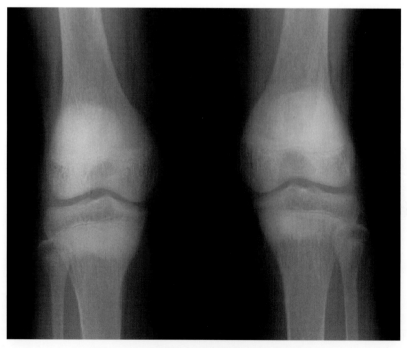

图 10-12 原发性甲状旁腺功能亢进性骨病

双侧膝关节正位片，示双侧膝关节骨质密度明显减低，皮质变薄，双侧胫骨近侧干骺端均见浓密骨质增生硬化

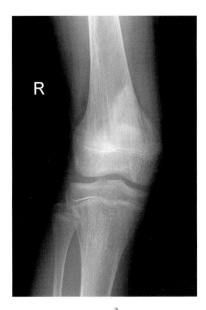
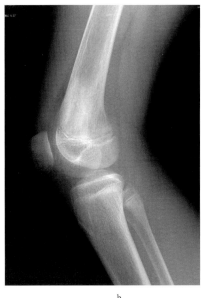

图 10-13　原发性甲状旁腺功能亢进性骨病

女，13 岁，右膝关节疼痛 1 月余。a. 右膝正位片；b. 右膝侧位片。（a～b）示右侧膝关节骨密度明显减低，皮质变薄，右股骨远侧干骺端可见片状骨质增生硬化

9. 骨质疏松伴囊性破坏者，若碱性磷酸酶和血清钙两项指标同时显著升高，诊断原发性甲状旁腺功能亢进性骨病不成问题（图 10-14）。

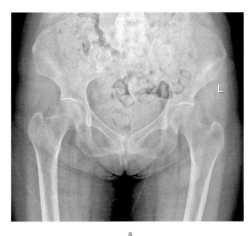
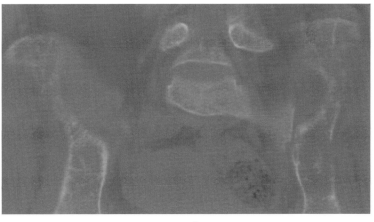

图 10-14　原发性甲状旁腺功能亢进性骨病

女，26 岁，反复双髋部、腰部疼痛 1 月余。a. 骨盆正位片，示骨盆密度减低，骨小梁模糊不清；b. 骨盆 CT 冠状位重建，示骨盆骨密度降低，左右髂骨可见囊状破坏即棕色瘤改变，结合实验室碱性磷酸酶（2695U/L）和血钙（4.43mmol/L）同时升高，故确定诊断为原发性甲状旁腺功能亢进性骨病

10. 原发性甲状旁腺功能亢进性骨病与多发性骨髓瘤、多发溶骨性转移瘤诊断鉴别有困难时，参考血清钙和碱性磷酸酶化验指标有利于三者之间的鉴别。原发性甲状旁腺功能亢进性骨病（图 10-15）血清钙和碱性磷酸酶同时升高，多发性骨髓瘤（图 10-16）血清钙可升高，碱性磷酸酶基本正常或仅轻微升高，而多发溶骨性转移瘤（图 10-17）碱性磷酸酶升高，而血清钙通常不升高。

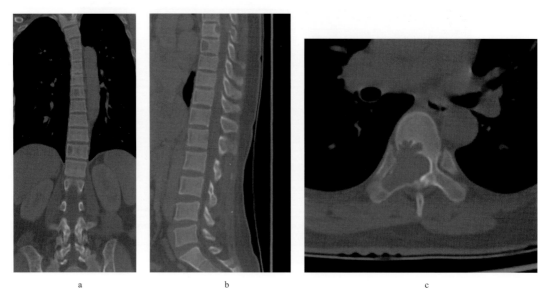

a   b   c

图 10-15　原发性甲状旁腺功能亢进性骨病

女，38 岁，反复颈背部疼痛不适 1 年余，加重半月。实验室检查：血清钙 3.24mmol/L，碱性磷酸酶 1797 U/L。a. 胸腰椎 CT 冠状位重建；b. 胸腰椎 CT 矢状位重建；c. 第 7 胸椎横轴位平扫。（a～c）示胸腰椎及附件普遍骨密度减低，骨纹结构模糊不清，同时第 7、8 及 11 胸椎可见囊状破坏

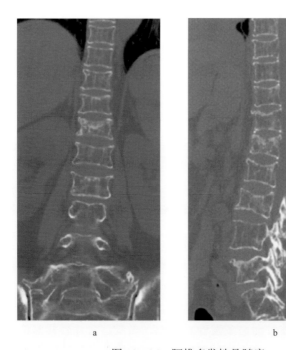

a   b

图 10-16　腰椎多发性骨髓瘤

女，61 岁，反复腰痛 2 月余。实验室检查：血钙 2.53 mmol/L，碱性磷酸酶正常。a. 腰椎 CT 冠状位重建；b. 腰椎 CT 矢状位重建。（a～b）示腰椎及附件普遍骨密度减低，同时可见多发穿凿样破坏

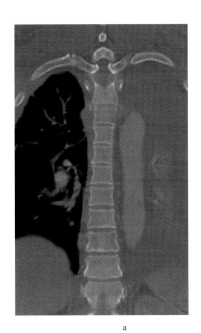
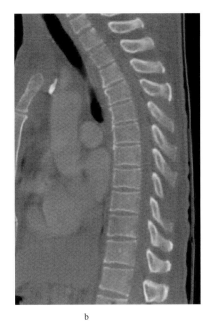

a   b

图 10-17 鼻咽癌胸椎多发骨转移瘤

实验室检查：血清钙正常，碱性磷酸酶 372U/L。a. 胸椎 CT 冠状位重建；b. 胸椎 CT 矢状位重建，示胸椎部分椎体及胸骨溶骨性骨质破坏伴轻度成骨性改变

11. 甲状旁腺功能亢进所致的棕色瘤，因有陈旧性出血，MRI 常可见低信号含铁血黄素沉积（图 10-18）。

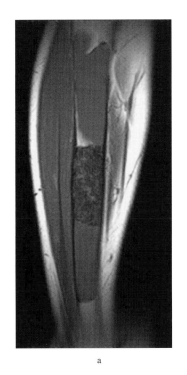
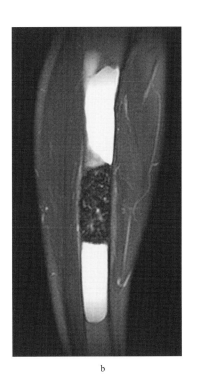

a   b

图 10-18 原发性甲状旁腺功能亢进性骨病并棕色瘤

a. 右胫骨 MRI 矢状位 T_1WI；b. 右胫骨 MRI 矢状位脂抑 T_2WI。（a～b）示右胫骨中段长 T_1 长 T_2 异常信号囊变影，其中可见长 T_1 短 T_2 较低信号含铁血黄素沉积（引自丁香园网站，特此致谢！）

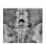

12. 棕色瘤可突出于皮质外，部分其中可见分隔（图10-19）。

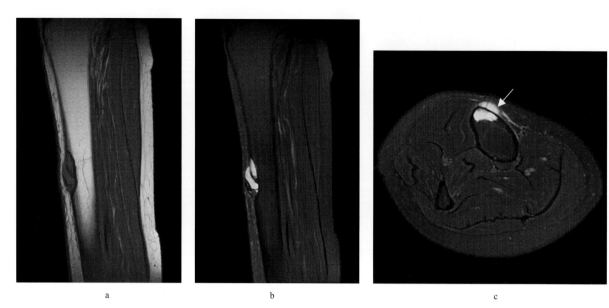

a   b   c

图10-19　原发性甲状旁腺功能亢进性骨病伴棕色瘤

患者有甲状旁腺功能亢进病史。a. 右胫骨中段 MRI 冠状位 T_1WI；b. 右胫骨中段 MRI 冠状位脂抑 T_2WI；c. 右胫骨中段 MRI 横轴位脂抑 T_2WI。（a～c）示右胫骨中段前内侧可见突出皮质外、内见分隔的棕色瘤（白箭头）

13. 继发性甲状旁腺功能亢进骨病可出现"夹心椎"（图10-20），而原发性没有此征象（图10-21）。

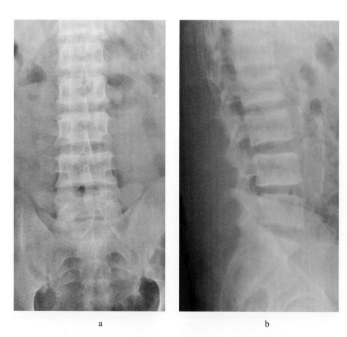

a   b

图10-20　继发性甲状旁腺功能亢进性骨病

a. 腰椎正位片；b. 腰椎侧位片。（a～b）示腰椎普遍骨质疏松，椎体呈"夹心椎"表现

14. 长期服用联邦止咳露可导致类似甲状旁腺功能亢进性骨质疏松的表现（图10-22）。

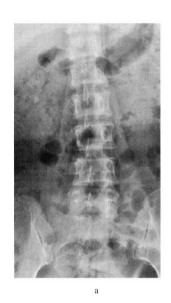
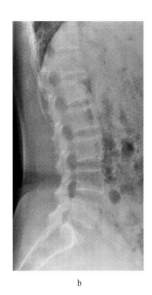

a　　　　　　　　　　b

图 10-21　原发性甲状旁腺功能亢进性骨病

a. 腰椎正位片；b. 腰椎侧位片。（a～b）示腰椎亦普遍骨质疏松，骨小梁模糊不清，未见"夹心椎"表现

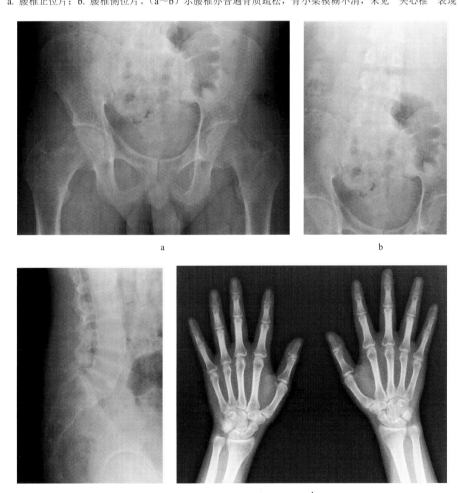

a　　　　　　　　　　b

c　　　　　　　　　　d

图 10-22　长期服用联邦止咳露导致骨质疏松改变

患者，男，26 岁。因反复腰骶部疼痛 2 年余而摄骨盆正位片（a）、腰骶椎正位（b）及侧位（c）片，示骨盆及腰骶椎普遍骨质
疏松，骨小梁模糊不清；怀疑甲状旁腺功能亢进性骨病而加照双手正位（d）片，示双手掌指骨各骨轻度骨质疏松，但未见骨膜
下骨质吸收。后追问病史，悉知患者有服用联邦止咳露长达 5 年病史

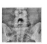

15. 碱性磷酸酶显著升高主要见于原发性甲状旁腺功能亢进性骨病（图 10－23）和畸形性骨炎（图10－24）两种疾病。

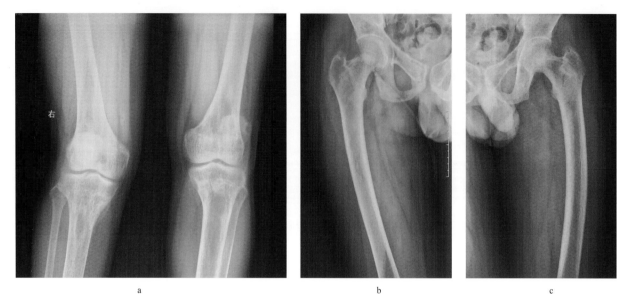

图 10－23　原发性甲状旁腺功能亢进性骨病

男，22 岁，碱性磷酸酶 1409.57U/L，血钙 2.90mmol/L。a. 双侧膝关节正位片；b. 右股骨正位片；c. 左股骨正位片。（a～c）示双膝关节、右股骨及左股骨构成骨骨密度减低，骨小梁模糊不清，骨皮质变薄，双侧股骨弯曲，双侧胫骨近端内侧可见骨膜下骨质吸收

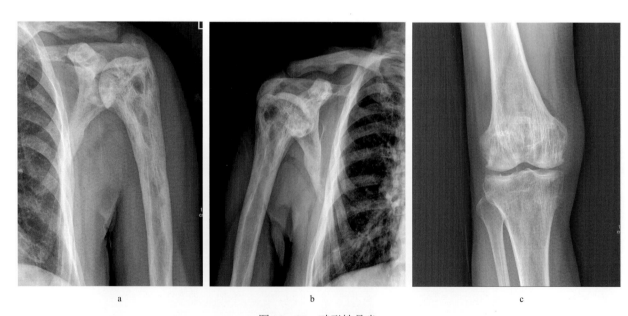

图 10－24　畸形性骨炎

女，61 岁，碱性磷酸酶 3000U/L。a. 左肩正位片；b. 右肩正位片；c. 右膝正位片。（a～c）示左肩关节、右肩关节及右膝关节构成骨骨质密度增高，骨纹增粗，皮质增厚，双侧肱骨头尚可见低密度透亮区

16. 儿童骨质疏松伴椎体压缩性骨折，要想到可能因长期服用激素、成骨不全（图 10－25）和 Cushing 综合征（图10－26）等原因所致。

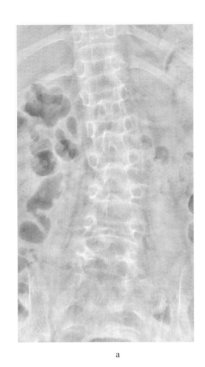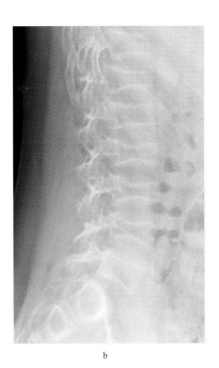

a　　　　　　　　　　　　　　　b

图 10 - 25　成骨不全

a. 胸腰椎正位片；b. 胸腰椎侧位片。（a～b）示所见胸腰椎普遍骨质疏松，$T_{11\sim12}$ 及 $L_{1\sim4}$ 椎体不同程度压缩变扁

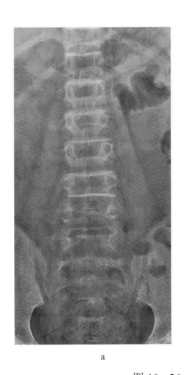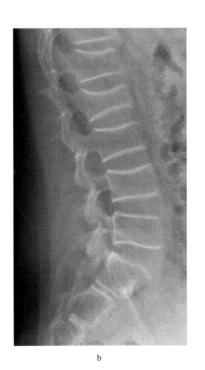

a　　　　　　　　　　　　　　　b

图 10 - 26　Cushing 综合征

男，13 岁，发现体重增长过快 2 年余。患者身材肥胖，满月面容，全身毛发偏多，面部痤疮，大腿皮肤见紫纹。a. 腰椎正位片；
b. 腰椎侧位片。（a～b）示腰椎各椎体骨密度降低，第 1、2、3 椎体变扁呈楔状，椎间隙无变窄。询问病史，患者既往有右侧肾
上腺腺瘤病史，实验室尿游离皮质醇 1094nmol/24h 显著升高，故考虑腰椎改变为 Cushing 综合征所致

17. 儿童四肢骨化中心出现延迟伴智力低下，要想到可能患有克汀病（图 10-27）。

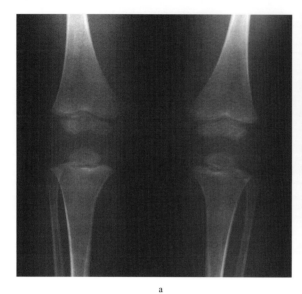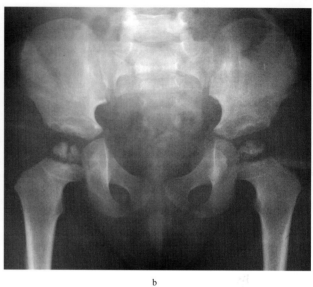

a   b

图 10-27　克汀病

女，8 岁，出生后发育迟缓，身材矮小伴智力低下。a. 双膝正位片，示双膝密度减低，密度不匀、边缘毛糙；b. 双髋正位片，骨骺变小呈碎裂状

18. 儿童或成年人出现一骨或多骨骨质软化要怀疑肾小管性骨病（图 10-28、图 10-29），此时若血磷降低，便可支持该病的诊断。

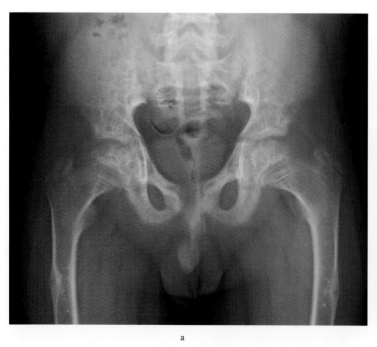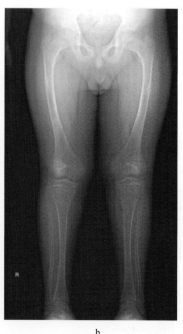

a   b

图 10-28　肾小管性骨病

男，12 岁，发现步态异常 10 余年，实验室血磷降低。a. 骨盆正位片；b. 双下肢全长片。（a～b）示骨盆及双下肢构成骨骨密度减低，骨纹结构模糊不清，双侧股骨上段可见假骨折线，股骨及胫腓骨弯曲畸形

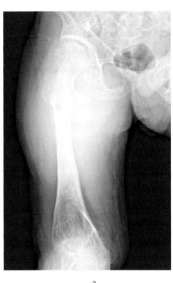
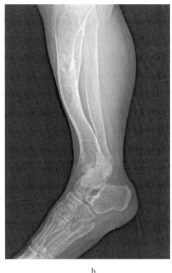
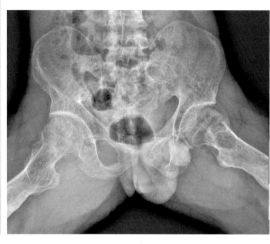

图 10-29 肾小管性骨病

男，21 岁，发现右下肢弯曲变形 3 年余，实验室血磷降低。a. 右股骨正位片；b. 右胫腓骨侧位片；c. 骨盆正位片。（a～c）示
右股骨、胫腓骨及骨盆骨密度减低，骨纹模糊不清，胫骨弯曲畸形

19. 对于平片表现为低磷性骨软化症患者，阅片要特别留意是否有磷酸盐尿性间叶肿瘤（图 10-30、图 10-31、图 10-32），后者常表现在全身骨质软化的基础上伴发结节样高密度影或明显强化结节影。

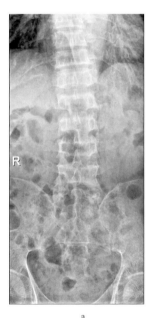
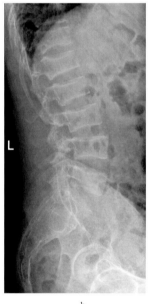
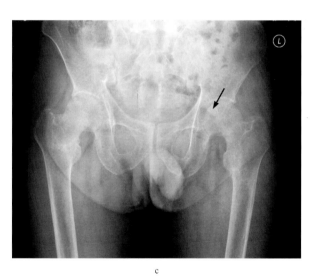

图 10-30 磷酸盐尿性间叶肿瘤并发低磷性骨软化症

男，50 岁，双髋疼痛 4 年余，实验室血磷降低。a. 腰椎正位片；b. 腰椎侧位片；c. 骨盆正位片。（a～c）示腰椎及骨盆普遍密
度减低，骨小梁模糊不清呈雾霾样，左股骨颈及右转子间可见骨软化特异征象-假骨折线，同时左股骨头可见楔状密度增高影（黑
箭头），即为磷酸盐尿性间叶肿瘤病灶

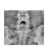

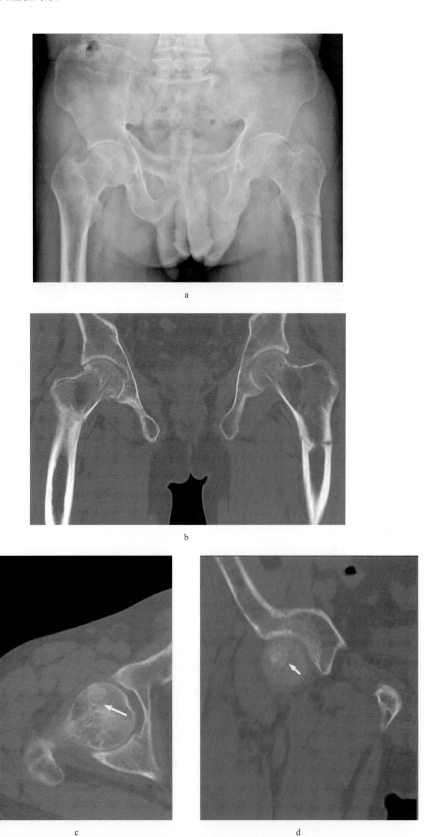

图 10-31　磷酸盐尿性间叶肿瘤并发低磷性骨软化症

男，55 岁，双下肢游走性疼痛 5 年，实验室血磷降低。a. 骨盆正位片；b. 骨盆 CT 冠状位重建。（a～b）示骨盆诸骨普遍骨密度减低，骨小梁模糊不清，左股骨上段及右股骨转子间可见假骨折线，提示骨盆存在骨质软化改变。c. 右髋横轴位 CT 平扫；d. 右髋 CT 冠状位重建。（c～d）示右髋构成骨骨密度减低，骨小梁模糊，右股骨头可见局限性类圆形致密影（白箭头），为磷酸盐尿性间叶肿瘤

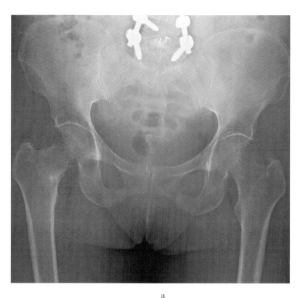
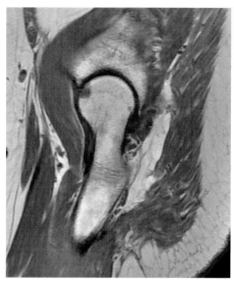

a
b

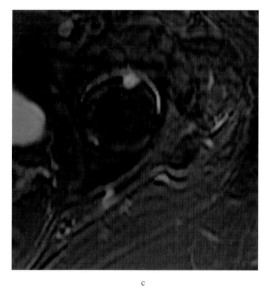
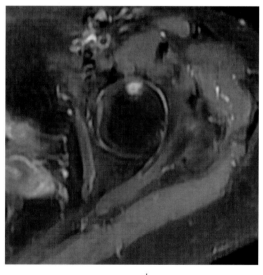

c
d

图 10-32 磷酸盐尿性间叶肿瘤并发低磷性骨软化症

女，63 岁，腰痛不适伴双髋疼痛行走困难 1 年余。a. 骨盆正位片，示骨盆诸骨普遍密度减低，骨小梁模糊不清，右股骨颈基底内侧见假骨折线，提示骨盆存在骨质软化改变.b. 左髋关节 MRI 矢状位 T_1WI；c. 左髋关节 MRI 横轴位抑脂 T_2WI；d. 左髋关节 MRI 横轴位抑脂 T_1WI 增强。（b～d）示左股骨头可见局限性类圆形结节状异常信号影，T_1WI 呈低信号，抑脂 T_2WI 呈高信号，增强后病灶明显强化

20. 双侧腕关节三角软骨及半月板同时钙化，要想到假痛风（图 10-33）的可能。

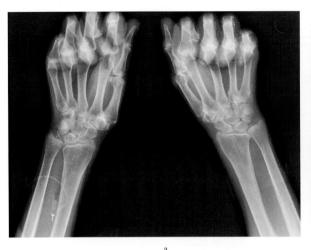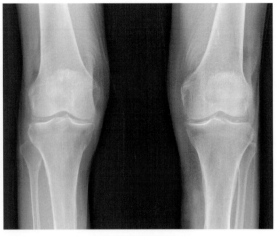

a   b

图 10-33　假痛风

女，76岁，反复右手肿胀。a. 双腕关节正位片，示双腕三角软骨钙化；b. 双膝关节正位片，示内外半月板钙化

21. 老年人足部出现骨及软组织感染性病变，要想到糖尿病足可能，结合病史有助于本病的诊断（图 10-34）。

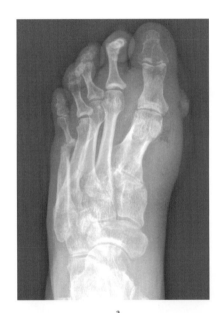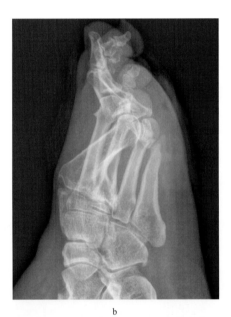

a   b

图 10-34　糖尿病足

男，55岁，左足底红肿溃疡10天，既往有糖尿病病史。a. 左足正位片；b. 左足斜位片。（a～b）示左足软组织肿胀并见气体影，

第 5 跖趾关节关节面破坏伴脱位，结合病史，最后诊断为糖尿病足

第十一章　血液及网状内皮系统疾病

1. 儿童普遍骨质疏松伴骨小梁粗糙呈"网格状"改变，要想到珠蛋白生成障碍性贫血（图11-1）。

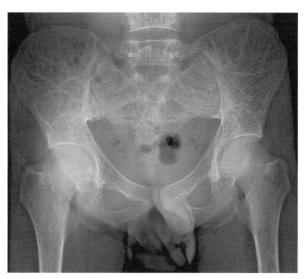

图11-1　珠蛋白生成障碍性贫血

骨盆正位片，示骨盆及双髋诸骨骨质疏松，髂骨及骶骨骨小梁结构粗糙呈"网格状"改变

2. 珠蛋白生成障碍性贫血在手、足短管状骨的特征性表现为骨皮质变薄，骨髓腔增宽，掌指骨增宽呈长方形或柱形（图11-2）。

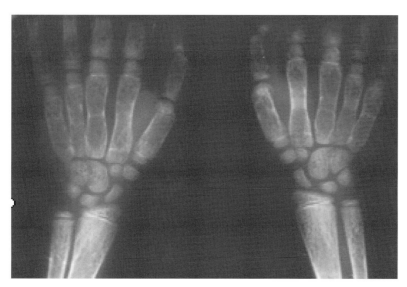

图11-2　珠蛋白生成障碍性贫血

双手及腕关节正位片，示双手腕骨皮质变薄、骨髓腔增宽、掌指骨增宽呈柱形

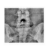

3. 儿童颅骨外板吸收、板障增宽并看到垂直内板的"毛发样"骨针（图 11-3），要考虑到珠蛋白生成障碍性贫血。

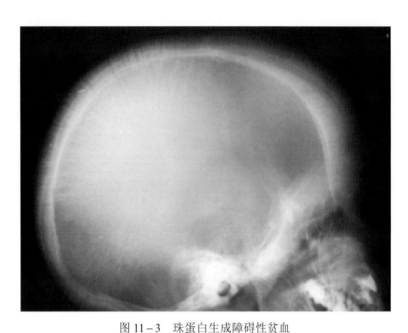

图 11-3 珠蛋白生成障碍性贫血

头颅侧位片，示额顶骨板障增宽，颅骨内、外板变薄，骨质疏松，部分外板消失并可见垂直内板的"毛发样"骨针

4. 严重的缺铁性贫血会引发骨髓逆转换，即由黄骨髓向红骨髓转化。此种改变在 MRI 检查最敏感，表现为髓腔高信号为斑片状低信号所代替，病变跨越骨骺线（板）（图 11-4）。

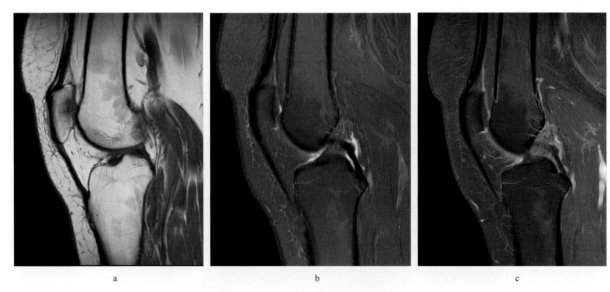

图 11-4 缺铁性贫血骨髓逆转换

女，49 岁，有缺铁性贫血多年。a. 右膝关节 MRI 矢状位 T_1WI；b. 矢状位抑脂 T_2WI；c. 矢状位抑脂 T_2WI 增强。示右股骨下段及胫骨上段髓腔内可见斑片状异常信号影，T_1WI 呈低信号；T_2WI 抑脂像呈稍高信号，增强后无强化

5. 儿童髓腔内出现多发穿凿样破坏（图 11-5），无或伴有骨膜反应，要高度怀疑急性白血病。

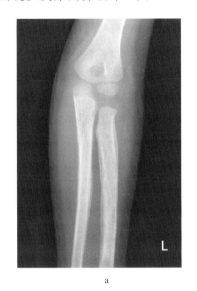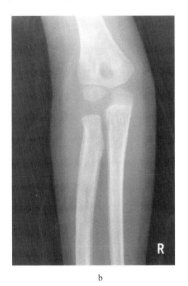

a　　　　　　　　　　　　　b

图 11-5　白血病

女，4 岁，反复发热伴四肢疼痛 10 余天。a. 左前臂上段正位片；b. 右前臂上段正位片。示双侧桡骨中、上段髓腔内多发穿凿样
破坏，周围可见线状骨膜反应

6. 小儿白血病骨浸润较早出现而且可靠的征象是干骺端"白血病带"（图 11-6），此透亮带以膝关节构成骨骨端最为多见，并较其他骨出现早而且明显。

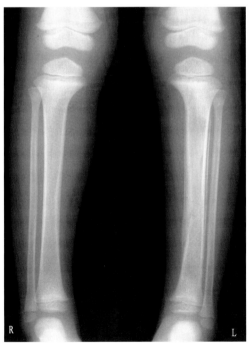

图 11-6　白血病

男，3 岁，左小腿肿痛 2 个月。双侧小腿正位片，示左胫骨骨髓腔增宽，并见溶骨性骨质破坏，周围可见层状骨膜反应，双侧股骨
远侧干骺端可见低密度"白血病带"

7. 青少年 MRI　T_1WI 上若显示双侧长管状骨对称性骨髓信号降低且周围伴软组织肿块（图 11-7），要考虑急性白血病可能，此时应建议临床做血常规检查并行骨髓穿刺。

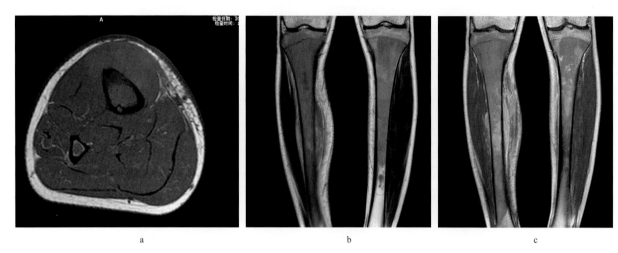

图 11-7　急性白血病

男，16 岁，右小腿疼痛 5 月。a. MRI 横轴位 T_1WI，示右胫、腓骨骨髓腔信号降低，右胫骨周围伴软组织肿块；b. 双侧小腿冠状位 T_2WI，示双侧胫骨骨髓信号降低，右胫骨周围伴软组织肿块；c. 双侧小腿冠状位 T_1WI 增强，示双侧胫骨骨髓病变及周围软组织肿块显著强化

8. 儿童出现多骨破坏，首先要想到嗜酸性肉芽肿，尤其椎体和股骨上段同时出现骨质破坏（图 11-8、图 11-9），诊断该病几乎十拿九稳。

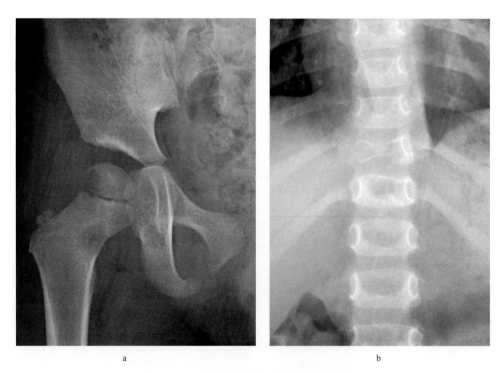

图 11-8　右股骨及胸椎多发嗜酸性肉芽肿

a. 右髋正位片，示右股骨头及股骨颈溶骨性破坏；b. 胸、腰椎正位片，示第 11 胸椎溶骨性破坏并变扁

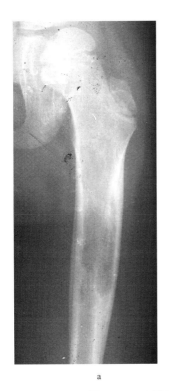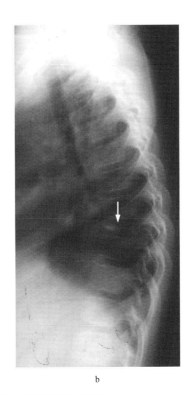

a   b

图 11-9 左股骨及胸椎多发嗜酸性肉芽肿

a. 左股骨正位片，示左股骨溶骨性破坏伴较大范围骨膜反应；b. 胸、腰椎侧位片，示第 7 胸椎变扁呈"铜板状"（白箭头）

9. 骨嗜酸性肉芽肿有多骨发病倾向，一骨发现病灶，一定要排除其他好发部位发生病变的可能（图 11-10、图 11-11）。

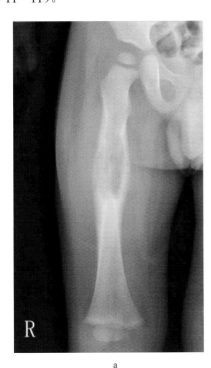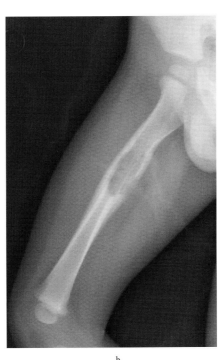

a   b

图 11-10 多发嗜酸性肉芽肿

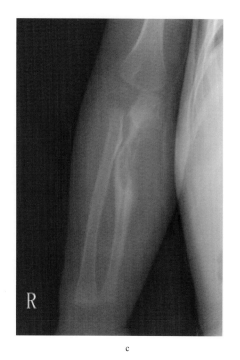

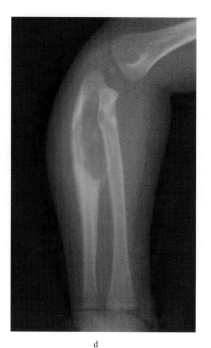

c

d

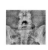

e

图 11-10 多发嗜酸性肉芽肿（续）

患者因右大腿疼痛、活动受限就诊。右股骨正位（a）及侧位（b）片显示右股骨中段溶骨性破坏，周围可见超过病灶范围的层状骨膜反应，当时怀疑嗜酸性肉芽肿而加摄头颅、骨盆及四肢其他部位照片，结果发现右尺骨（c～d）和左髂骨（e）亦见性质相同的病灶

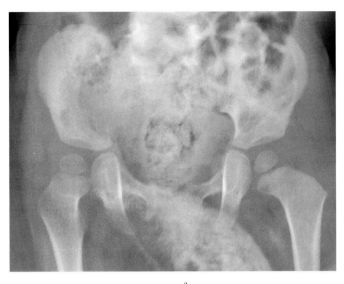
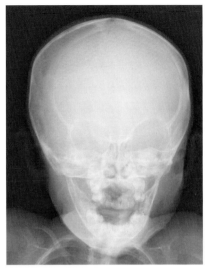

图 11－11　多发嗜酸性肉芽肿

患儿因双髋跛行摄骨盆正位片（a），示双侧髂骨大面积溶骨性破坏，怀疑嗜酸性肉芽肿而加摄颅骨和四肢其他部位照片，结果发现右顶骨（b）亦见溶骨性骨质破坏

11. 连续层状骨膜反应范围大于纯溶骨性破坏灶（图 11－12、图 11－13），应强烈提示骨嗜酸性肉芽肿。

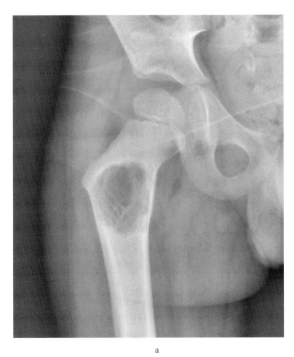
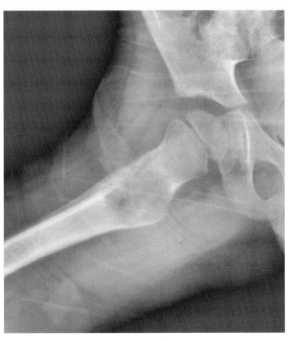

图 11－12　右股骨近端嗜酸性肉芽肿

a. 右髋正位片；b. 右髋蛙位片，示右股骨近端溶骨性破坏，外侧可见超过病灶范围的层状骨膜反应

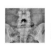

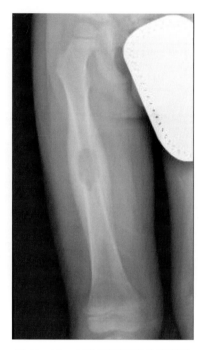

图 11－13　右股骨干嗜酸性肉芽肿

男，3岁，右股骨中部疼痛半月余。右股骨正位片，示右股骨干中段溶骨性破坏，周围可见超过病灶范围的连续层状骨膜反应

11. 纯溶骨性骨质破坏伴周围骨髓及软组织广泛水肿，要考虑骨嗜酸性肉芽肿（图 11－14）。

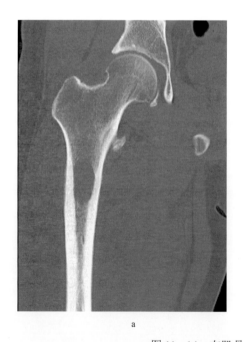
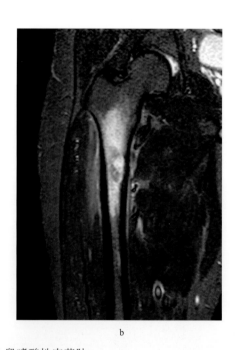

a　　　　　　　　　　　　　　　　　　　　b

图 11－14　右股骨上段嗜酸性肉芽肿

a. 右股骨 CT 冠状位重建，示右股骨近端卵圆形溶骨性破坏，边缘清楚且无硬化；b. MRI 冠状位抑脂 T₂WI，示右股骨近端骨质破坏伴周围骨髓及软组织广泛水肿

12. 长骨嗜酸性肉芽肿病灶内偶见大量碎屑状死骨（图 11－15），注意切勿诊断为软骨类肿瘤等疾病。

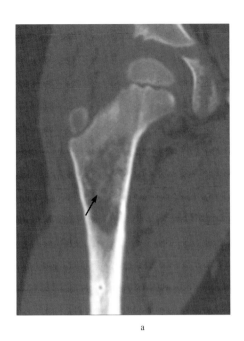
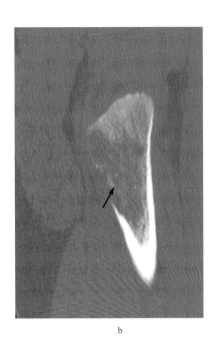

a
b

图 11-15 右股骨上段嗜酸性肉芽肿

男，5 岁，右大腿中上部疼痛、髋部活动受限 20 天。a. 右股骨上段 CT 冠状位重建；b. CT 矢状位重建。示右股骨近端大片溶骨
性破坏，边缘清楚，无反应性增生硬化，局部骨皮质中断缺损，病灶内可见大量碎屑状死骨（黑箭头）

13. 骨嗜酸性肉芽肿有"此起彼伏"特点，病灶自我修复的同时或一段时间后，其他部位或邻近又
可出现新的病灶（图 11-16），年龄越小，越突显此特点。随着年龄的增长，此病将出现逐渐好转趋势。

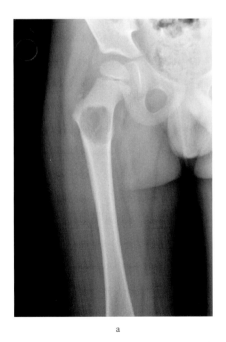
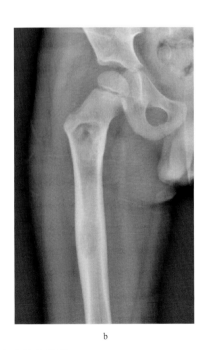

a
b

图 11-16 右股骨嗜酸性肉芽肿

a. 右股骨正位片，示右股骨近端溶骨性破坏；b. 6 个月后复查照片，原右股骨近端病灶明显修复，但中上段新发溶骨性破坏灶

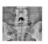

14. 儿童一个或多个椎体变扁且前后径及横径增宽（图 11 - 17），椎间隙正常，要想到嗜酸性肉芽肿。

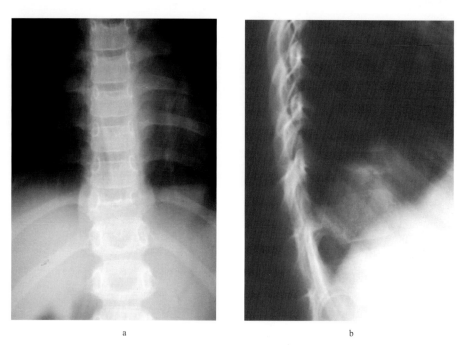

图 11 - 17　胸椎骨嗜酸性肉芽肿

a. 胸椎正位片；b. 胸椎侧位片，示第 11 胸椎变扁呈 "铜板状"，椎旁软组织肿胀

15. 发生于管状骨的嗜酸性肉芽肿在 CT 横轴位骨皮质髓腔侧呈 "齿轮样" 形态改变（图 11 - 18），有一定诊断价值。

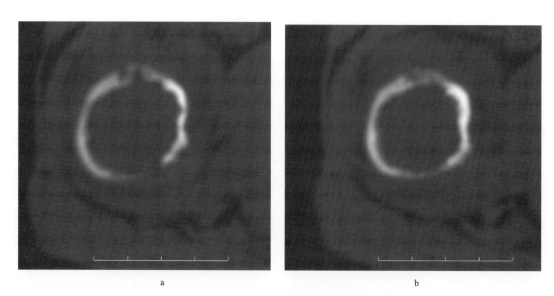

图 11 - 18　右股骨嗜酸性肉芽肿

a～b. 右股骨上段 CT 横轴位平扫，示右股骨上段溶骨性破坏，骨皮质髓腔侧呈 "齿轮状" 改变

16. 血友病性关节病绝大多数都是男性发病（图 11－19），怀疑本病时"性别"是首先要关注的因素。

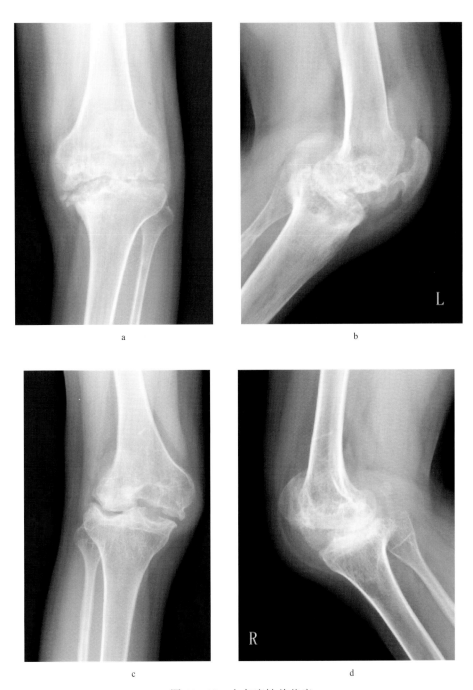

a

b

c

d

图 11－19　血友病性关节病

男，24 岁，双膝关节及左踝关节疼痛 2 月余，有血友病病史。a. 左膝正位片；b. 左膝侧位片；c. 右膝正位片；d. 右膝侧位片；
示双膝关节关节面不规则破坏，间隙不均匀变窄，左侧髌上囊积液

17. 血友病性关节病发病之前，患者一般都有牙龈出血、皮肤瘀斑等出血病史，仔细询问病史无疑对诊断会有很大帮助（图 11－20）。

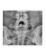

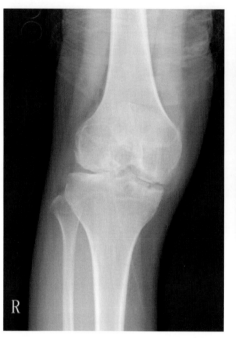

a

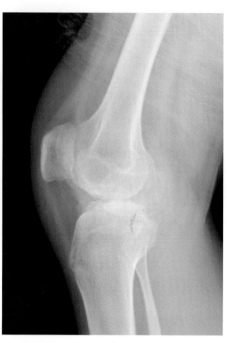

b

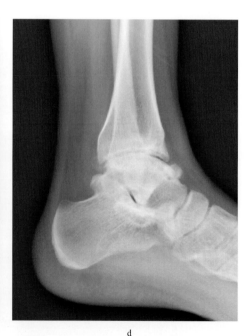

c

d

图 11-20　右膝及左踝血友病性关节病

男，31 岁，患者有牙龈出血病史。a. 右膝关节正位片；b. 右膝关节侧位片，示右膝关节间隙变窄，关节面不规则破坏，周围软
组织稍肿胀。c. 左踝关节正位片；d. 左踝关节侧位片，示左踝关节间隙变窄，距骨滑车关节面局部破坏，关节边缘轻度增生

18. 血友病性关节病最好发于膝关节，股骨髁间窝增宽加深和方形髌（图 11-21）为诊断膝关节血友病性关节病较有价值的征象。

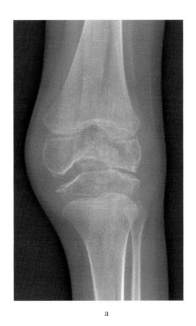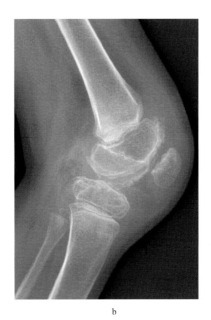

a　　　　　　　　　　　　　　b

图 11-21　左膝血友病性关节病

男，5 岁，左膝肿胀、屈曲畸形半月余，有血友病史 4 年余。a. 左膝正位片；b. 左膝侧位片，示左膝关节软组织肿胀，构成骨骨质疏松，关节面侵蚀性破坏，股骨髁间窝加深，髌骨呈方形改变

19. 罹患血友病的患者，若骨内出现骨质破坏或骨旁出现软组织肿块（图 11-22、图 11-23），即要考虑血友病性假肿瘤的可能。

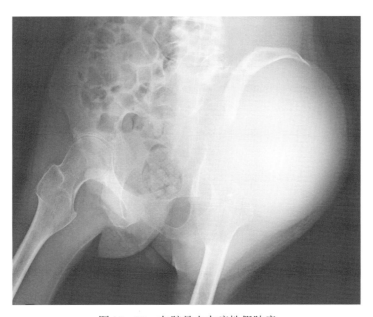

图 11-22　左髂骨血友病性假肿瘤

骨盆正位片，示左髂骨外侧一巨大椭圆形软组织肿块，压迫左髂骨翼造成其骨质大部分吸收，残存骨质外缘可见弧形压迹，肿块同时向下延伸侵犯左髋关节，致使髋臼及股骨头骨质吸收破坏

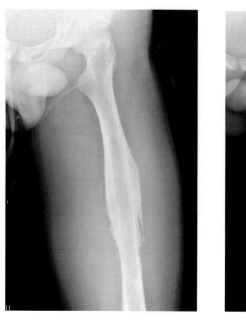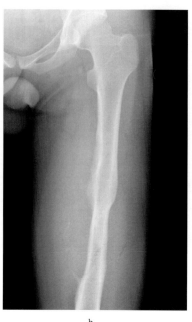

图 11-23　左股骨血友病性假肿瘤

a. 左股骨正位片；b. 左股骨侧位片，示左股骨中段周围软组织肿块，股骨皮质外侧可见不规则骨膜反应

20. 一骨出现破坏而怀疑多发性骨髓瘤时，要加摄包括中轴骨、头颅、胸肋和四肢近端等部位在内的照片（图 11-24）。

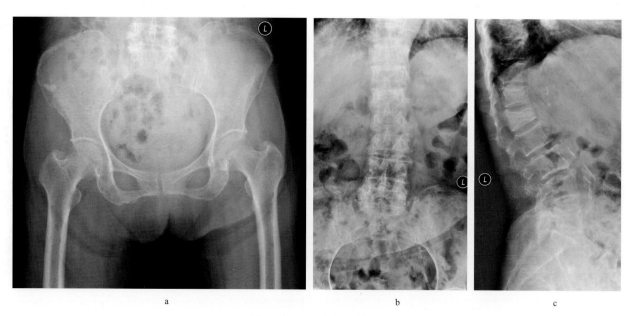

图 11-24　多发性骨髓瘤

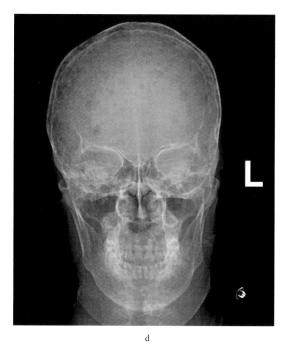

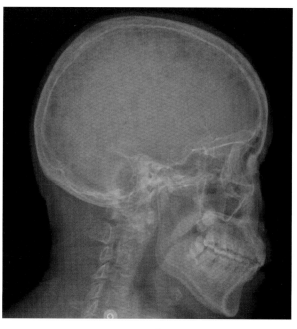

d

e

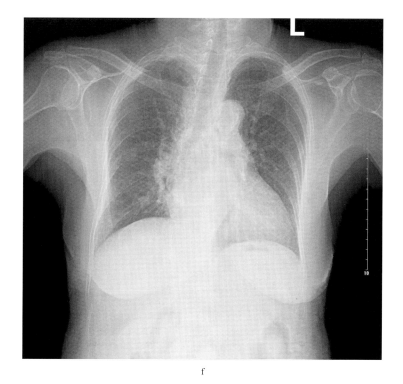

f

图 11-24　多发性骨髓瘤（续）

男，81 岁，患者因"双髋关节疼痛 1 年余"照骨盆正位片（a），示双侧股骨近端及右坐骨支穿凿样骨质破坏，怀疑多发性骨髓瘤而加照腰椎正侧位（b~c）、头颅正侧位（d~e）及胸部正位片（f），发现以上部位各骨骨质疏松，腰 1 椎体压缩变扁，颅盖骨及双侧锁骨见多发穿凿样骨质破坏

21. 多发性骨髓瘤除穿凿样破坏外，还可表现为囊状膨胀性（图 11-25）、鼠咬状等形式的破坏。

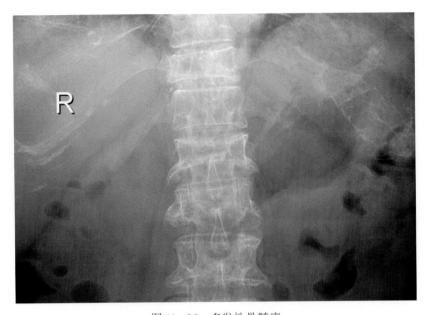

图 11-25　多发性骨髓瘤

胸、腰椎 X 线片，示胸、腰椎骨质疏松伴 T_{11}、$L_{1\sim2}$ 椎体压缩骨折，左胸第 11 肋骨囊状膨胀性破坏

22. 有下列征象要高度怀疑多发性骨髓瘤：①中老年人肋骨骨质疏松伴多发骨折（图 11-26）；②中老年人男性胸、腰椎进行性骨质疏松伴椎体压缩骨折（图 11-27）；③肋骨破坏伴向胸腔内突出的软组织肿块（图 11-28）；④椎旁出现显著均匀强化软组织肿块（图 11-29）。

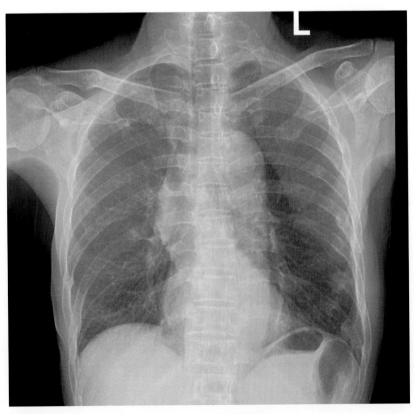

图 11-26　多发性骨髓瘤

胸部正位片，示胸部各骨骨质密度减低，左、右肋多发骨折

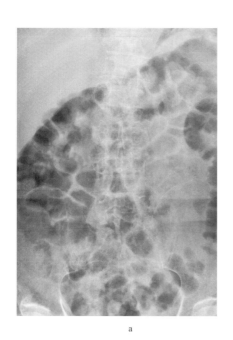
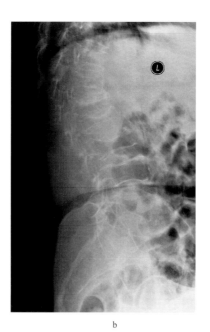

a   b

图 11-27　多发性骨髓瘤

男，60 岁，反复腰痛 1 年。a. 腰椎正位片；b. 腰椎侧位片，示各腰椎显著骨质疏松，T_{12} 及 L_{1-3} 椎体压缩骨折

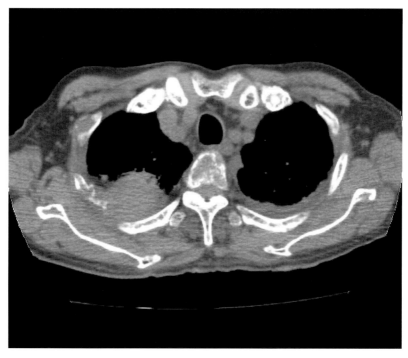

图 11-28　肋骨多发性骨髓瘤

胸部 CT 平扫，示右胸肋骨骨质破坏，同时可见突向胸腔侧的软组织肿块

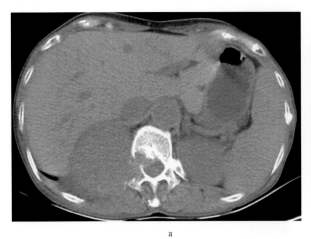
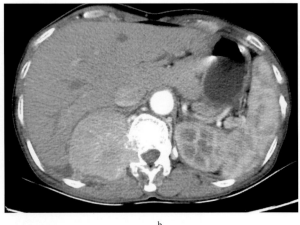

图 11 - 29　多发性骨髓瘤

a. 上腹部 CT 横轴位平扫；b. 增强扫描，示胸椎右侧缘骨质破坏，椎旁同时可见类圆形软组织肿块

23. 巨球蛋白血症浸润骨髓时（图 11 - 30），其 MRI 表现与多发性骨髓瘤十分相似，T_1WI 也可见"椒盐征"。此时两者的鉴别需借助实验室检查，前者 IgM 升高，而后者 IgG、IgA 升高。

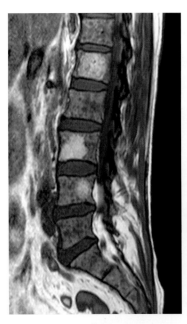
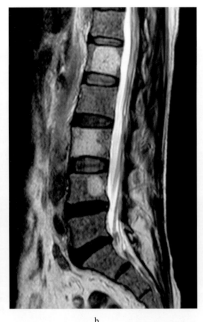
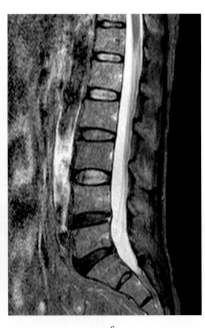

图 11 - 30　巨球蛋白血症

　男，70 岁，全身乏力、疲倦 2 月余。免疫固定电泳：IgM κ 型单克隆免疫球蛋白带。a. 腰椎矢状位 T_1WI；b. 矢状位 T_2WI；c. 矢状位抑脂 T_2WI。示 T_1WI 上腰椎椎体及附件弥漫性连续性分布大小不等的穿凿样低信号灶，呈与多发性骨髓瘤类似的"椒盐样"表现；T_2WI 上呈高 - 低混杂信号；同时 L_1、L_3、L_4 椎体尚见脂肪样变性灶信号（即 T_1WI 高信号、T_2WI 稍高信号），抑脂序列信号被抑制

　　24. 发生于脊柱的多发性骨髓瘤常累及多个椎体并呈连续性分布（图 11 - 31），凭此特点可与病灶呈跳跃分布的脊柱多发性骨转移瘤（图 11 - 32）鉴别。

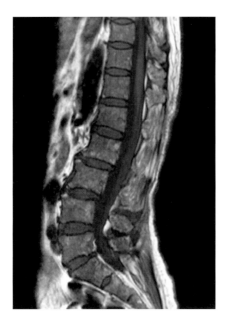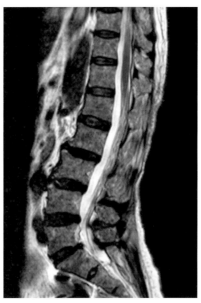

图 11 – 31　多发性骨髓瘤

a. 腰椎 MRI 矢状位 T_1WI；b. 矢状位 T_2WI。示 T_1WI 上腰椎椎体及附件弥漫性连续性分布大小不等的穿凿样低信号灶，呈"椒盐样"改变；T_2WI 上表现为高 – 低混杂信号

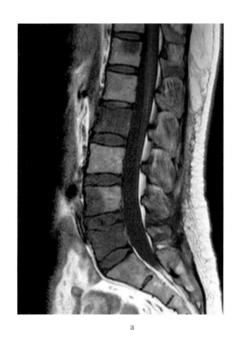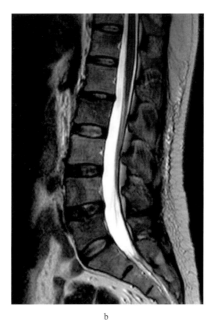

a　　　　　　　　　　　　　　　　　　b

图 11 – 32　多发性骨转移瘤

a. 腰椎 MRI 矢状位 T_1WI；b. 矢状位 T_2WI。示 T_{12} 及 L_2、L_4、L_5 椎体异常信号影，T_1WI 呈低信号，T_2WI 呈低 – 等混杂信号，病灶部分呈跳跃分布

25. 骨髓瘤有嗜松质骨破坏的特性，通常松质骨破坏吸收完毕才侵蚀皮质骨（图 11 – 33）。

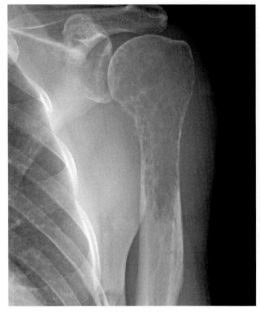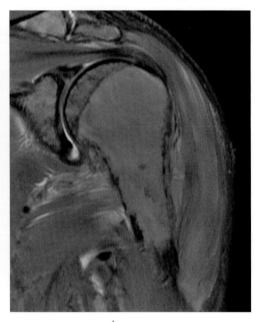

a   b

图 11 – 33　左肱骨近端孤立性浆细胞瘤

男，42 岁，左肩部疼痛伴活动受限 1 个月。a. 左肩关节正位片，示左肱骨近端骨松质基本吸收，骨皮质变薄，其中可见网状分隔；b. 左肩 MRI T_2WI 冠状位，示左肱骨近端大部分为肿瘤组织替代，皮质明显吸收变薄

26. 诊断浆细胞瘤者要询问同时有无多发性周围神经病、脏器肿大、内分泌异常、M 蛋白血症及皮肤改变等，以确定是否为 POEMS 综合征（图 11 – 34）。

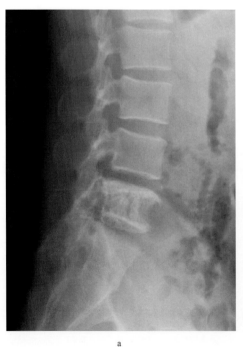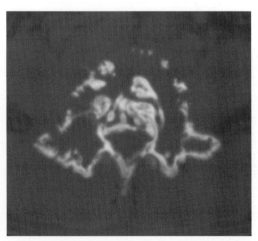

a   b

图 11 – 34　POEMS 综合征

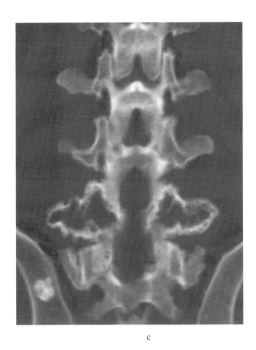
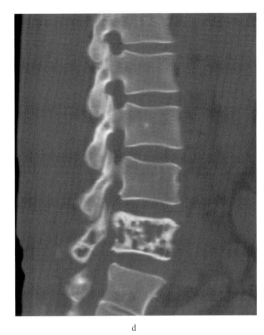

c
d

图 11-34　POEMS 综合征（续）

男，44 岁，双下肢麻木、乏力 1 年余。a. 腰椎侧位片；b. 腰椎横轴位 CT 平扫；c. 腰椎 CT 冠状位重建；d. 腰椎 CT 矢状位重建。示腰 5 椎体及附件呈扩张性破坏，其内可见粗细不均分隔，影像及病理诊断为浆细胞瘤。后发现患者除上述病史外，尚有肝肿大、多发性淋巴结肿大、内分泌失调（男性乳腺发育症、泌乳素升高、睾酮下降）、M 蛋白血症、皮肤改变（色素沉着、多毛）、杵状指、血小板升高等一系列表现，因此最后诊断为 POEMS 综合征

27. 原发性骨淋巴瘤最为突出的表现是髓腔侵犯广、骨皮质破坏相对轻而周围软组织肿块较大并包绕病理骨形成（图 11-35），若有上述征象同时患者年龄在 30 岁以上且缺乏全身症状时，要想到原发性骨淋巴瘤的可能。

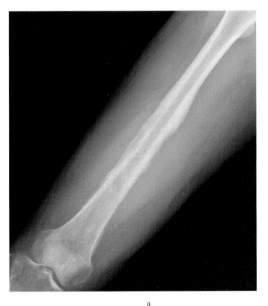
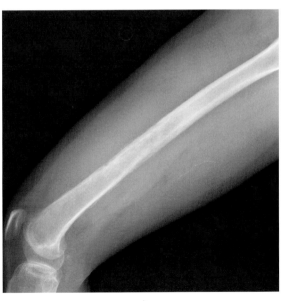

a
b

图 11-35　右股骨原发性淋巴瘤

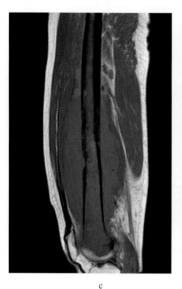
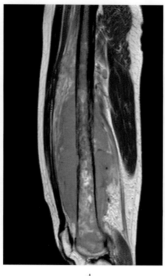
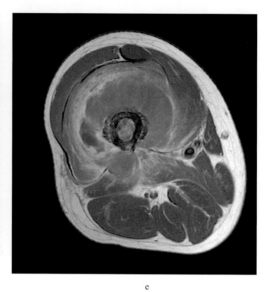

图 11－35　右股骨原发性淋巴瘤（续）

a. 右股骨正位片；b. 右股骨侧位片，示右股骨中下段广泛溶骨性破坏，骨皮质可见筛孔样破坏，内、外侧可见不连续骨膜反应，周围隐约见软组织肿块。c. 右股骨 MRI 矢状位 T_1WI；d. 矢状位 T_2WI；e. 横轴位 T_1WI 增强，示右股骨中下段髓腔内广泛破坏性异常信号影，T_1WI 呈稍低信号，T_2WI 呈不均匀高信号，相应骨皮质可见筛孔样破坏，周围可见软组织肿块并包绕病理骨形成，增强扫描病灶明显不均匀强化，软组织肿块则均匀强化

28. 原发性骨淋巴瘤形成的软组织肿块密度或信号相对均匀，较少出现坏死（图 11－36）。

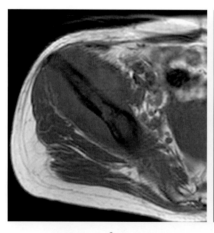
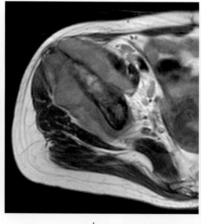
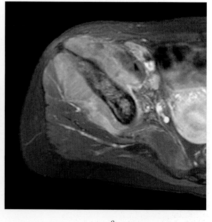

图 11－36　右髂骨原发性淋巴瘤

a. 右髂骨 MRI 横轴位 T_1WI；b. 横轴位 T_2WI；c. 横轴位 T_1WI 增强，示右髂骨髓腔内及皮质骨质破坏，周围可见长 T_1、稍长 T_2 包绕髂骨生长的软组织肿块，增强扫描可见骨质破坏及软组织肿块大致均匀强化

29. 原发性骨淋巴瘤形成的软组织肿块大多以病理骨为中心呈包绕性生长（图 11－37），这是原发性骨淋巴瘤有别于其他原发恶性肿瘤的特征性影像表现之一。

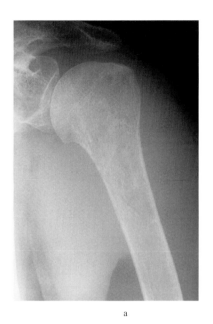
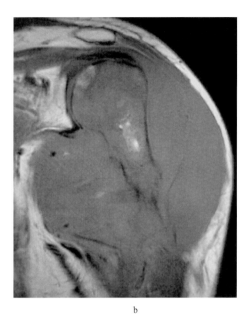

a　　　　　　　　　　　　　　　　b

图 11-37　左肱骨原发性淋巴瘤

a. 左肩关节正位片，示左肱骨近端骨质密度减低、皮质变薄，周围隐约见软组织肿块；b. 左肩关节 MRI 冠状位 T_1WI，示左肱
骨近端骨髓腔信号异常，肱骨周围软组织肿块形成并以肱骨近端为中心呈包绕性生长

30. 脊柱原发性淋巴瘤多发生在下段胸椎、腰椎、骶椎，单椎体或多椎体骨质破坏并出现压缩骨折，椎间盘及脊椎附件一般不受累，软组织肿块常有"围椎生长"现象（图 11-38）。

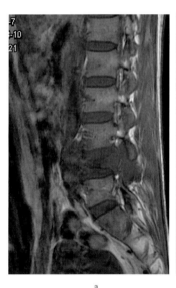
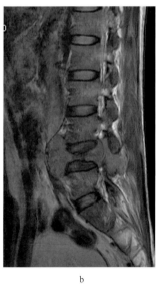
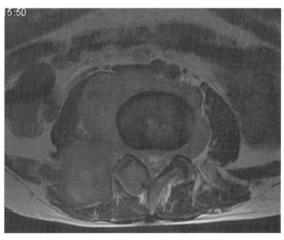

a　　　　　　　　　b　　　　　　　　　c

图 11-38　腰椎原发性淋巴瘤

a. 腰椎 MRI 矢状位 T_1WI；b. 矢状位 T_2WI；c. 横轴位 T_2WI，示第 4 腰椎骨质破坏并出现压缩骨折，周围可见长 T_1 稍长 T_2 "呈
围椎生长"的软组织肿块

31. 原发性骨淋巴瘤由于细胞成分多、间质少，水分含量相对少，因此其信号特点多数为 T_2WI 信号不高，增强多明显均匀强化（图 11-39b）。

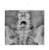

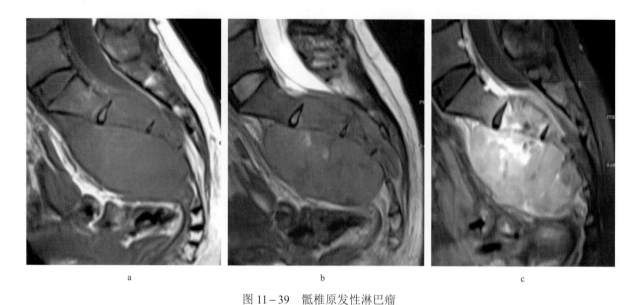

a   b   c

图 11-39 骶椎原发性淋巴瘤

a. 骶、尾椎 MRI 矢状位 T_1WI；b. 矢状位 T_2WI；c. 矢状位抑脂 T_2WI 增强，示骶 2、3 椎体骨质破坏异常信号，周围可见软组织肿块，T_1WI 呈稍低信号，T_2WI 呈等信号，增强扫描肿块呈中等程度均匀强化

32. 原发性骨淋巴瘤由于细胞密集，细胞间质少且含水分也少，因此 MRI 特点除了 T_2WI 信号不高外，弥散加权（DWI）成像可明显受限而呈高信号（图 11-40c）。

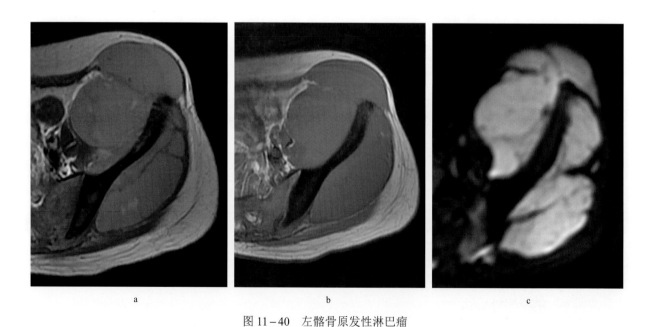

a   b   c

图 11-40 左髂骨原发性淋巴瘤

女，29 岁，左髂骨疼痛半年。a. 左髂骨 MRI 横轴位 T_1WI；b. 横轴位 T_2WI；c. 横轴位 DWI，示左髂骨髓腔骨质破坏异常信号，周围可见包绕髂骨之巨大软组织肿块，T_1WI 呈稍低信号，T_2WI 呈等信号，DWI 呈高信号

33. 脊柱原发性淋巴瘤易沿椎管内、外侵犯，其在椎管内侵犯的范围明显大于骨质累及的范围（图 11-41）。

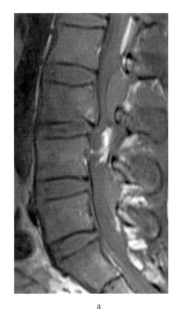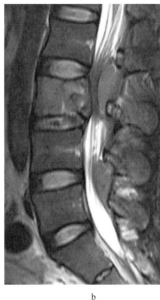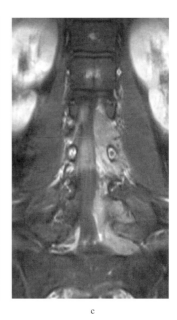

a   b   c

图 11-41　腰椎原发性淋巴瘤

a. 腰椎 MRI 矢状位 T_1WI；b. 矢状位 T_2WI；c. 冠状位 T_1WI 增强，示第 3 腰椎骨髓信号异常，L_3 及 $L_{4\sim5}$ 层面硬脊膜外可见软组织肿块，T_1WI 呈稍低信号，T_2WI 呈等信号，增强后肿块均匀强化，相应层面马尾神经受压

34. 当中轴骨出现骨质破坏而难以判断是淋巴瘤还是骨转移瘤时，若 MRI 增强后病灶出现边缘强化，称为"镶边征"［图 11-42（c~d）］，对前者的定性诊断有重要价值。

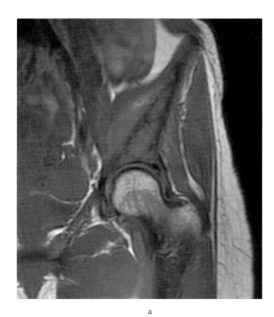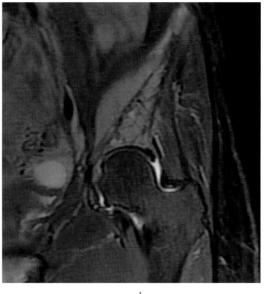

a   b

图 11-42　左髂骨原发性淋巴瘤

a. 左髂骨 MRI 冠状位 T_1WI；b. 冠状位抑脂 T_2WI

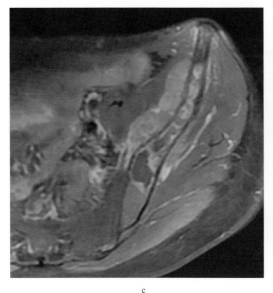
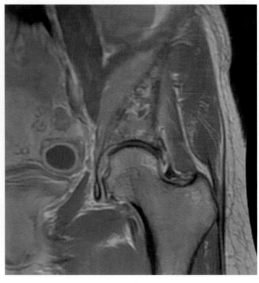

c   d

图 11-42　左髂骨原发性淋巴瘤（续）

c. 横轴位抑脂 T_1WI 增强；d. 冠状位 T_1WI 增强。示左髂骨松质骨溶骨性破坏，T_1WI 呈低信号，T_2WI 呈稍高信号，信号不均匀，皮质骨结构相对完整，其中可见筛孔样破坏，内侧髂窝可见信号均匀软组织肿块；增强后骨破坏灶边缘强化呈"镶边征"，其内出现未见强化的坏死灶，周围软组织肿块均匀强化

35. 骨皮质"开窗征"为肿瘤从较小的骨质破坏中冒出一个较大的软组织肿块，此种表现多见于原发性骨淋巴瘤（图 11-43）。

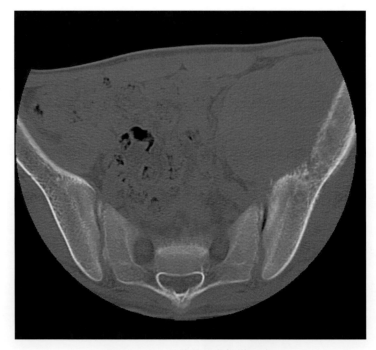

图 11-43　左髂骨原发性淋巴瘤

骨盆 CT 横轴位平扫，示左髂骨"虫蚀状"骨质破坏并夹杂斑点状肿瘤骨，内缘骨皮质缺损，同时见软组织肿块从皮质缺损处向髂窝突出（"开窗征"）

36. X线平片上骨质破坏呈"融冰样"表现（图11-44），要想到原发性骨淋巴瘤的可能。

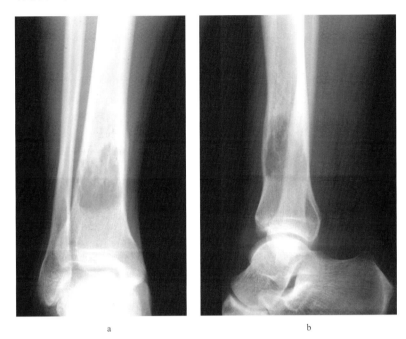

a　　　　　　　　　　　　　　b

图 11-44　右胫骨原发性淋巴瘤

a. 右小腿正位片；b. 右小腿侧位片，示右胫骨远端髓腔内"融冰样"破坏，边缘模糊不清，周围可见轻度骨膜反应

37. 原发性骨淋巴瘤绝大多数为一骨发病，少数也可表现为多骨发病（图11-45）。

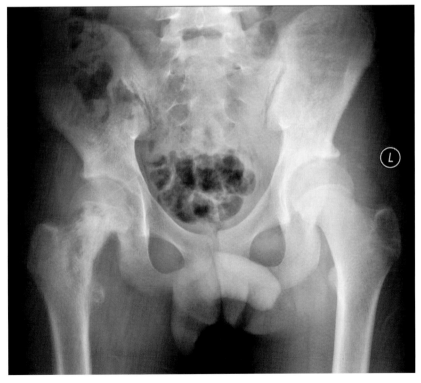

图 11-45　右股骨近端和左髂骨原发性淋巴瘤

双髋正位片，示右股骨颈不均匀密度增高，其中可见斑片状骨质破坏，边缘模糊不清，股骨头骶端向外滑脱，同时左髂骨体至髂骨翼密度增高

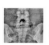

38. 原发性骨髓纤维化晚期可引起肝、脾增大（图11-46），其中脾脏增大尤为显著。因此若脾脏显著增大同时看到中轴骨骨质普遍密度增高，要想到骨髓纤维化。

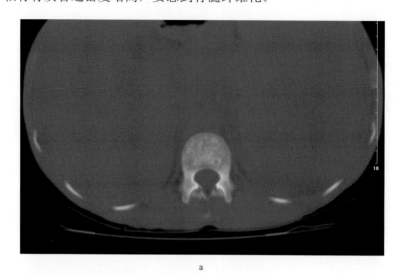

a

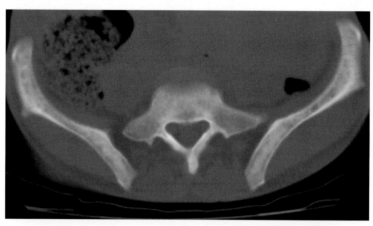

b

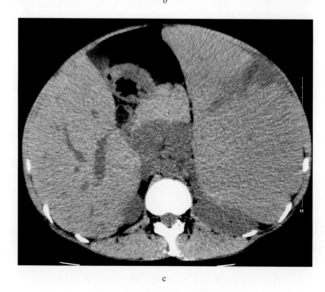

c

图 11-46　原发性骨髓纤维化

女，45岁，腹痛2天就诊。a. 胸椎 CT 横轴位骨窗；b. 双侧髂骨 CT 横轴位骨窗；c. 腹部 CT 横轴位，示所见胸腰椎、肋骨及双侧髂骨密度不均匀增高，所示肝、脾均增大，尤其以脾增大明显

39. 原发性骨髓纤维化与广泛成骨型转移瘤（图 11-47）很相似，两者需注意鉴别。前者无原发肿瘤病史，肝、脾常显著增大；后者有原发肿瘤病史，无肝、脾增大。

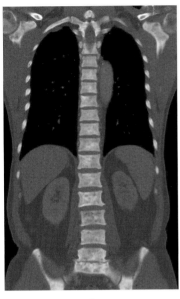 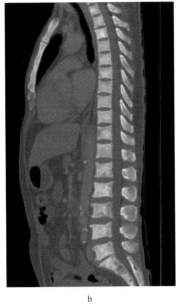 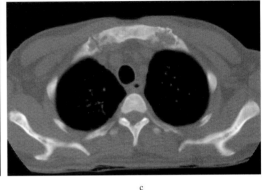

| a | b | c |

图 11-47 脊柱多发性骨转移瘤（成骨型）

男，71 岁，既往有前列腺癌病史。a. 胸、腰椎 CT 冠状位重建；b. 胸、腰椎 CT 矢状位重建；c. 胸部 CT 横轴位，示各胸、腰椎及所见胸骨、双侧肩胛骨、肋骨密度不均匀增高，所示肝、脾未见增大

40. 髓外造血形成的软组织肿块不会对邻近骨质产生压迫性或侵袭性破坏（图 11-48），借此可与其他病变鉴别。

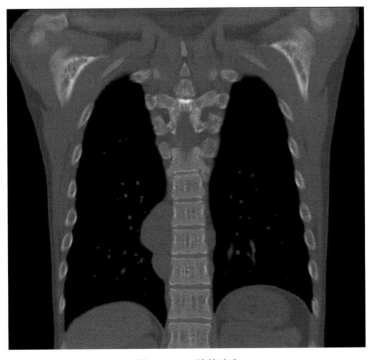

图 11-48 髓外造血

胸椎 CT 冠状位重建，示胸椎及所见肋骨、双侧肩胛骨骨质密度降低，骨纹增粗，胸椎旁可见软组织肿块，但邻近骨质未见压迫性或侵袭性破坏

41. 髓外造血一定伴有全身骨骼贫血改变，当髓外造血表现为后纵隔旁结节或肿块而需与纵隔其他占位性病变鉴别时，观察骨骼是否出现贫血改变对诊断有价值（图 11-49）。

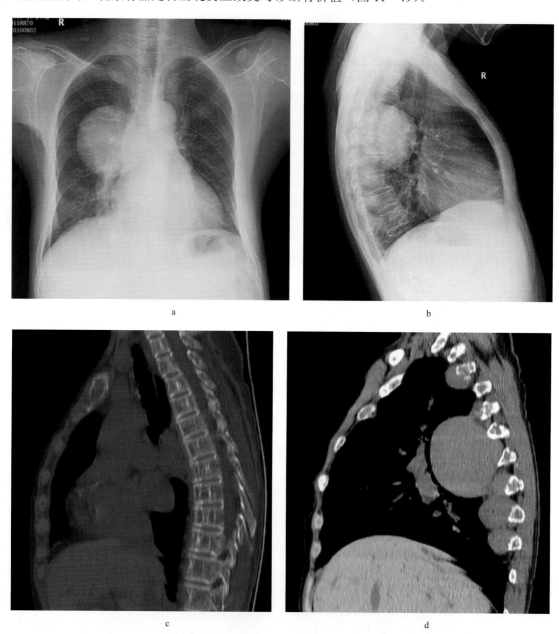

图 11-49　髓外造血

胸部正位片（a）和侧位片（b），显示右后纵隔旁可见圆形肿块，边缘光滑，怀疑后纵隔占位性病变而行 CT 检查；CT 除显示 X 线平片所见肿块外，尚于其上、下方另见多个软组织结节，同时所见胸椎（c~d）骨质呈贫血改变。故结合胸椎骨质贫血改变，胸椎右后椎旁软组织肿块考虑为髓外造血

第十二章 脊柱病变

1. 颈椎小关节紊乱症是青年人常见疾病，诊断此病要具备两个条件：正位棘突排列不在同一直线上，而侧位上关节突呈"双突征"或椎体后缘呈"双边征"（图12-1、图12-2）。

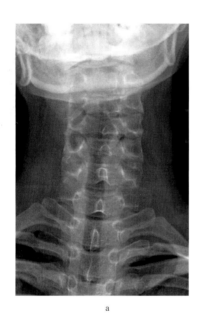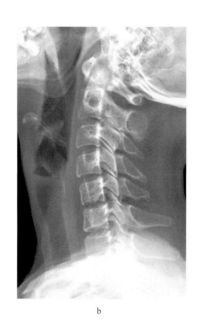

a
b

图12-1 颈椎小关节紊乱症

a. 颈椎正位片，示颈椎棘突排列不在同一直线上；b. 颈椎侧位片，示颈3、4椎上关节突呈"双突征"，说明此两个椎体存在旋转

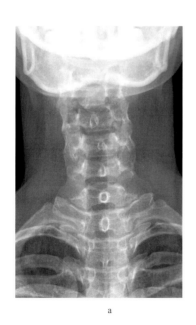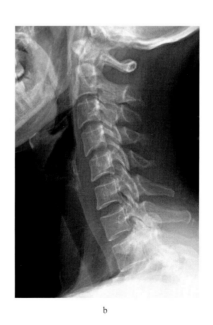

a
b

图12-2 颈椎小关节紊乱症

a. 颈椎正位片，示颈4以上棘突向右偏歪，而颈5以下轻度向左偏歪，致棘突排列不在一直线上；b. 颈椎侧位片，示颈4可见"双突征"，而颈5、6、7则可见"双边征"，各椎体未见明显骨质增生表现

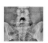

2. 后纵韧带骨化症因与椎管重叠，若观察不细致，很容易被漏诊（图 12-3）。

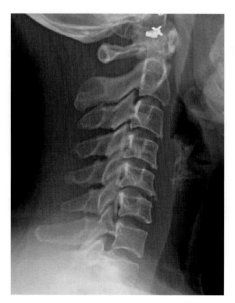

图 12-3　颈椎后纵韧带骨化

颈椎侧位片，颈 3~6 层面后纵韧带骨化

3. 特发性椎间盘钙化症甚少见，主要累及 6~10 岁儿童颈椎，表现为一个或多个节段椎间盘的钙化（图 12-4）。

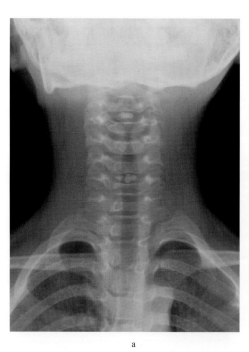
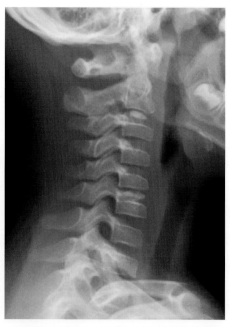

a   b

图 12-4　特发性椎间盘钙化症

a. 颈椎正位片；b. 颈椎侧位片，示颈 2~3、5~6 椎间盘团片状钙化，相邻椎体未见异常

4. 对于脊椎滑脱者，要观察椎弓峡部有无断裂，以明确是椎弓峡部裂引起的滑脱（图 12-5），还是

退行性变导致的滑脱（图12-6）。

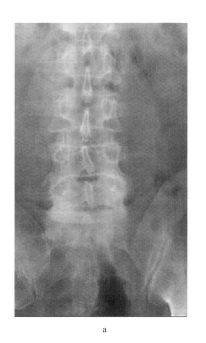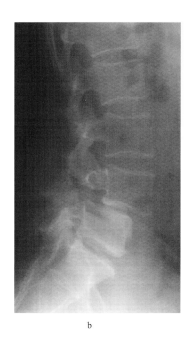

a   b

图12-5 椎弓峡部裂并发椎体前滑脱

a. 腰椎正位片；b. 腰椎侧位片，示第4腰椎向前滑移，同时该椎椎弓骨质不连

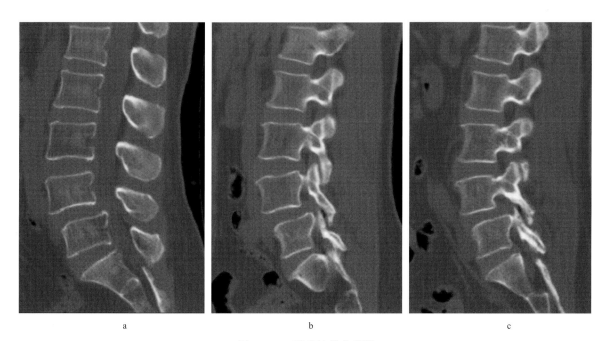

a   b   c

图12-6 退变性椎体滑脱

a～c. 腰椎CT平扫矢状位重建，示第4腰椎向前滑移，该椎椎弓骨质未见断裂，但椎间下关节面硬化，关节间隙可见"真空征"

5. X线平片显示椎体后下角缺损，与缺损区相对应有骨块翘起突入椎管内（图12-7b），要想到"椎体后缘软骨结节"的可能。

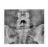
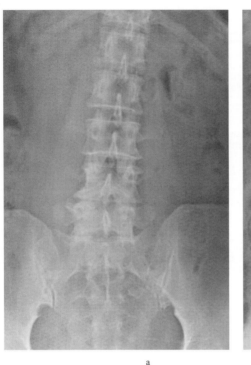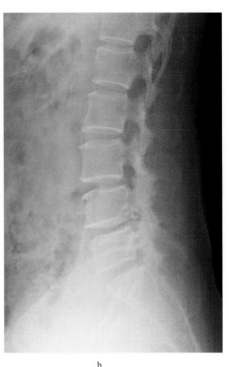

a　　　　　　　　　　　　　　b

图 12 - 7　第 4 腰椎后缘软骨结节

a. 腰椎正位片,示腰椎轻度侧弯;b. 腰椎侧位片,示第 4 腰椎后下角缺损,与缺损区相对应有骨块翘起突入椎管内,局部椎管狭窄

6. 诊断"椎体后缘软骨结节"单纯依靠 X 线平片是不够的,有条件时需进一步行 CT 或 MRI 检查,只有这样,才能对软骨结节的位置和突入椎管的程度进行准确评估(图 12 - 8、图 12 - 9)。

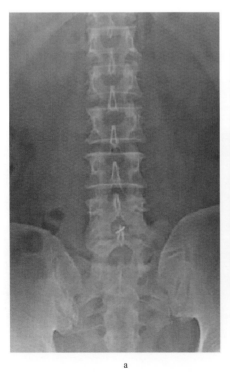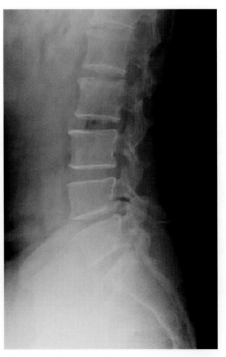

a　　　　　　　　　　　　　　b

图 12 - 8　第 4 腰椎后缘软骨结节

a. 腰椎正位片;b. 腰椎侧位片,示腰 4 后方可见一骨化影翘起突入椎管内,局部椎管狭窄

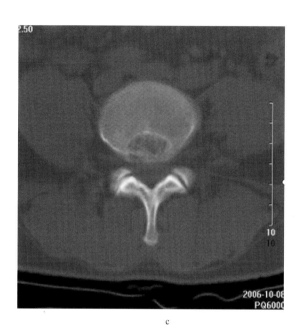
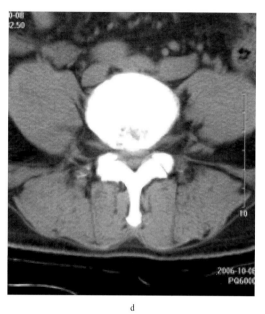

c

d

图 12-8　第 4 腰椎后缘软骨结节（续）

c. CT 平扫骨窗；d. CT 平扫软组织窗，示椎体后缘低密度结节，周边有骨质硬化，后缘突入椎管内，椎管狭窄、硬脊膜囊受压

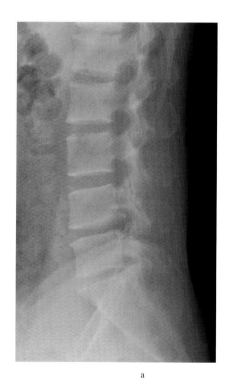
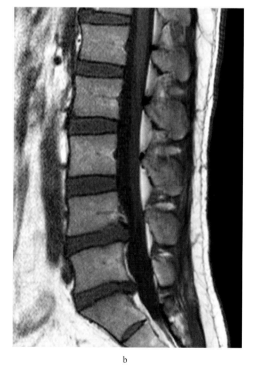

a

b

图 12-9　第 4 腰椎后缘软骨结节

a. 腰椎侧位片，示腰 4 椎体后下方骨质缺损，并有骨块后翘突入椎间孔内；b. 腰椎 MRI 矢状位 T_1WI

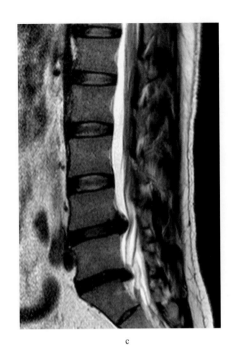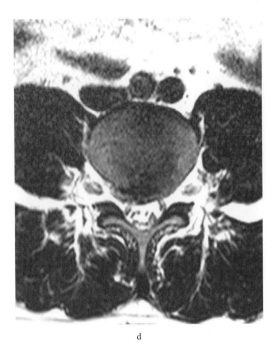

c   d

图 12-9　第 4 腰椎后缘软骨结节（续）

c. 腰椎 MRI 矢状位 T_2WI；d. 腰椎 MRI 横轴位 T_2WI，示腰 4 椎体后部骨质缺损，骨质缺损区后部可见弧形骨片突入椎管内，并显著压迫硬脊膜囊，同时腰 4～5 椎间盘信号降低

7. 对于腰腿痛患者，除观察有无椎间盘突出征象外，尚要观察椎小关节有无增生、关节面有无硬化、关节面下有无囊变，因为后者所述诸多征象有时是椎小关节综合征（图 12-10、图 12-11）的表现。

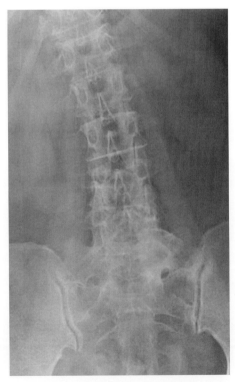

图 12-10　腰椎小关节综合征

腰椎正位片，示腰椎轻度侧弯，腰 4～5 椎小关节面轻度硬化

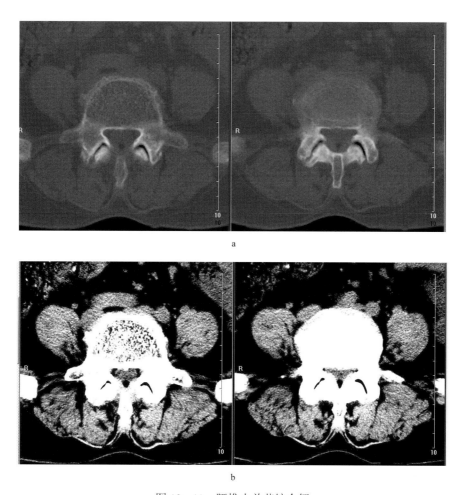

图 12-11 腰椎小关节综合征

a. CT 平扫骨窗；b. CT 平扫软组织窗，示腰椎小关节面硬化，边缘骨质增生，关节腔内见 "真空现象"

8. X 线平片发现腰椎某一椎体后下角肥大后翘致相应椎间孔变窄，便要高度提防相应椎间盘突出的可能（图 12-12）。

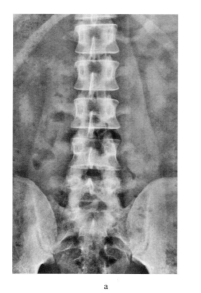
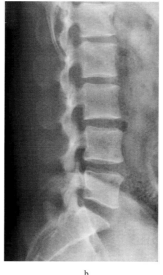

a   b

图 12-12 腰椎椎间盘突出

a. 腰椎正位片；b. 腰椎侧位片，示腰 4 椎体后下角肥大后翘，相应椎间孔变窄

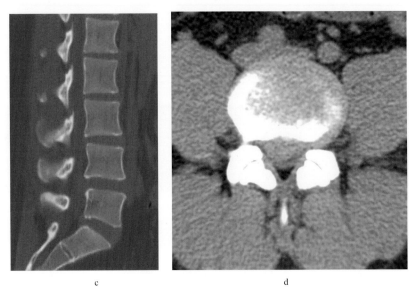

图 12－12　腰椎椎间盘突出（续）

c. 腰椎 CT 矢状位重建；c. L$_{4\sim5}$椎间盘横轴位 CT 平扫，示 L$_{4\sim5}$椎间盘向后突出，硬脊膜囊前缘明显受压

9. 对于腰腿痛患者，阅片除重点观察椎间盘有无突出外，尚要同时观察有无合并黄韧带肥厚、后纵韧带骨化等病变（图 12－13）。

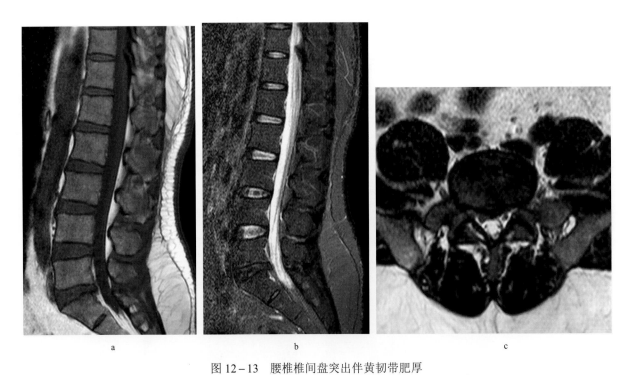

图 12－13　腰椎椎间盘突出伴黄韧带肥厚

a. 腰椎 MRI 矢状位 T$_1$WI；b. 矢状位抑脂 T$_2$WI；c. 横轴位 T$_2$WI，示 L$_{4\sim5}$椎间盘 T$_2$WI 信号降低并向后突出，同时 T$_{11\sim12}$椎间盘层面黄韧带肥厚

10. 对于腰痛患者，除了常规观察椎体及椎间盘病变外，还要观察棘突间隙有无变窄及相应棘突有无骨质增生、硬化表现，后者常引起棘突撞击综合征（图 12-14）。

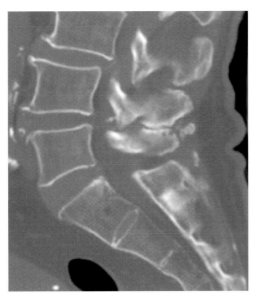

图 12-14 棘突撞击综合征

腰椎 CT 矢状位重建，示 L_3 椎体向后滑移，L_{3-5} 椎体前缘骨质增生，同时 L_{4-5} 棘突间隙变窄，相应棘突相对缘骨质增生、硬化

11. 弥漫性特发性骨质增生症除了前纵韧带广泛骨化外，胸椎段脊柱右侧横突间韧带较左侧显著（弥漫性骨化）（图 12-15）。

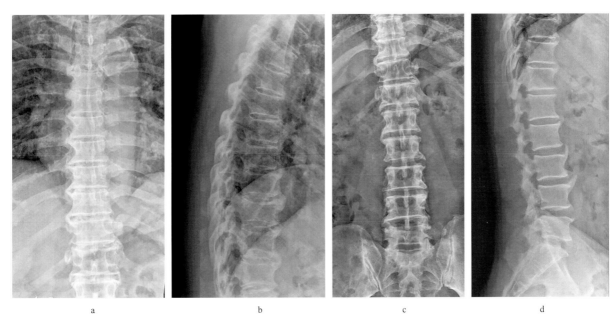

a	b	c	d

图 12-15 弥漫性特发性骨质增生症

男，68 岁，胸背疼痛伴活动受限半年。a. 胸椎正位片；b. 胸椎侧位片；c. 腰椎正位片；d. 腰椎侧位片。示胸、腰椎前纵韧带广泛骨化，同时胸椎右侧横突间韧带弥漫性骨化

12. 弥漫性特发性骨质增生症可仅局限于颈椎节段（图 12-16）。

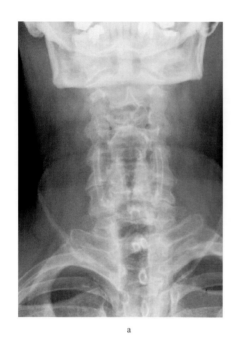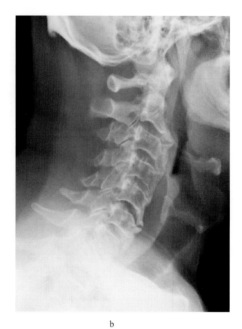

a   b

图 12-16 弥漫性特发性骨质增生症

a. 颈椎正位片；b. 颈椎侧位片，示颈椎前纵韧带广泛骨化并形成骨桥

13. 判断腰椎小关节是否融合时，仅有腰椎侧位片很可能误判，准确的判断一定要腰椎正、侧位片同时观察（图 12-17）。

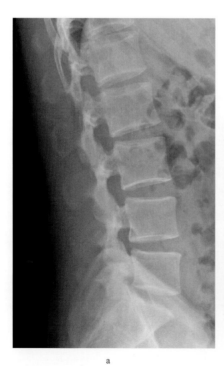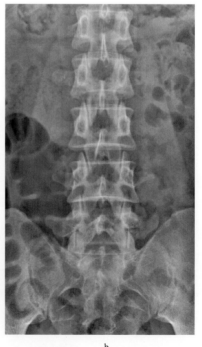

a   b

图 12-17 假性腰椎小关节融合

a. 腰椎侧位片，示腰椎小关节模糊不清，似呈骨性融合；b. 腰椎正位片，示各椎间小关节清晰，椎间隙存在

14. 椎旁韧带广泛骨化不仅见于强直性脊柱炎，也可见于弥漫性特发性骨质增生症（图 12-18）、SAPHO 综合征（图 12-19）和银屑病性关节炎等疾病（图 12-20）。

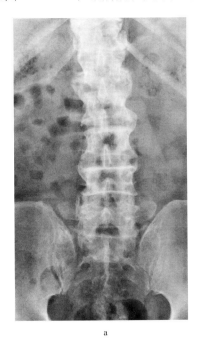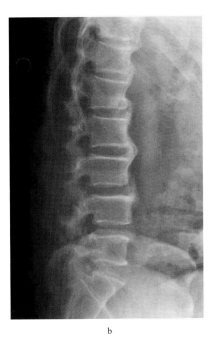

a　　　　　　　　　　　　　　b

图 12-18　弥漫性特发性骨质增生症

男，59 岁，反复腰痛 3 年余。a. 腰椎正位片；b. 腰椎侧位片。示腰椎前缘前纵韧带广泛骨化并形成骨桥，椎间隙正常

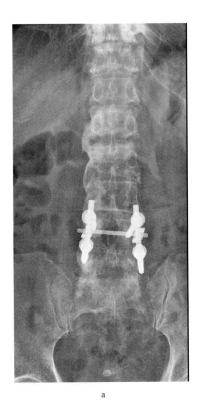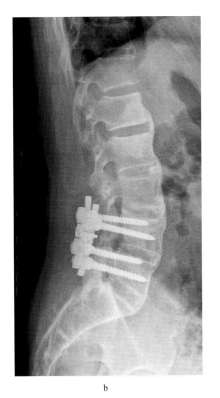

a　　　　　　　　　　　　　　b

图 12-19　SAPHO 综合征

男，72 岁，既往有 SAPHO 综合征病史；a. 腰椎正位片；b. 腰椎侧位片。示各腰椎密度增高，前纵韧带及横突间韧带广泛骨化

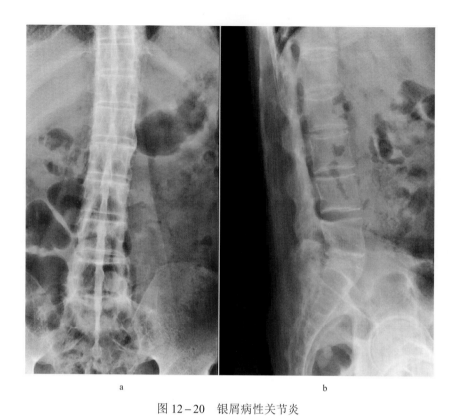

a   b

图 12-20　银屑病性关节炎

男，39 岁，有银屑病病史。a. 腰椎正位片；b. 腰椎侧位片。示下胸椎及腰椎小关节融合，黄韧带、棘上韧带及横突间韧带广泛骨化

第十三章　软组织病变

1. 由于软组织肿瘤的良、恶性对治疗选择和预后判断有较大影响，故对良、恶性的鉴别非常重要。通常良性者（图13-1、图13-2）多呈膨胀性生长，位置相对表浅，密度/信号均匀，边界清楚，增强后无强化；恶性者（图13-3）多呈浸润性生长，位置深在，密度/信号不均匀，边界不清，瘤周常伴水肿，增强后呈不均匀强化。

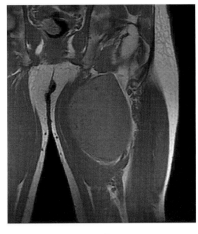 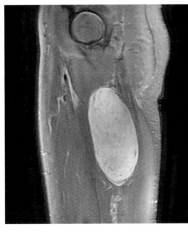 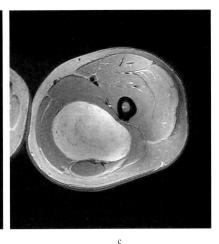

|a|b|c|

图13-1　左大腿神经鞘瘤

a. 左大腿 MRI 冠状位 T_1WI；b. 矢状位抑脂 T_2WI；c. 横轴位抑脂 T_2WI，示左大腿近端内后方软组织呈膨胀性生长的肿块样异常信号，T_1WI 呈等信号，T_2WI 抑脂呈高信号，信号均匀，边界清楚

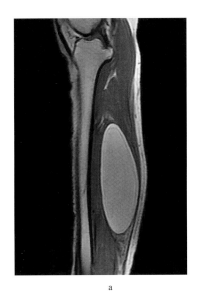 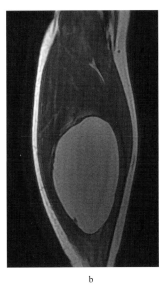 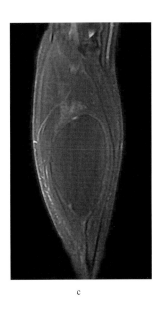

|a|b|c|

图13-2　右小腿脂肪瘤

女，62岁，发现右小腿肿物半年余。a. 右小腿 MRI 矢状位 T_1WI；b. 冠状位 T_2WI；c. 冠状位抑脂 T_2WI，示右小腿中段后方软组织内呈膨胀性生长的肿块样异常信号，T_1WI 和 T_2WI 均呈高信号，抑脂 T_2WI 呈低信号，边界清楚

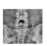

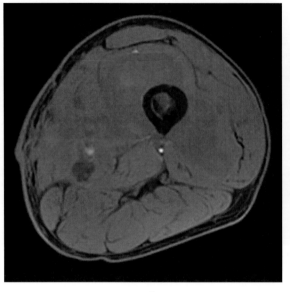

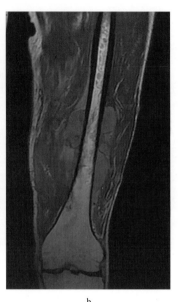

a   b

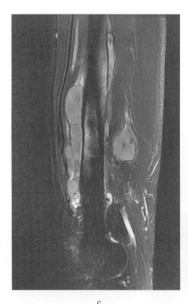

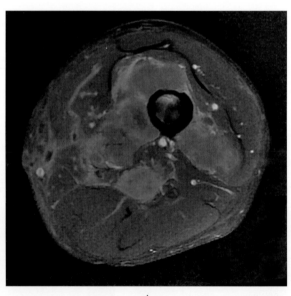

c   d

图 13-3　左大腿未分化多形性肉瘤

男，50岁，左大腿肿痛7月余。a. 左大腿 MRI 横轴位 T_1WI；b. 冠状位 T_2WI；c. 矢状位抑脂 T_2WI；d. 横轴位抑脂 T_1WI 增强。示左大腿中下段不规则呈浸润性生长的肿块样异常信号，T_1WI 呈稍低信号，T_2WI 及抑脂 T_2WI 呈不均匀高信号，周围可见长 T_2 水肿高信号，病变累及邻近骨髓腔，增强后病灶呈不均匀强化

2. 软组织脂肪瘤（图 13-4）诊断时需与高分化脂肪肉瘤（图 13-5）鉴别。前者位置相对表浅，其内纤维条索较纤细且无强化；后者纤维分隔较粗大，其内可见实性结节，而且增强后纤维分隔及结节可见强化。

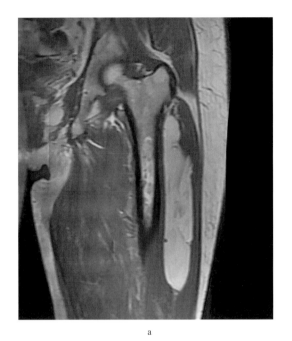
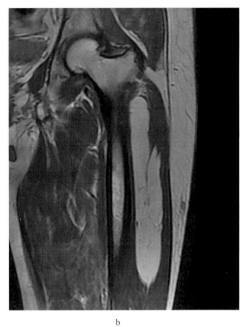

a

b

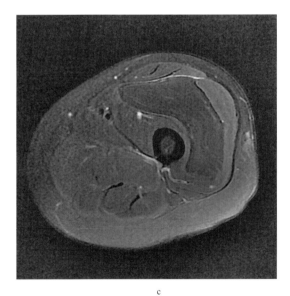
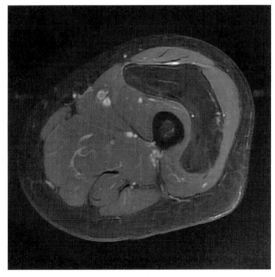

c

d

图 13 - 4 左大腿软组织脂肪瘤

a. 左大腿 MRI 冠状位 T_1WI；b. 冠状位 T_2WI；c. 横轴位抑脂 T_2WI；d. 横轴位增强扫描，示左大腿股外侧肌内类椭圆形软组织肿块，T_1WI 和 T_2WI 上肿块信号与皮下脂肪信号一致，其内可见纤细分隔，横轴位抑脂像病灶内高信号脂肪被抑制呈等-低信号，增强扫描病灶无强化而仅有分隔强化

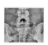

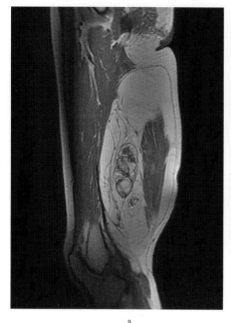

a

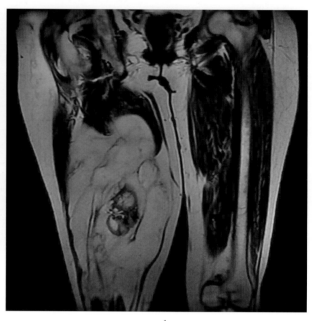

b

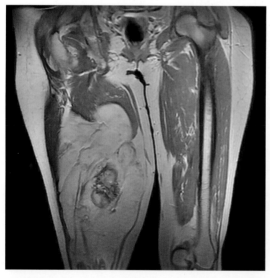

c

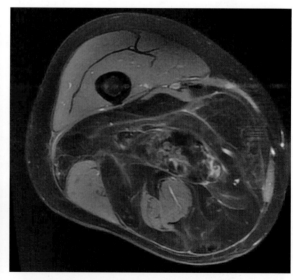

d

图 13 - 5　右大腿高分化脂肪肉瘤

女，62 岁，右大腿肿胀 7 年余。a. 右大腿 MRI 矢状位 T_1WI；b. 冠状位 T_2WI；c. 冠状位 T_1WI 增强；d. 横轴位抑脂 T_1WI 增强。示右大腿巨大肿块样异常信号，T_1WI 和 T_2WI 均呈高信号，其内可见粗线状分隔及混杂信号结节，增强后病灶轻度强化而病灶内粗线状纤维分隔及结节明显强化

3. 软组织内发现"静脉石"，同时邻近骨有压迫性骨质缺损或侵蚀性破坏，强烈提示该区域存在血管瘤（图 13 - 6、图 13 - 7）。

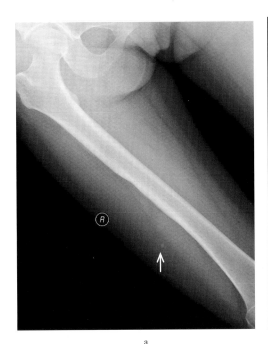
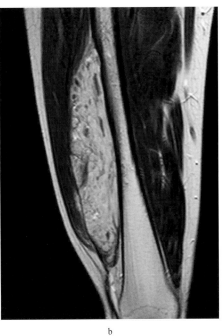

a   b

图 13-6 右大腿蔓状血管瘤

a. X 线平片，示右大腿中下段外侧可见 1 枚 "静脉石"（白箭头），邻近股骨外侧皮质见浅碟状压迫性骨质缺损；b. MRI 冠状位 T_2WI，示右股骨中下段外侧异常信号肿块。术后病理检查证实为蔓状血管瘤

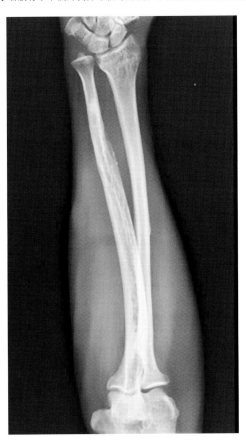
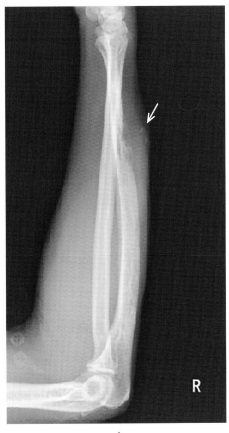

a   b

图 13-7 右前臂蔓状血管瘤

a. 右前臂正位片；b. 右前臂侧位片，示右前臂后内侧可见软组织肿块及 2 枚 "静脉石"（白箭头），邻近尺骨中下段可见侵蚀性骨质破坏

4. X线平片显示末节指骨偏侧性压迫性骨质缺损，边缘清楚伴轻度硬化，无髓腔膨胀和砂砾状钙化，要想到血管球瘤（图13-8）。

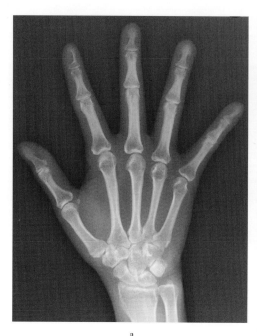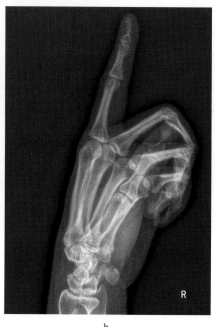

图13-8　右手食指血管球瘤

a. 右手正位片；b. 右手示指侧位片，示右手示指末节背外侧偏侧性压迫性骨质缺损，边缘清楚

5. 典型的血管球瘤通常具有阵发性剧痛、触压痛及遇冷敏感"三联征"，对于影像学怀疑本病者，询问并检查患者有无上述体征对定性诊断无疑有很大帮助（图13-9）。

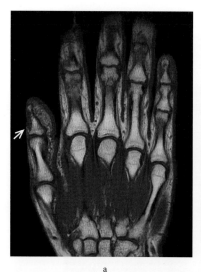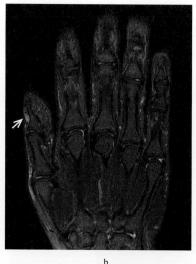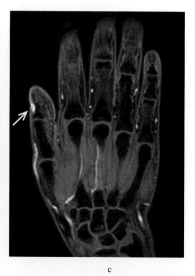

图13-9　左手拇指血管球瘤

a. 左手MRI冠状位T_1WI；b. 冠状位抑脂T_2WI；c. 冠状位抑脂T_1WI增强。示左拇指末节内侧结节状异常信号灶（白箭头），T_1WI呈等信号，T_2WI呈高信号，增强扫描呈明显强化；结合患者有"阵发性剧痛，冬天寒冷明显，同时检查有触压痛"病史，故初诊考虑为血管球瘤，术后为病理所证实

6. 对于肢体软组织和骨骼过度增生患者，应在临床检查有无肢体静脉曲张和皮肤血管痣，以排除 Klippel – Trenaunay 综合征（图 13 – 10）。

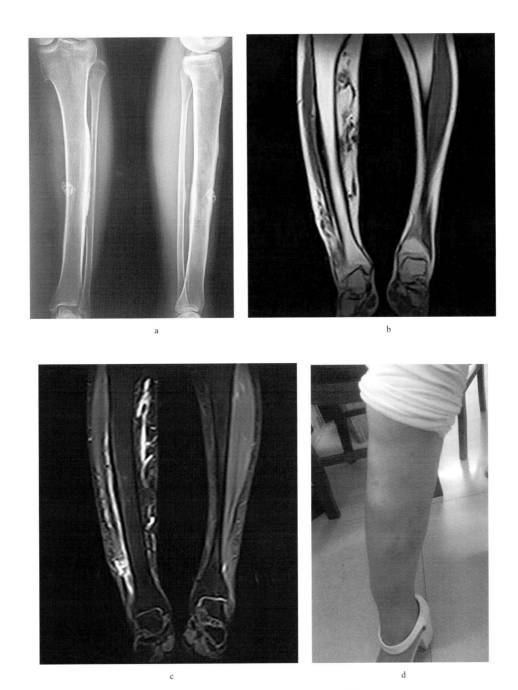

图 13 – 10　Klippel – Trenaunay 综合征

a. 右小腿正、侧位片，示右胫骨中段增粗弯曲、皮质增厚并见一粗大钙化；b. 右小腿 MRI 冠状位 T_1WI；c. 冠状位抑脂 T_2WI，示右胫骨增粗，软组织内可见迂曲扩张血管影；d. 右小腿外观图像，示右小腿皮肤可见血管痣（引自丁香园网站，特此致谢）

7. 软组织神经鞘瘤 MRI T_1WI 呈稍低信号或等信号；T_2WI 呈稍高信号和高信号共存，肿瘤边缘围绕以厚薄不一的高信号环为该瘤特征性表现（图 13 – 11）。

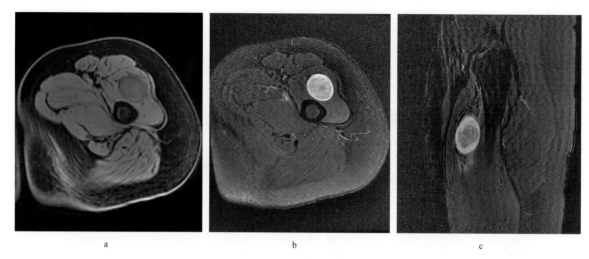

图 13-11　左大腿软组织神经鞘瘤

a. 左大腿 MRI 横轴位 T_1WI；b. 横轴位抑脂 T_2WI；c. 矢状位抑脂 T_2WI，示左侧大腿上段前外侧肌间隙内见椭圆形肿块样异常信号，长轴与股骨平行，T_1WI 呈稍低信号，T_2WI 抑脂像表现为肿块中央呈低信号而周边围绕以高信号环

8. 软组织神经鞘瘤除了病灶具有特征性信号表现外，有时可见"神经出入征"（即肿瘤两极分别与神经紧密相连）（图 13-12），若有此征象，诊断则更有把握。

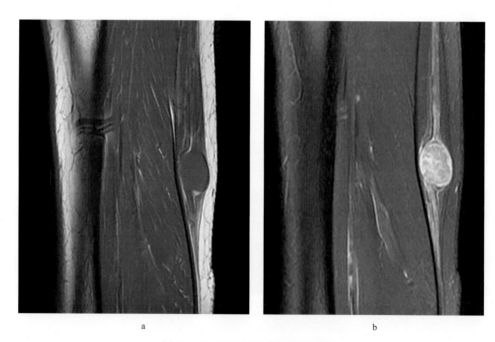

图 13-12　左小腿软组织神经鞘瘤

女，51 岁，左小腿发现肿物 1 年余。a. 左小腿 MRI 矢状位 T_1WI；b. 矢状位抑脂 T_2WI，示左侧小腿中段后侧肌间隙内见椭圆形结节状异常信号，长轴与胫骨平行，T_1WI 呈稍低信号，抑脂 T_2WI 表现为结节中央呈低信号而周边围绕以高信号环，肿瘤上、下极同时可见"神经出入征"

9. 肿瘤样钙质沉着症表现为关节旁类圆形或椭圆形囊状钙化结节或肿块，边缘光滑清楚，病灶密度不均呈分层现象为其特征表现（图 13-13）。

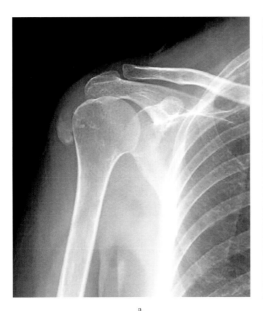
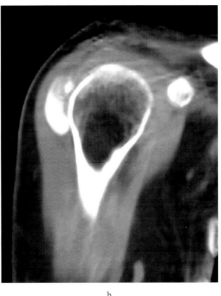

a
b

图 13-13　右肩部肿瘤样钙质沉着症

a. 右肩正位片；b. 右肩关节 CT 冠状位重建，示右肩关节旁卵圆形囊状钙化结节，边界光滑清楚，囊内密度不均呈分层现象，其下部密度较高、上部密度略低

10. 单就影像表现而言，肿瘤样钙质沉着症（图 13-14）与慢性肾衰竭所致瘤样钙质沉着症（图 13-15）无法鉴别。鉴别诊断需结合临床，注意后者常有肾功能衰竭或尿毒症病史。

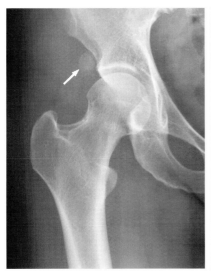
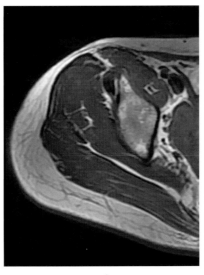
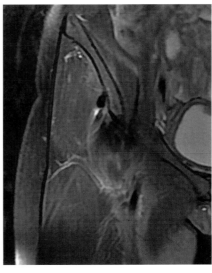

a
b
c

图 13-14　右髋臼旁肿瘤样钙质沉着症

a. 右髋正位片，示右髋臼外侧旁小团块状钙化影（白箭头）。b. 右髋 MRI 横轴位 T_1WI；c. 冠状位抑脂 T_2WI，示 X 线平片所见钙化影于 T_1WI 及抑脂 T_2WI 均呈低信号

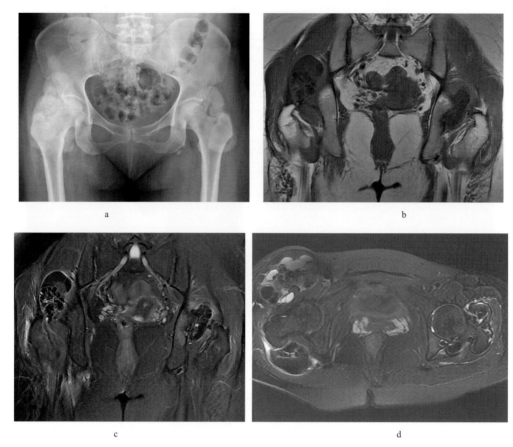

图 13-15 尿毒症性瘤样钙质沉着症

女，49 岁，有尿毒症病史，双髋疼痛 1 月余。a. 双髋正位片，示双髋周围多个团块状钙化，病变相互重叠，密度不均。b. 双髋 MRI 冠状位 T_1WI；c. 冠状位抑脂 T_2WI；d. 横轴位抑脂 T_2WI，示双髋关节周围完全钙化灶于 T_1WI 和抑脂 T_2WI 均呈低信号，未钙化囊腔于 T_1WI 为低信号、抑脂 T_2WI 为均匀性高信号，部分区域可见液-液平面

11. 肿瘤样钙质沉着症有时可表现为多发大小不等的钙化结节，范围广泛者可呈流注状，病变通常不累及关节及邻近骨骼（图 13-16）。

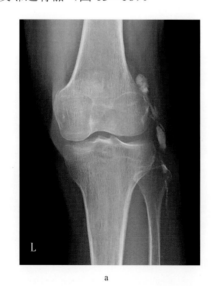
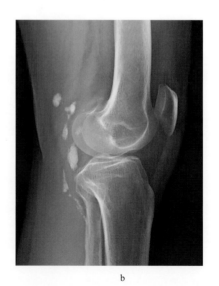

图 13-16 左膝肿瘤样钙质沉着症

a. 左膝正位片；b. 左膝侧位片，示左膝关节后外侧旁见多个呈流注状钙化结节

12. 肿块型骨化性肌炎常被误诊为皮质旁骨肉瘤，因此两者需注意鉴别。前者（图 13-17）典型表现为外周部呈不同程度的环状钙化或骨化，中央部与周围肌肉相比呈等密度或低密度；后者（图 13-18）病灶呈分层状或发髻样高密度影，和邻近骨之间常有一透亮间隙，病灶中心部和底部因骨化明显，密度高于外围。

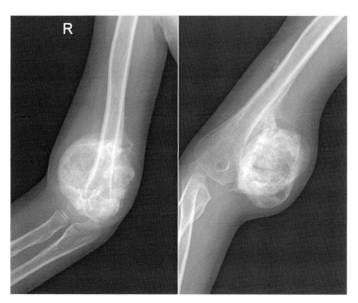

图 13-17　右上臂局限性骨化性肌炎

男，9 岁，发现右肘部肿物 4 月余。X 线平片，示右上臂远端前外侧软组织内见一类圆形骨性密度灶，病灶位于肘关节旁，密度由外围向中心渐次减低，边缘清楚无分叶，其中可见骨纹结构，肱骨下段同时可见骨膜反应

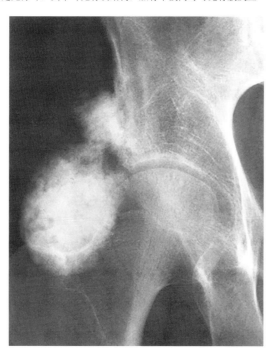

图 13-18　右髂骨皮质旁骨肉瘤

右髋正位片，示右髂骨体外侧皮质旁骨肉瘤，病灶呈分层状高密度影，中心部和底部密度高于外围

13. 结节性筋膜炎最多见于前臂（图 13-19）和上臂，这些部位皮下脂肪层内发现软组织结节，要想到该病。

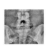

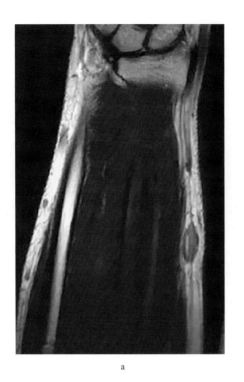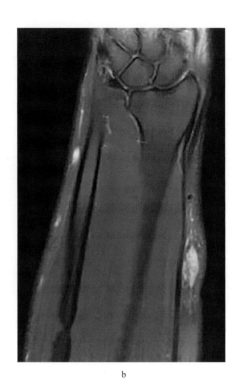

a   b

图 13 - 19　右前臂结节性筋膜炎

　　a. 右前臂 MRI 冠状位 T_1WI；b. 冠状位抑脂 T_2WI，示右前臂皮下脂肪层内结节状异常信号，T_1WI 呈低信号、T_2WI 呈稍高信号，
边界清楚，周围可见条索状高信号影

　　14. 结节性筋膜炎可表现为皮下不规则实性结节，病灶明显强化并向周围呈蟹足样延伸，具有一定特征性（图 13 - 20）。

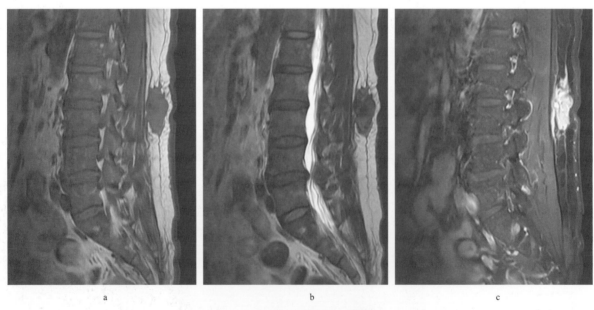

a   b   c

图 13 - 20　腰背部结节性筋膜炎

　　a. 腰椎 MRI 矢状位 T_1WI；b. 矢状位 T_2WI；c. 矢状位抑脂 T_1WI 增强，示腰背部皮下近筋膜不规则结节状异常信号，T_1WI 呈
低信号、T_2WI 呈稍高信号，信号不均匀，增强后病灶明显强化并向周围呈蟹足样延伸

　　15. 青壮年关节附近出现浅分叶状软组织肿块，伴有或不伴有钙化，邻近骨质完整或出现压迫性或侵袭性骨质破坏，便要想到滑膜肉瘤（图 13 - 21）的可能。

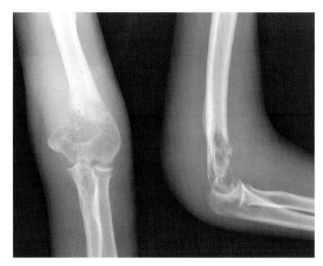
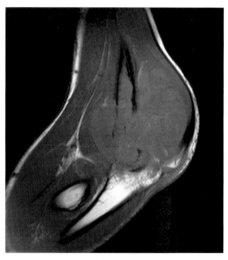

a
b

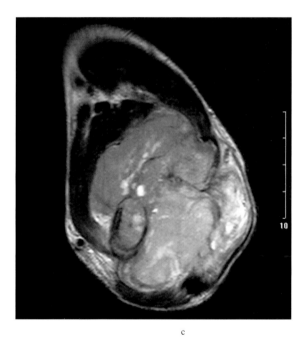
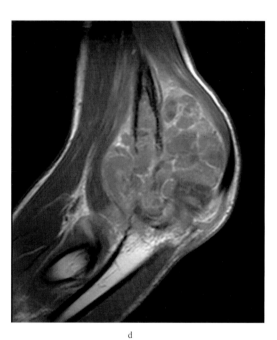

c
d

图 13-21　左肘部滑膜肉瘤

a. X 线平片，示左肱骨远端侵袭性骨质破坏，边缘模糊不清，周围可见境界不清的软组织肿块。b. 左肘关节 MRI 矢状位 T_1WI；
c. 横轴位 T_2WI; d. 增强扫描，示左肱骨远端软组织肿块样异常信号，T_1WI 呈低信号、T_2WI 呈稍高信号，信号不均匀，边界尚
清，增强后呈不均质强化，肱骨远端骨质同时受侵

16. 滑膜肉瘤大部分起自关节附近，只有少部分起自关节腔或骨内（图 13-22）。

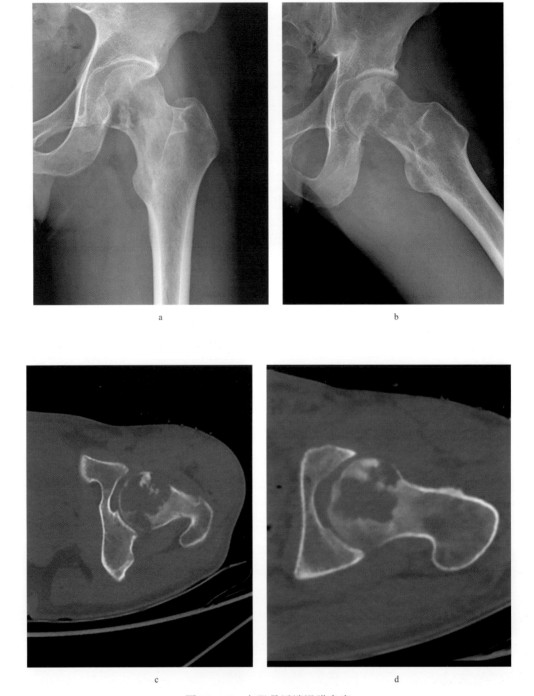

图 13-22　左股骨近端滑膜肉瘤

男，32 岁，左髋疼痛 1 月余。a. 左髋正位片；b. 左髋蛙位片；c.~d. 左髋 CT 横轴位平扫骨窗，示左股骨头颈部溶骨性破坏伴周围反应性硬化，病灶移行带宽，其内可见残留骨及钙化影

17. 滑膜肉瘤 MRI T_2WI 上信号多不均匀，常出现高、等、低三种信号混合存在的征象，称为"三重信号征"（图 13-23）。其中高信号为坏死及出血灶、等信号为肿瘤实质、低信号为陈旧性出血的含铁血黄素沉着和钙化，对定性诊断有重要价值。

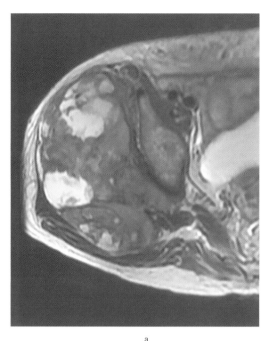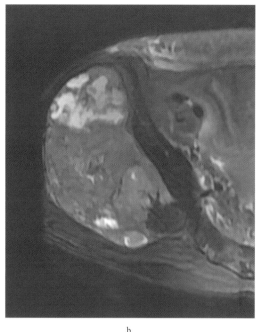

a   b

图 13-23 右髂骨旁滑膜肉瘤

a. 右髂骨 MRI 横轴位 T₂WI；b. 横轴位抑脂 T₂WI，示右髂骨外侧巨大异常信号软组织肿块，其中可见低、等和高"三重信号征"，
三种信号同时混杂存在

18. 滑膜肉瘤 MRI 典型表现为 T₂WI 抑脂像呈鹅卵石样稍高信号肿块及网格状低信号间隔，增强后卵石样肿块不强化或轻度强化而间隔显著强化（图 13-24）。

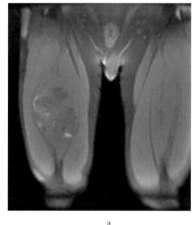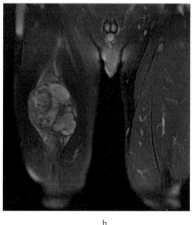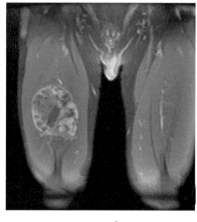

a   b   c

图 13-24 右大腿滑膜肉瘤

a. 右大腿 MRI 冠状位抑脂 T₁WI；b. 冠状位抑脂 T₂WI；c. 冠状位抑脂 T₁WI 增强，示右大腿偏前方鹅卵石样异常信号软组织肿
块，T₁WI 呈等-高信号，抑脂 T₂WI 呈稍高混杂信号，其内可见网格状低信号分隔，增强后肿块轻度强化而间隔显著强化

19. 滑膜肉瘤部分可见钙化，而且钙化多位于病灶的周边（图 13-25），是滑膜肉瘤的特征性征象之一。

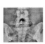

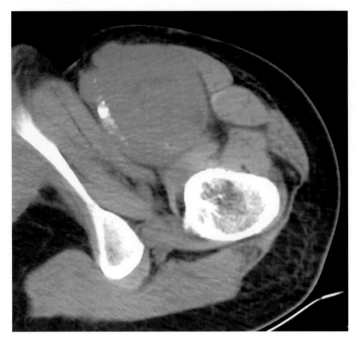

图 13-25　左大腿根部滑膜肉瘤

女，42 岁，左大腿发现肿物 4 个月。CT 横轴位平扫，示左股骨近端前内侧肌间隙内软组织肿块，周边可见条片状钙化

20. 滑膜肉瘤当病灶较小时，由于其在 MRI 各个序列上信号较均匀，容易误诊为良性肿瘤（图 13-26）。

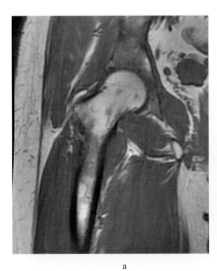
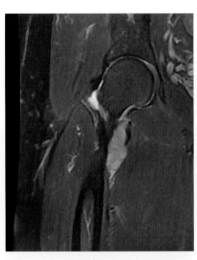
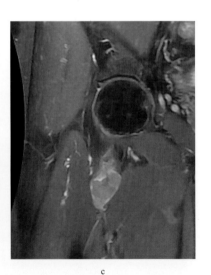

a　　　　　　　　　　　b　　　　　　　　　　　c

图 13-26　右股骨小转子内侧滑膜肉瘤

a. 右髋关节 MRI 冠状位 T_1WI；b. 冠状位抑脂 T_2WI；c. 冠状位抑脂 T_1WI 增强，示右股骨小转子内侧软组织内梭形肿块样异常信号，T_1WI 呈低信号，抑脂 T_2WI 呈高信号，增强后肿块明显均匀强化

21. 部分滑膜肉瘤由于生长缓慢，病程较长者可长达数年至十余年，加之部分病灶边界清楚，故容易误诊为良性肿瘤（图 13-27）。

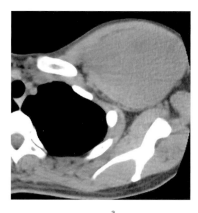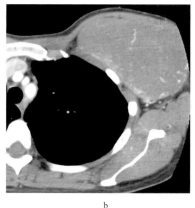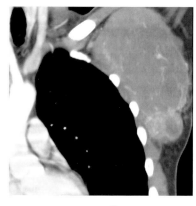

图 13-27　左前胸壁滑膜肉瘤

女，39 岁，左前胸扪及一肿物 7 年并逐渐增大。a. 左胸横轴位 CT 平扫；b. 左胸横轴位 CT 增强；c. 左胸冠状位 CT 增强，示左前侧胸壁巨大软组织肿块，增强后中等程度强化，其内可见肿瘤血管

22. 50 岁以上四肢深部巨大软组织肿块，病灶信号明显混杂并可见条状低信号，增强扫描呈非均匀强化，首先要考虑未分化多形性肉瘤（图 13-28）。

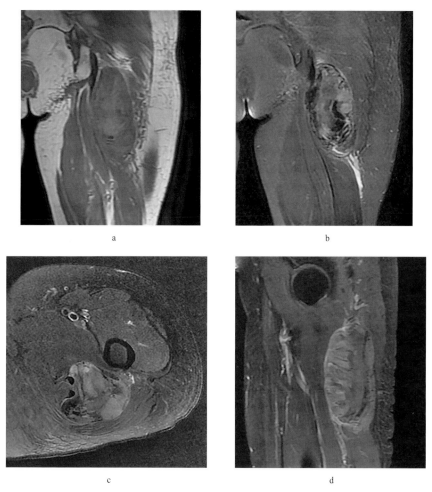

图 13-28　左大腿未分化多形性肉瘤

a. 左髋关节 MRI 冠状位 T_1WI；b. 冠状位抑脂 T_2WI；c. 横轴位抑脂 T_2WI；d. 矢状位抑脂 T_1WI 增强。示左大腿近端后内侧深部软组织肿块样异常信号，T_1WI 呈等信号及稍高信号，T_2WI 呈稍高信号及等－低混杂信号，邻近深筋膜可见水肿，增强扫描肿块及邻近深筋膜呈不均匀强化

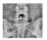

23. 黏液性纤维肉瘤多位于皮下，呈多结节状并有弥漫性浸润性生长趋势，病灶周围常有水肿（图 13-29）。

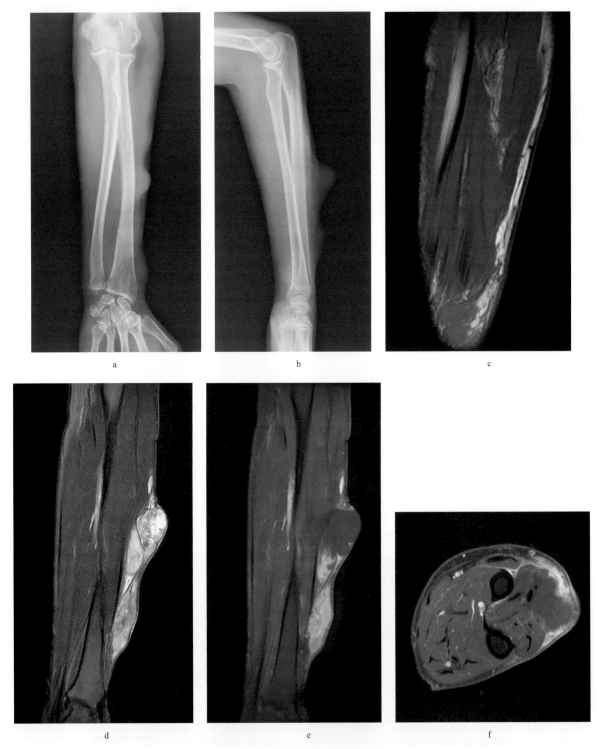

图 13-29　左前臂黏液性纤维肉瘤

a. 左前臂正位片；b. 左前臂侧位片，示左前臂外侧不规则软组织肿块，边界不清。c. MRI 矢状位 T_1WI；d. 矢状位 T_2WI；e. 矢状位抑脂 T_1WI 增强；f. 横轴位抑脂 T_1WI 增强，示左前臂背外侧软组织肿块样异常信号，T_1WI 呈等信号，T_2WI 呈高信号内可见纤细低信号分隔，病灶大部分位于皮下并呈结节状浸润性生长，增强后呈明显不均匀强化

24. 成年人腹部皮肤及皮下发现软组织肿物，首先要考虑隆突性皮肤纤维肉瘤（图 13–30）。

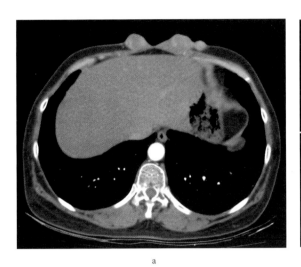
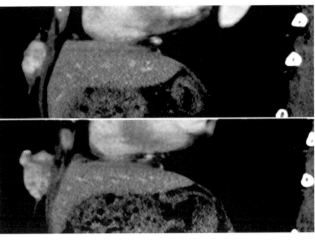

a　　　　　　　　　　　　　　　　　b

图 13–30　腹壁隆突性皮肤纤维肉瘤

女，61 岁，腹部皮肤发现菜花状肿物。a. 上腹部 CT 平扫；b. 上腹部 CT 矢状位增强重建，示上腹部皮肤及皮下可见 3 个向外隆起性软组织肿块，密度不均，增强后肿块呈不均匀明显强化

25. 中老年人背部肩胛下角区发现肿物，要想到弹力纤维瘤（图 13–31）。

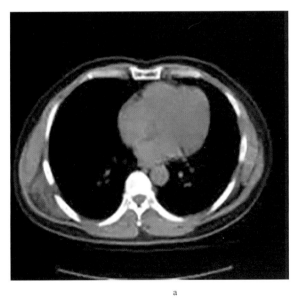
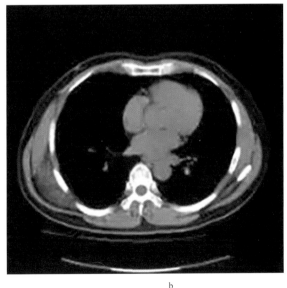

a　　　　　　　　　　　　　　　　　b

图 13–31　右肩部弹力纤维瘤

男，48 岁，发现右背部肿块 3 个月。a. 胸部 CT 平扫；b. 胸部 CT 平扫，示右肩胛下角区软组织密度肿块，密度不均，边界清楚

26. 软组织韧带样型纤维瘤病的 MRI 表现具有一定特征性，即 T_1WI 信号似肌肉，T_2WI 呈稍高信号的瘤体背景内出现条状区域低信号，增强扫描病灶不均匀强化、条状区域低信号未见强化（图 13–32）。

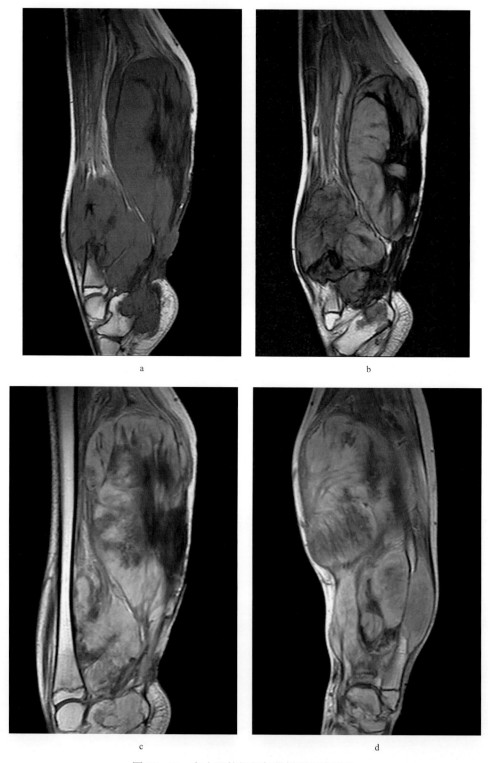

图 13-32　左小腿软组织韧带样型纤维瘤病

男，13 岁，左小腿发现肿块 2 年余。a. 左小腿 MRI 矢状位 T_1WI；b. 矢状位 T_2WI；c. 矢状位 T_1WI 增强；d. 冠状位 T_1WI 增强，示左小腿内侧后方一巨大异常信号肿块，呈纵行走向，其内信号不均，T_1WI 呈与肌肉类似信号，T_2WI 呈稍高信号且其内可见条状低信号区域，增强后肿块明显强化而条状低信号区域未见强化

27. 对诊断软组织韧带样型纤维瘤病有提示作用的 MRI 征象包括：①病灶呈不规则形，有触角向周围延伸（图 13-33）；②病灶内可见条状低信号区域，增强扫描无强化。

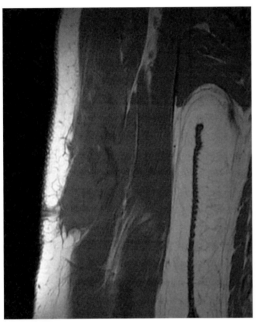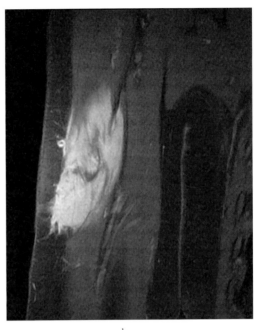

a　　　　　　　　　　　　　　　　　　b

图 13-33　右大腿软组织韧带样型纤维瘤病

　　a. 右大腿 MRI 冠状位 T_1WI；b. 冠状位抑脂 T_2WI，示右侧大腿股外侧肌内异常信号肿块，T_1WI 呈等信号，抑脂 T_2WI 呈高信号；且其内可见条状低信号区域，病灶呈不规则形，有触角向周围延伸

28. 妊娠期或产后妇女发现腹壁肌肉局部肿胀、肥大，要想到韧带样型纤维瘤病（图 13-34）可能。

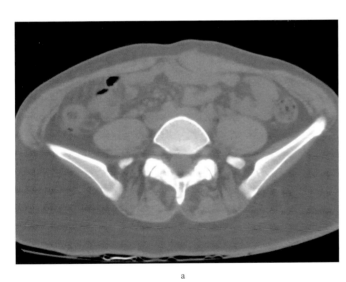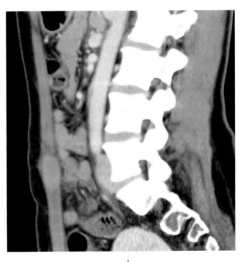

a　　　　　　　　　　　　　　　　　　b

图 13-34　左侧腹直肌韧带样型纤维瘤病

　　a. 下腹部 CT 平扫；b. 下腹部 CT 增强矢状位重建，示左侧腹直肌内可见卵圆形软组织密度肿块，边界清楚，密度均匀，增强后呈均匀强化

29. 进行性骨化性肌炎可引起脊柱强直，从腰椎至颈椎程度逐渐加重（图 13-35）。

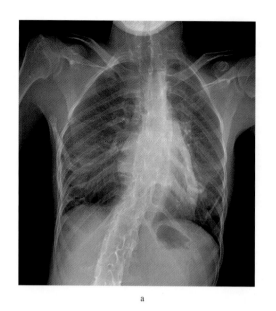
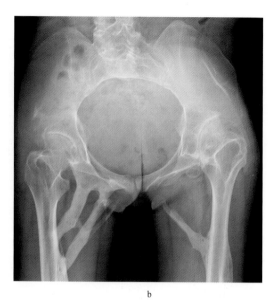

a   b

图 13 – 35 　进行性骨化性肌炎

a. 胸部正位片，示两侧胸部可见多发条片状骨化影，与肌纤维走行一致，同时胸腰段脊柱小关节骨性强直，椎旁韧带广泛骨化呈竹节样改变；b. 骨盆正位片，示双侧股骨内侧可见粗条状骨化影，右侧病灶与股骨上段及坐骨相连，左、右髂骨也分别见条索状及小片状骨化影

30. 腱鞘巨细胞瘤为起源于腱鞘和关节滑膜的良性肿瘤，最常见于手和足部。若手或足部关节间观察到缓慢生长的局限性软组织结节或肿块，且邻近有压迫性骨质缺损或侵袭性破坏（图 13 – 36），要想到该病。

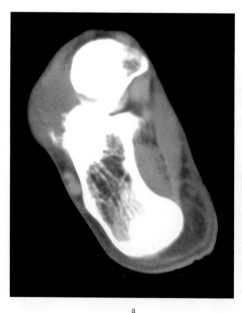
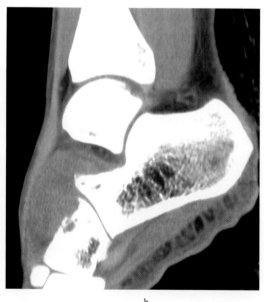

a   b

图 13 – 36 　右足局限型腱鞘巨细胞瘤

男，28 岁，发现右足肿物 14 年，最近逐渐增大。a. 右足 CT 平扫冠状位重建；b. 右足 CT 平扫矢状位重建，示右跟骨、骰骨及外侧楔骨前外侧可见边界清楚的软组织肿块，上述相应骨骼可见外压性侵袭性骨质破坏

31. 腱鞘巨细胞瘤内常含丰富毛细血管，容易反复出血致含铁血黄素沉着，故病灶 MRI T_1WI、T_2WI 序列常呈双低信号（图 13 – 37），此信号特点对诊断腱鞘巨细胞瘤有较大帮助。

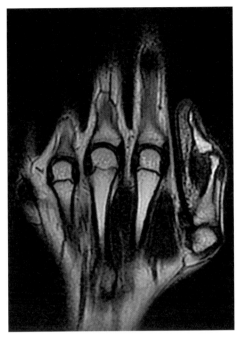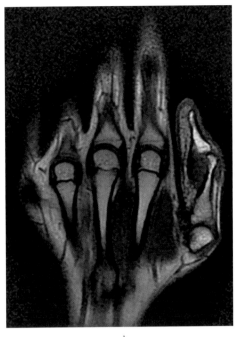

a   b

图 13-37 左拇指局限型腱鞘巨细胞瘤

a. 左手 MRI 冠状位 T_1WI；b. 冠状位 T_2WI，示左拇指指间关节可见跨关节生长的结节状异常信号，T_1WI 和 T_2WI 均呈低信号

32. 腱鞘巨细胞瘤除多见于手和足部关节外，还常见于膝关节（图 13-38）及踝关节周围软组织内。

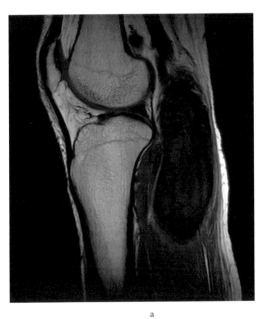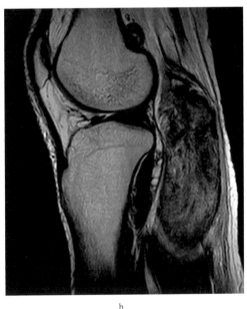

a   b

图 13-38 左膝关节局限型腱鞘巨细胞瘤

a. 左膝 MRI 矢状位 T_1WI；b. 矢状位 T_2WI，示左膝关节后方软组织内椭圆形肿块样异常信号，T_1WI 呈较低信号，T_2WI 呈低-稍高混杂信号，边界清楚

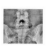
33. 双侧肌腱对称性增粗，要想到肌腱黄瘤病（图 13-39）。

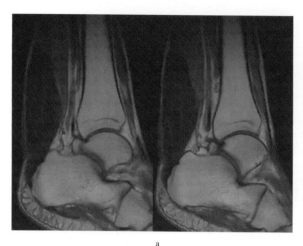
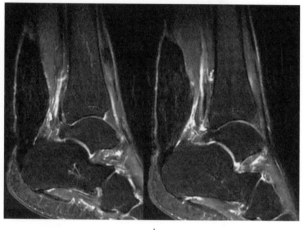

a   b

图 13-39　双侧跟腱黄瘤病

男，55 岁，双足跟部结节对称性增粗 30 余年。a. 双侧跟骨 MRI 矢状位 T_1WI；b. 双侧跟骨矢状位抑脂 T_2WI，示双侧跟腱对称性增粗，T_1WI、T_2WI 均呈低信号

34. 米粒体滑囊炎影像学表现与滑膜骨软骨瘤病十分相似，两者需进行鉴别。米粒体滑囊炎（图 13-40）中心为嗜酸性无定型组织，外围为胶原及纤维成分，X 线平片及 CT 均不能显示。MRI 同骨骼肌相比，T_1WI 呈等信号，抑脂 T_2WI 呈高信号；而滑膜骨软骨瘤病完全钙化时，T_1WI 和 T_2WI 均呈低信号。X 线平片及 CT 均可见类圆形钙化结节；滑膜骨软骨瘤病未钙化时，T_1WI 呈等信号，T_2WI 呈高信号。

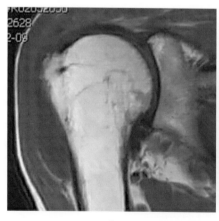
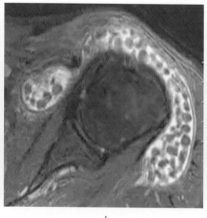
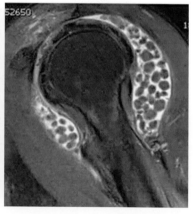

a   b   c

图 13-40　右肩关节米粒体滑囊炎

a. 右肩 MRI 冠状位 T_1WI；b. 横轴位抑脂 T_2WI；c. 斜矢状位抑脂 T_2WI，示右肩关节内可见长 T_1、长 T_2 信号积液，在 T_2WI 高信号积液中密集分布大量"石榴籽"样低信号灶，代表"米粒体"

35. 软组织血肿增强扫描未见强化（图 13-41），凭此可与实性恶性软组织肿瘤鉴别。

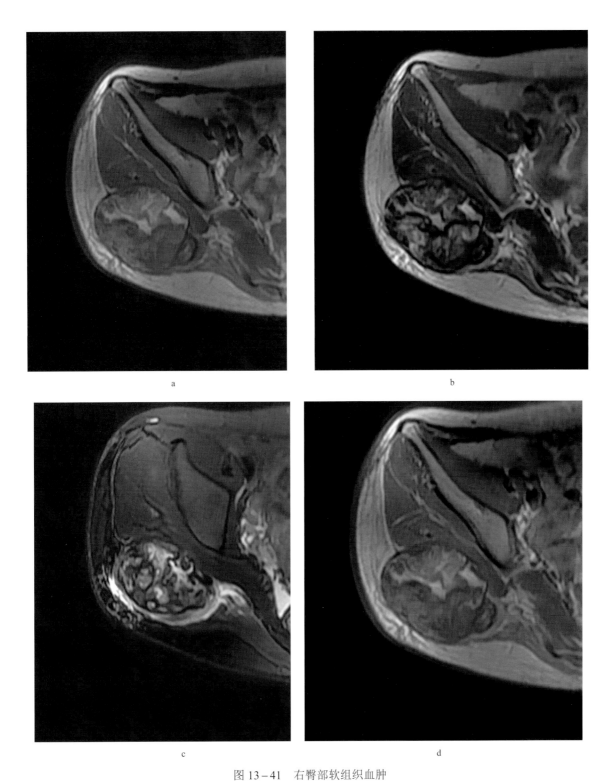

a

b

c

d

图 13－41　右臀部软组织血肿

a. 右臀部 MRI 横轴位 T_1WI；b. 横轴位 T_2WI；c. 横轴位抑脂 T_2WI 增强；d. 横轴位抑脂 T_2WI 增强，示右臀部椭圆形异常信号包块，T_1WI 呈高－等混杂信号；T_2WI 及其抑脂序列呈高－低－等混杂信号，邻近皮下周围见小斑片状水肿，增强扫描病灶未见强化

36. 好发于下肢深部软组织的实性肿块，T_1WI 呈等信号，T_2WI 呈高信号，其中可见流空血管，肿块近端可见粗大血管，要想到腺泡状软组织肉瘤（图 13－42）。

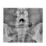

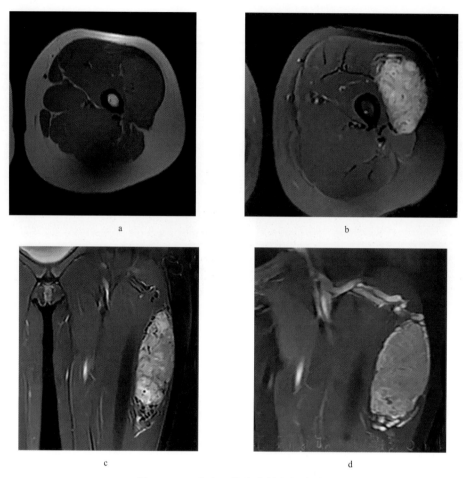

图 13-42　左大腿腺泡状软组织肉瘤

a. 左大腿 MRI 横轴位 T_1WI；b. 横轴位抑脂 T_2WI；c. 冠状位抑脂 T_2WI；d. 冠状位抑脂 T_1WI 增强，示左大腿股外侧肌内肿块样异常信号，T_1WI 呈等信号，抑脂 T_2WI 呈高信号，信号不均，其中可见低信号间隔和流空血管，病灶边界清晰，与周围肌肉分界清楚，增强扫描呈明显强化，肿瘤近端可见粗大血管

37. 关节内增厚滑膜呈棕榈叶状，要考虑到树枝状滑膜脂肪瘤（图 13-43）。

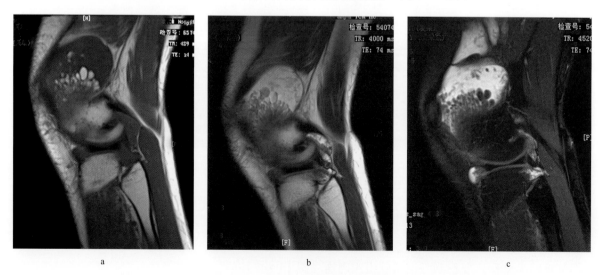

图 13-43　右膝关节树枝状滑膜脂肪瘤

女，24 岁，右膝关节疼痛，以活动为甚 2 年余。a. 右膝 MRI 矢状位 T_1WI；b. 矢状位 T_2WI；c. 矢状位抑脂 T_1WI，示右膝关节滑膜增厚呈棕榈叶状突向关节腔，突起滑膜呈脂肪信号（即 T_1WI 高信号、T_2WI 稍高信号），抑脂序列信号被抑制

38. 不是膝关节后方所有的囊肿都称为腘窝囊肿，只有位于腓肠肌内侧头和半膜肌之间的滑囊囊肿（图 13-44）才是。

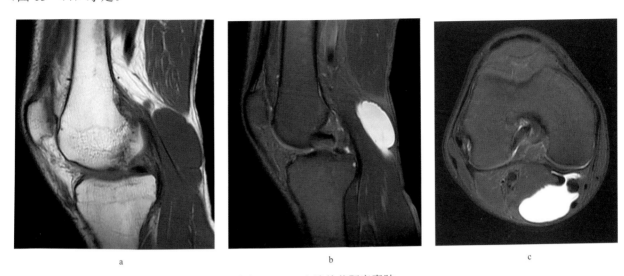

a   b   c

图 13-44 右膝关节腘窝囊肿

男，46 岁，右膝关节后方肿胀 7 年余。a. 右膝关节 MRI 矢状位 T_1WI；b. 矢状位抑脂 T_2WI；c. 横轴位抑脂 T_2WI，示右膝关节腓肠肌内侧头与半膜肌之间可见囊状长 T_1、长 T_2 异常信号包块，边缘光整清楚

主要参考书目

1. 黄耀华. 骨关节创伤 X 线诊断手册. 北京：中国医药科技出版社，2004.

2. 黄耀华. 实用骨关节影像诊断图谱. 北京：中国医药科技出版社，2010.

3. 黄耀华. 骨关节创伤 X 线诊断图谱. 3 版. 北京：人民卫生出版社，2012.

4. 黄耀华. 骨关节影像诊断口诀. 北京：科学出版社，2014.

5. 黄耀华. 医学影像学常见疾病诊断口诀. 北京：人民卫生出版社，2014.

6. 黄耀华. 髋关节影像诊断学. 2 版. 北京：人民卫生出版社，2018.